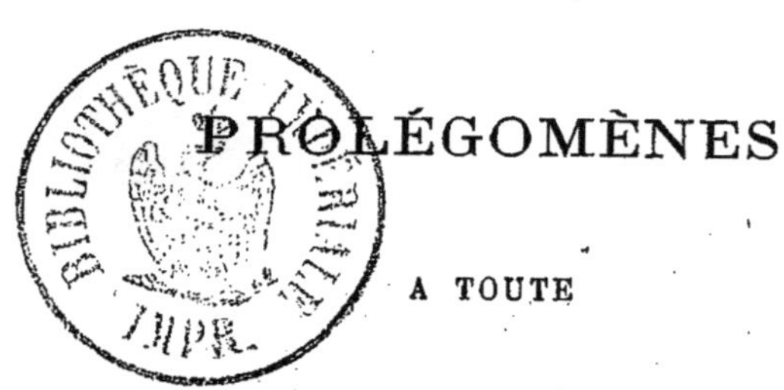

PROLÉGOMÈNES

A TOUTE

MÉTAPHYSIQUE FUTURE

(1783)

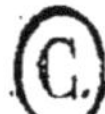

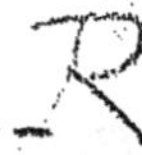

DIJON, IMPRIMERIE J.-E. RABUTÔT.

PROLÉGOMÈNES

A TOUTE

MÉTAPHYSIQUE FUTURE

QUI AURA LE DROIT DE SE PRÉSENTER

COMME SCIENCE

SUIVIS DE

DEUX AUTRES FRAGMENTS DU MÊME AUTEUR

relatifs à la Critique de la raison pure

OUVRAGES TRADUITS DE L'ALLEMAND

D'EMMANUEL KANT

PAR J. TISSOT

Professeur de Philosophie, Doyen de la Faculté des Lettres de Dijon.

PARIS

LIBRAIRIE PHILOSOPHIQUE DE LADRANGE

rue Saint-André-des-Arts, 41.

1865

AVERTISSEMENT DU TRADUCTEUR

Le nouveau volume de Kant, dont nous donnons ici pour la première fois la traduction française, est un secours précieux pour l'intelligence de la *Critique de la raison pure*. C'est pour initier le public savant à cette réforme que l'auteur crut devoir donner les *Prolégomènes*. Ils sont à la fois une introduction à la Critique et une apologie de cet ouvrage. Il fallait avant tout faire comprendre l'essence du criticisme, et montrer qu'il n'est point l'idéalisme de Berkeley, que la dialectique transcendantale n'aboutit pas au scepticisme, que les contradictions qui la constituent n'ont rien d'artificiel, qu'elles ont au contraire leur raison dans la nature même de l'esprit humain.

Les deux autres fragments, sans avoir la même importance que les Prolégomènes, ont au fond la même utilité, puisqu'ils peuvent contribuer également à donner une parfaite intelligence de la réforme philosophique opérée par leur auteur. Ils ont de plus un intérêt historique qui leur est propre, puisqu'ils sont destinés à faire voir ce qu'il y a de vraiment nouveau dans la Critique de la raison pure, et en quoi surtout elle est un progrès sur la philosophie de Leibniz et de Wolf.

Les *Prolégomènes* parurent en 1783, à Riga, chez Hartknoch, et n'ont eu qu'une édition jusqu'à la publication des œuvres complètes de Kant, qui a eu lieu dans ces derniers temps, par les soins réunis de MM. Rosenkranz et Schubert. Ils font partie du t. III de cette édition. C'est celle que nous avons suivie. Celle de M. Hartenstein est postérieure.

Le second fragment, *Sur la découverte*, etc., parut d'abord à Kœnisgsberg, chez Nicolovius, in-8°, 1790. Il eut une seconde édition en 1791, mais sans aucun changement.

Le troisième fragment, *des Progrès de la Métaphysique*, etc., est un mémoire en réponse à l'Académie des sciences de Berlin, qui avait mis au concours, pour l'année 1791, la question suivante : « Quels sont les progrès réels de la Métaphysique en Allemagne depuis Leibniz et Wolf? » Kant était plus capable que personne de les assigner, du moins en partant de la réforme dont il était l'auteur. Son mémoire, interrompu par la mort, mais très avancé cependant, fut publié en 1804, à Kœnisberg, par Rink (1). M. Rosenkrantz fait remarquer avec raison

(1) Voir sur ce concours BARTHOLMESS, *Hist. de l'Académie de Prusse*, t. II, p. 275-277.

que cet écrit a une importance qui semble n'avoir pas été assez comprise par les historiens de la philosophie, au double point de vue du rapport du système de Kant avec l'histoire de la philosophie, et avec les formes réunies du dogmatisme et du scepticisme.

Si l'on joint aux Prolégomènes et aux deux autres opuscules qui les accompagnent dans le présent volume, les *Eclaircissements* de J. Schulze sur la Critique, dont nous venons également de donner la traduction, on aura toutes les ressources nécessaires pour bien comprendre l'ouvrage fondamental de la philosophie de Kant. Cette analyse de Schulze a sur toute autre esquisse de ce genre l'avantage unique d'avoir été jugée par Kant lui-même d'une parfaite exactitude.

Dijon, le 10 avril 1865.

J. TISSOT.

PROLÉGOMÈNES

A TOUTE

MÉTAPHYSIQUE FUTURE

PRÉFACE

Ces prolégomènes ne sont pas à l'usage des élèves; ils s'adressent aux maîtres futurs, auxquels même ils doivent servir, non pas pour l'exposition méthodique d'une science toute faite, mais uniquement pour l'invention de cette science.

Il y a des savants pour lesquels l'histoire de la philosophie (tant ancienne que moderne) est la philosophie même. Ces prolégomènes ne sont pas à leur adresse; ceux-là doivent attendre que ceux qui s'efforcent de puiser aux sources de la raison même aient fait leur œuvre; alors leur tour sera venu de dire au monde ce qui s'est fait. Rien au contraire, suivant eux, ne peut être dit qui ne soit une répétition; c'est même là de leur part une prédiction immanquable pour tout ce qui peut désormais s'écrire en philosophie. L'entendement humain ayant extravagué de toute façon sur une infinité de sujets depuis tant de siècles, il doit arriver difficilement que le nouveau ne ressemble pas en quelque point à l'ancien.

Je me propose de persuader à tous ceux qui s'occupent sérieusement de métaphysique, qu'il est absolument nécessaire de suspendre leur travail, de considérer tout ce qui s'est fait jusqu'ici comme non avenu, et de se poser avant tout la question de savoir « si quelque chose de pareil à ce qu'on appelle la métaphysique est seulement possible absolument. »

Si c'est une science, d'où vient qu'elle ne peut, comme les autres sciences, obtenir un assentiment universel et durable? Si ce n'en est pas une, comment se fait-il qu'elle en affecte toujours l'apparence, et qu'elle nourrit l'esprit humain d'un espoir incessant et jamais satisfait? Qu'on démontre que la métaphysique est ou n'est pas une science, il est en tout cas nécessaire d'établir quelque chose de certain sur cette prétendue science; il est impossible de rester plus longtemps dans une pareille situation à cet égard. Il est presque ridicule en effet, quand toute autre science marche d'un pas incessant, de tourner toujours à la même place dans la métaphysique qui veut néanmoins être la sagesse même, que chacun consulte comme un oracle, et de ne pas faire le moindre progrès. Déjà le nombre de ses partisans diminue, et l'on ne voit pas que ceux qui se sentent assez forts pour briller dans les autres sciences soient tentés de compromettre leur réputation dans celle-ci, où chacun, fût-il ignorant dans tout le reste, prétend juger d'une manière décisive, parce qu'en réalité il n'y a dans ces régions ni poids ni mesures propres à faire distinguer la fondamentalité d'un stérile verbiage.

Il n'est pas non plus sans exemple qu'après avoir longtemps travaillé à une science, et tout en croyant y être très avancé, on se demande enfin si et comment une pareille science est possible. La raison humaine est en effet si portée à la construction, que plus d'une fois après avoir élevé la tour, elle l'a démolie pour s'assurer de l'état des fondements. Il n'est jamais trop tard d'être raisonnable et sage; mais il est toujours difficile de mettre en mouvement une intelligence qui se révèle tardivement.

Demander si une science est réellement possible, c'est supposer qu'on doute de son existence. Et ce doute blesse tous ceux qui ont peut-être mis tout leur avoir dans ce prétendu trésor. Celui qui l'élève doit donc s'attendre à une résistance universelle. Il en est qui, fiers de leur ancienne possession, et la réputant légitime par le fait, avec leurs cahiers de métaphysique en mains, jetteront sur lui un regard dédaigneux; d'autres, qui ne voient jamais que ce qui ressemble à ce qui a été vu déjà, ne le comprendront pas, et tout se passera pendant quelque temps comme s'il n'était rien arrivé qui pût faire craindre ou espérer un changement prochain.

Je puis cependant affirmer avec assurance que celui qui lira ces prolégomènes d'une manière réfléchie, non seulement doutera de sa science passée, mais finira par être persuadé qu'elle est impossible si les conditions ici posées comme bases de la possibilité de cette science ne sont pas remplies, et, comme il n'en a rien été jusqu'ici, qu'aucune métaphysique n'existe encore. Cependant, comme la recherche qui en a été faite ne peut jamais être perdue (1), puisque l'intérêt de la raison humaine en général s'y trouve lié trop étroitement, il reconnaîtra qu'une entière réforme, ou plutôt une renaissance de la métaphysique doit inévitablement s'exécuter sur un plan tout nouveau jusqu'ici, si opiniâtres que puissent être d'abord les résistances.

Depuis les essais de *Locke* et de *Leibniz*, ou plutôt depuis la naissance de la métaphysique, aussi haut qu'en remonte l'histoire, on ne peut citer aucun événement d'un caractère qui eût pu être décisif dans les destinées de cette science, que l'attaque dirigée contre elle par *David Hume*. Il n'apporta aucune lumière dans cette espèce de connaissance; mais il fit jaillir une étincelle qui eût pu produire la lumière, si elle était tombée sur une matière inflammable, et si l'action en eût été entretenue et augmentée.

Hume partit surtout d'un concept unique de la métaphysique, mais important, à savoir du concept de *la liaison de la cause et de l'effet* (par conséquent aussi de la notion consécutive à celle-là, celle de force et d'action, etc.); il somma la raison, qui prétend

(1) Rusticus exspectat dum defluat amnis : at ille
Labitur et labetur in omne volubilis ævum.
(Horat.)

l'avoir engendré dans son sein, de lui dire de quel droit elle pense que quelque chose peut être de telle nature que, s'il est posé, quelque autre chose nécessairement doit être aussi posé par le fait; car c'est ce que dit la notion de cause. Il prouve invinciblement qu'il est tout à fait impossible à la raison de penser *a priori* et par des notions une pareille liaison, puisqu'elle renferme une nécessité. Au contraire, on ne saurait voir comment, parce que quelque chose existe, quelque autre chose doit aussi exister nécessairement, ni de quelle manière par conséquent la notion d'une pareille liaison peut s'établir *a priori*. D'où il conclut que la raison se trompe entièrement sur ce concept; qu'elle le tient faussement pour son enfant, qu'il n'est qu'un bâtard de l'imagination, qui, engrossée par l'expérience, a soumis certaines représentations à la loi de l'association, et fait passer une nécessité subjective qui en découle, c'est-à-dire une habitude, pour une nécessité objective par intuition. D'où il conclut que la raison ne possède aucun pouvoir de former par la pensée de semblables liaisons, même d'une manière purement générale, parce qu'alors ses concepts ne seraient que de pures fictions, et que toutes ses prétendues connaissances *a priori* ne seraient que des expériences communes estampillées faussement; ce qui revient à dire qu'il n'y a pas de métaphysique du tout, et qu'il ne peut y en avoir aucune (1).

(1) Hume appelait cependant cette philosophie négative même une métaphysique, et y attachait un haut prix : « La métaphysique et la mo-

Si téméraire et si fausse que fût la conséquence, elle était du moins fondée sur une recherche qui méritait bien que les bons esprits de l'époque unissent leurs efforts pour résoudre aussi heureusement que possible le problème dans le sens où il avait été posé, solution d'où toute une réforme de la science eût dû bientôt sortir.

Mais le sort contraire qui s'attache toujours à la métaphysique voulut que Hume ne fût compris de personne. On ne peut voir sans en éprouver un certain déplaisir comment ses adversaires *Reid, Oswald, Beattie*, et enfin jusqu'à *Priestley*, manquèrent le point de la question, parce qu'ils admettaient toujours comme accordé cela même qui était en doute, et qu'ils prouvaient au contraire avec chaleur et le plus souvent avec une grande inconvenance ce dont il n'avait jamais eu la pensée de douter; ils méconnurent tellement le signal de la réforme que tout resta dans l'ancien état de choses, exactement comme si rien ne fût arrivé. La question n'était pas de savoir si la notion de cause est légitime, applicable, et nécessaire par rapport à toute la connaissance de la nature, car *Hume* n'en avait jamais douté; mais il s'agissait de

rale, dit-il (*Essais*, IVe partie), sont les deux branches les plus importantes de la science; les mathématiques et la science de la nature le sont beaucoup moins. » Mais cet esprit pénétrant ne voyait ici que l'utilité négative que devrait avoir la modération dans les prétentions exagérées de la raison spéculative, de manière à faire complétement disparaître tant de difficultés interminables et obstinées qui troublent le genre humain. Mais en cela il perdit de vue le réel dommage qui résulte de la soustraction faite à la raison des vues les plus importantes, d'après lesquelles seules elle peut assigner à la volonté le but suprême de tous ses efforts.

savoir si elle est conçue *a priori* par la raison, et si elle possède ainsi une vérité interne, indépendante de toute expérience, et qui par conséquent soit susceptible d'une utilité bien plus étendue, qui ne soit pas restreinte aux seuls objets de l'expérience : voilà ce que demandait *Hume*. Il n'était question que de l'origine de ce concept, et nullement de sa nécessité pratique ; cela trouvé, c'en était fait des conditions de l'usage et de l'étendue de sa légitimité.

Mais les adversaires du grand homme auraient été obligés, pour répondre à sa question, de pénétrer très avant dans la nature de la raison, comme faculté de la simple pensée pure, ce qui ne leur était pas commode. Ils imaginèrent en conséquence un moyen plus facile, sans aucune pensée d'agir avec autorité, ce fut d'en appeler au *sens commun*. C'est sans doute un grand bienfait du ciel que de posséder un entendement sain (ou simple, comme on l'a nommé récemment). Mais il faut le prouver par des faits, en montrant de la réflexion et de la raison dans ce qu'on pense et ce qu'on dit, et non point en y faisant appel comme à un oracle, quand on ne sait rien dire de propre à justifier ses assertions. Quand l'intelligence et la science sont en défaut, alors et pas plus tôt on fait appel au sens commun ; c'est une des subtiles inventions de notre temps, à l'aide de laquelle le parleur le plus futile peut entreprendre l'esprit le plus solide et lui résister. Mais tant qu'il reste encore quelque peu d'idées, on se garde bien de recourir à cette ressource. A voir la chose de plus près, cet appel n'est qu'un recours au jugement de la multitude; approbation dont la philosophie rougit, mais dont se prévaut et s'enorgueillit le parleur populaire. Je dois croire pourtant que *Hume* eût pu prétendre avec autant de droit que Beattie au sens commun, et de plus, à ce que ne possédait assurément pas celui-ci, je veux dire une raison critique qui retient le sens commun dans ses limites naturelles, l'empêche de s'égarer dans les spéculations, ou, s'il en est question, de prétendre à rien décider, par la raison qu'il ne peut rendre raison de ses principes : ce n'est qu'à cette condition que le sens commun restera un entendement sain. Un ciseau et un maillet peuvent très bien servir à travailler un morceau de bois, mais s'il s'agit de graver sur cuivre il faut un poinçon. Ainsi le sens commun et le sens spéculatif sont tous les deux utiles, mais chacun dans son espèce : celui-là s'il s'agit de jugements qui trouvent leur application immédiate dans l'expérience, celui-ci quand il faut juger en général, par simples notions, par exemple en métaphysique, où ce qui s'appelle le bon sens, mais souvent par antiphrase, ne pense absolument rien.

J'avoue de grand cœur que c'est à l'avertissement donné par *David Hume* que je dois d'être sorti depuis bien des années déjà du sommeil dogmatique, et d'avoir donné à mes recherches philosophiques dans le champ de la spéculation, une direction toute nouvelle. J'étais fort éloigné d'être de son avis sur les conséquences, qui n'étaient telles que parce qu'il n'avait envisagé la question que dans une de ses parties, au lieu de la prendre en son entier, comme elle demandait à l'être pour que la question partielle même pût être résolue. En partant d'une pensée vraie, qui nous a été laissée par un autre, mais sans qu'il l'ait réalisée, on peut espérer d'aller plus loin par une réflexion continue, dans la voie ouverte par l'homme pénétrant auquel on doit la première étincelle de cette lumière.

Je m'assurai donc avant tout si l'objection de *Hume* pouvait se généraliser, et je ne tardai pas à m'apercevoir que le concept de la liaison de cause et d'effet n'était pas à beaucoup près le seul dont se serve l'entendement dans ses liaisons *a priori* des choses ; qu'il s'en faut tellement, que la métaphysique tout entière dépend de notions de ce genre. Je cherchai à m'assurer de leur nombre, et quand j'y eus réussi en partant d'un principe unique, je passai à la déduction de ces notions, assuré que je fus alors qu'elles n'étaient pas de l'expérience, comme *Hume* l'avait craint, mais qu'elles proviennent de l'entendement pur. Cette déduction, qui avait semblé impossible à mon habile prédécesseur, dont personne avant lui n'avait même eu la pensée, bien que chacun se serve avec assurance de ces notions sans se demander quel est le fondement de leur valeur objective, cette déduction, dis-je, était ce qui pouvait être entrepris de plus difficile en faveur de la métaphysique ; et, ce qu'il y a de pis encore en cela, c'est que la métaphysique, s'il en existe quelqu'une, ne pouvait m'être ici d'aucun secours, attendu que la possibilité de la métaphysique ne devait être établie que par cette déduction. Etant parvenu à la solution du problème de *Hume*, non seulement pour un cas particulier, mais au regard de toute la faculté de la raison pure, je pus avancer de quelques pas, quoique toujours lentement, de manière à déterminer enfin pleinement et par des principes universels l'entière circonscription de la raison pure, tant par rapport à ses limites qu'à son contenu. C'était là précisément ce qui manquait à la métaphysique pour exécuter son système d'après un plan certain.

Mais je crains qu'il n'arrive à la *solution* du problème de *Hume*, pris dans la plus grande étendue possible (à la Critique de la raison pure), ce qui est arrivé au *problème* même, lors qu'il fut posé pour la première fois. On la jugera mal, parce qu'on ne l'aura pas entendue; on ne l'entendra pas parce qu'on se sera borné à parcourir l'ouvrage, au lieu de le méditer; et l'on n'aura pas voulu prendre cette peine parce que l'ouvrage est aride, obscur, contraire à toutes les notions reçues, et par-dessus tout de longue haleine. J'avoue que je ne m'étais pas attendu à voir un philosophe se plaindre d'un défaut de popularité, parler de facilité et de commodité quand il s'agit de l'existence même d'une connaissance estimée et jugée indispensable à l'humanité, connaissance qui ne peut être exécutée qu'en suivant les règles d'une méthode scolastique, qui pourra bien un jour être suivie de la méthode populaire, mais qui ne peut avoir tout d'abord cette allure. Pour ce qui est d'une certaine obscurité, qui tient en partie à l'étendue du plan, d'après lequel on ne peut pas bien voir les principaux points qui sont la matière du travail, la plainte est légitime, et c'est pour y remédier que je donne ces *prolégomènes*.

Cet ouvrage, la Critique, où se trouve exposée dans toute son étendue et sa circonscription la faculté rationnelle, reste toujours le fondement auquel se rapportent ces prolégomènes comme de simples préliminaires. La Critique doit en effet, comme science, subsister systématiquement, pleinement, et jusque dans ses moindres détails, avant qu'il puisse être question d'établir une métaphysique, ou même de concevoir l'espérance éloignée d'en avoir une.

On est habitué depuis longtemps à voir faire du neuf avec du vieux en matière de connaissance ; on emprunte au passé en les démembrant ces connaissances, on leur taille un vêtement systématique d'une forme arbitraire dont on les affuble, mais en y mettant un titre nouveau ; ce qui a fait présumer à la plupart des lecteurs que la Critique elle-même n'était pas autre chose. Mais ces prolégomènes feront voir que c'est une science toute nouvelle, dont personne n'avait même eu la pensée jusqu'ici, et à laquelle rien de tout le passé n'a pu servir, à l'exception du signal donné par le doute de *Hume*. Or ce signal même ne faisait rien présager de la possibilité d'une telle science formelle. Il invitait à tirer le vaisseau sur le rivage (le scepticisme), où il pouvait demeurer et pourrir, quand, au contraire, je l'ai pourvu d'un pilote versé dans les principes certains de l'art de gouverner que fournit la connaissance du globe, pourvu d'une carte marine complète et d'une boussole, en sorte qu'il peut diriger avec certitude le bâtiment partout où il voudra.

Celui qui aborde une science solitaire, unique dans son genre, avec l'opinion préconçue qu'il peut en juger par les prétendues connaissances acquises d'ailleurs, quoiqu'elles soient telles précisément qu'il ait fallu d'abord désespérer de leur vérité, ne réussira qu'à s'imaginer qu'il voit partout ce qu'il savait déjà, parce que les mots sont à peu près les mêmes de part et d'autre. Si bien qu'après avoir tout défiguré, tout changé dans la pensée de l'auteur, il y substitue son ancienne et propre manière de voir. Quant à l'étendue de l'œuvre, elle doit s'estimer par le fond, et non par la forme. D'ailleurs la sécheresse et la précision scolastique sont des qualités qui peuvent être très favorables au sujet même, mais qui doivent nécessairement nuire au livre.

Il n'est sans doute pas donné à chacun d'écrire d'une manière aussi déliée et cependant aussi attrayante que *David Hume*, ou aussi solide et en même temps aussi élégante que *Moïse Mendelssohn*; mais j'aurais bien pu donner (je m'en flatte) quelque popularité à mon exposition, s'il ne s'était agi pour cela que d'esquisser un plan, et de laisser à d'autres le soin de l'exécuter, et si je n'avais pas eu à cœur l'intérêt d'une science qui m'avait occupé si longtemps; car il a fallu beaucoup de constance et pas mal d'abnégation pour préférer à l'attrait d'un accueil favorable et plus prompt, celui d'une approbation plus lente, mais plus durable.

Donner le plan d'un ouvrage est en général une peine de luxe et de vanité, où l'on cherche à se donner des airs de génie créateur, quand on exige ou qu'on blâme ce dont on est soi-même incapable, qu'on recommande une recherche sans savoir où l'instituer, bien qu'il y eût déjà quelque chose de mieux à faire pour un bon plan de critique rationnelle de se borner, suivant l'usage, à des vœux estimables. Mais une raison pure est placée dans une sphère tellement isolée, et si constamment unie dans toutes ses parties qu'on ne peut toucher à l'une d'elles sans toucher à toutes les autres, ni rien faire sans avoir auparavant assigné à chacune sa place et son influence sur une autre. Rien en dehors de cette sphère ne pouvant rectifier notre jugement intérieur, la valeur et l'usage de chaque partie dépend du rapport où se trouve cette partie à l'égard de tout le reste dans la raison même, et, comme dans l'ensemble d'un corps organisé, la fin de chaque membre ne peut se déduire que de la parfaite notion du tout. On peut donc dire d'une semblable critique qu'elle n'est certaine qu'autant qu'elle est *entièrement achevée* jusque dans les derniers éléments de la raison pure, et qu'on peut ou *tout* déterminer et statuer de la sphère de cette faculté, ou qu'au contraire on ne peut *rien* de semblable.

Quoiqu'un simple plan qui précéderait la Critique de la raison pure fût obscur, incertain et inutile, il pourrait néanmoins avoir son importance en venant après elle. Il permet en effet de jeter un regard d'ensemble sur le tout, d'examiner en détail les principaux points dont il s'agit dans cette science, de mieux exposer beaucoup de choses qu'il n'était possible de le faire dans la première forme de l'œuvre.

On peut, maintenant que l'ouvrage est fait, suivre une *méthode analytique*, quand on ne pouvait au contraire composer l'*ouvrage* même qu'en suivant la *méthode synthétique*, afin de mettre sous les yeux tous les membres de la science, comme arrangement d'une faculté de connaître toute particulière dans sa liaison naturelle. Celui qui trouvera encore de l'obscurité dans l'esquisse que je donne comme prolégomènes de toute métaphysique future, pourra s'en consoler en pensant qu'il n'est pas nécessaire que chacun s'occupe de métaphysique ; qu'il y a des talents divers qui peuvent briller dans des sciences fondamentales et même profondes, mais qui ne sont pas faits pour réussir dans les investigations en matière de notions purement abstraites ; qu'il faut alors appliquer les dons de son esprit à quelque autre objet ; mais que celui qui entreprend d'avoir une opinion en métaphysique, et même d'écrire sur ces sujets, doit absolument se soumettre aux conditions ici posées, soit qu'en le faisant, il admette ma solution, soit qu'en la combattant doctement il en donne une autre, — car il ne peut la tenir pour non avenue ; — et qu'enfin l'obscurité si fort prétextée (déguisement ordinaire de la paresse ou de l'incapacité) peut encore être utile, puisque tous ceux qui gardent un silence prudent par rapport aux autres sciences, parlent en maîtres lorsqu'il s'agit de métaphysique, et décident avec audace, parce qu'en cela leur ignorance à l'égard d'une autre science ne se trahit pas avec évidence, mais bien en ce qui touche les véritables principes critiques, dont par conséquent on peut dire

> Ignavum, fucos, pecus a præsepibus arcent.
>
> (VIRG.)

INTRODUCTION

CARACTÈRE PROPRE DE TOUTE CONNAISSANCE MÉTAPHYSIQUE.

---

§ I.

Des sources de la métaphysique.

Quand on veut présenter une connaissance comme science, il faut avant tout pouvoir déterminer avec précision ce qu'elle a de *propre*, et qui la distingue de toute autre connaissance; autrement les limites de toutes les sciences se confondent, et aucune d'elles ne peut être traitée, quant à sa nature, d'une manière fondamentale.

Or, ce côté distinctif peut consister dans ce qu'il y a de propre soit à l'*objet*, soit aux *sources de la connaissance*, soit encore à la *manière de connaître*, ou dans quelques-unes de ces choses, ou dans toutes. C'est là-dessus que repose avant tout l'idée de la science possible et de son domaine.

Et d'abord, en ce qui regarde les *sources* d'une connaissance métaphysique, il est évident, par la notion même de cette connaissance, qu'elles ne peuvent être empiriques. Ses principes (dont font partie non seulement les propositions qui les constituent, mais encore les notions fondamentales) ne doivent donc jamais être pris de l'expérience. Cette connaissance, en effet, doit être non pas physique, mais métaphysique, c'est-à-dire dépasser l'expérience. Par conséquent, ni l'expérience externe, qui est la source de la physique, ni l'interne, qui est le fondement de la psychologie empirique, ne peuvent lui servir de base. Elle est donc une connaissance *a priori*, ou d'entendement pur et de raison pure.

Mais il n'y aurait rien jusque-là qui la distinguât des mathématiques pures. Elle pourra donc s'appeler une *connaissance philosophique pure*. Je renvoie pour la signification de cette expression à la partie de la Critique de la raison pure (1) où j'ai donné, d'une manière claire et satisfaisante, la différence de ces deux sortes d'usage et la raison. — Voilà ce que j'avais à dire des sources de la connaissance métaphysique.

§ II.

De l'espèce de connaissance qui seule peut s'appeler métaphysique.

I.

Du jugement synthétique et du jugement analytique en général.

Une connaissance métaphysique ne doit contenir que des jugements *a priori* purs ; le caractère propre de ses sources l'exige. Mais quelle que soit l'origine ou la forme logique des jugements, ils présentent une

(1) Tome II, p. 314 de la troisième édition française, à laquelle nous renverrons désormais. — T.

différence, quant à la matière, suivant qu'ils sont ou purement *explicatifs* et n'ajoutent rien au contenu de la connaissance, ou qu'ils sont *extensifs* et étendent la connaissance donnée : les premiers peuvent s'appeler des jugements *analytiques*, les seconds des jugements *synthétiques*.

Des jugements analytiques ne disent dans le prédicat rien qui n'ait déjà été pensé réellement dans la notion du sujet, quoique pas aussi clairement et avec la même conscience. Quand je dis : Tous les corps sont étendus, je n'ai absolument rien ajouté à ma notion de corps, mais je l'ai analysée, puisque l'étendue était déjà pensée réellement de cette notion avant le jugement, quoiqu'elle ne fût pas littéralement exprimée ; le jugement est donc analytique. Au contraire, la proposition : Quelques corps sont pesants, contient dans le prédicat quelque chose qui n'est pas réellement conçu dans la notion générale de corps; elle étend donc ma connaissance, puisqu'elle ajoute à ma notion quelque chose ; elle doit donc s'appeler un jugement synthétique?

II.

Le principe commun à tous les jugements analytiques est le principe de contradiction.

Tous les jugements analytiques absolument portent sur le principe de contradiction, et sont, quant à leur nature, des connaissances *a priori*, que les notions qui leur servent de matière soient empiriques ou non.

Car le prédicat d'un jugement analytique affirmatif étant déjà pensé dans la notion du sujet, il n'en peut être nié sans contradiction.

De même l'opposé de ce prédicat dans un jugement analytique, mais négatif, est nécessairement nié du sujet, et toujours en conséquence du principe de contradiction. C'est ce qui arrive dans les propositions : Tout corps est étendu, et Nul corps n'est inétendu (simple).

Toutes les propositions analytiques sont donc aussi des jugements *a priori*, quoique leurs notions soient empiriques, par exemple, l'Or est un métal jaune; car, pour le savoir, je n'ai besoin d'aucune autre expérience en dehors de ma notion d'or, notion qui emporte celle de corps jaune et métallique; car c'était là précisément ma notion; il m'a suffi de la décomposer sans m'occuper d'autre chose autour de moi.

III.

Les jugements synthétiques ont besoin d'un principe autre que le principe de contradiction.

Il y a des principes synthétiques *a posteriori* dont l'origine est empirique; mais il y en a aussi qui sont certainement *a priori* et qui proviennent d'un entendement pur et de la raison. Ces deux sortes de jugements s'accordent en ce qu'ils ne peuvent jamais avoir lieu d'après le seul principe de l'analyse, le principe de contradiction; ils veulent un principe tout autre encore, bien qu'ils doivent toujours être dérivés d'un principe, quel qu'il soit, *conformément au principe de contradiction*. Rien, en effet, ne peut être contraire à ce principe, quoique tout ne puisse en être dérivé. Je commencerai par classer les jugements synthétiques.

1° *Les jugements d'expérience* sont toujours synthétiques. Il serait absurde, en effet, de fonder un jugement analytique sur l'expérience, puisque je ne dois absolument pas sortir de ma notion pour embrasser le jugement, et que je n'ai besoin pour cela d'aucun témoignage de l'expérience. Qu'un corps soit étendu, c'est là une proposition qui subsiste *a priori*, et non un jugement expérimental. Avant de m'adresser à l'expérience en effet, j'ai déjà toutes les conditions de mon jugement dans la notion d'où je n'ai qu'à tirer le prédicat en suivant le principe de contradiction; et par là j'ai en même temps la conscience de la nécessité du jugement, nécessité que l'expérience ne m'apprendrait pas même.

2° *Les jugements mathématiques* sont tous synthétiques. Cette proposition semble entièrement contraire aux observations de ceux qui, jusqu'ici, ont analysé la raison humaine, bien qu'elle soit d'une certitude incontestable, et fort importante pour ce qui doit suivre. En effet, comme on trouvait que les raisonnements des mathématiciens procèdent tous d'après le principe de contradiction (ce qui est exigé par la nature de toute certitude apodictique), on se persuadait que les principes eux-mêmes étaient reconnus en vertu du principe de contradiction : en quoi l'on se trompait fort ; car une proposition synthétique peut bien être considérée d'après le principe de contradiction, mais à la condition seulement qu'on suppose un autre principe, un principe synthétique, d'où il puisse être dérivé, mais jamais en le considérant en lui-même.

Il faut remarquer avant tout que des propositions mathématiques proprement dites sont toujours des jugements *a priori* et non des jugements empiriques, parce qu'elles emportent avec elles une nécessité qui ne peut provenir de l'expérience. Si l'on ne veut pas en convenir, soit; je restreindrai ma proposition aux *mathématiques pures*, dont la notion veut déjà qu'elles ne soient pas empiriques, mais qu'elles ne contiennent absolument qu'une connaissance pure *a priori*.

On devait bien penser tout d'abord que la proposition $7 + 5 = 12$ est purement analytique; qu'elle résulte de la notion d'une somme de sept et de cinq, d'après le principe de contradiction. Mais, en considérant la chose de plus près, on trouve que la notion des sommes de 7 et de 5 ne contient autre chose que la réunion de deux nombres en un nombre unique; en quoi l'on ne pense point du tout ce qu'est ce nombre unique, formé des deux autres. La notion de 12 n'est point pensée déjà par le fait que je pense seulement cette addition de sept et de cinq, et j'ai beau décomposer ma notion d'une telle somme possible, je n'y trouverai cependant pas douze. Il faut sortir de cette notion et recourir à l'intuition, qui correspond à l'un des deux nombres composants, par exemple les cinq doigts de la main, ou (comme *Segnon* dans son arithmétique) cinq points, et ajouter successivement les unités des cinq choses données en intuition à la notion de sept. On étend donc réellement la notion par cette proposition $7 + 5 = 12$, et l'on ajoute à la première notion une autre notion qui n'y était point contenue; ce qui veut dire que la proposition arithmétique est toujours synthétique. Ce qui sera d'autant plus visible que les nombres seront plus forts. Il est manifeste, en effet, que, tout en tournant et retournant notre notion, nous ne pourrions jamais trouver par la simple décomposition des concepts, sans le secours de l'intuition, la somme totale des nombres partiels.

Une proposition de géométrie pure n'est pas davantage analytique. C'est une proposition synthétique que celle-ci : D'un point à un autre la ligne droite est la plus courte. En effet, ma notion de droite ne contient rien de quantitatif ou de grand; ce n'est qu'une qualité. La notion de plus court possible est donc tout entière une addition, et ne peut être tirée par voie de décomposition de la notion de ligne droite. Une intuition est donc nécessaire ici pour rendre la synthèse possible.

Quelques autres principes employés par les géomètres, sont réellement analytiques, il est vrai, et reposent sur le principe de contradiction; mais ils ne servent, comme propositions identiques, qu'à l'enchaînement de la méthode, et non de principes. Telles sont, par exemple, les propositions $a = a$; le tout est égal à lui-même, ou $(a + b) > a$, c'est-à-dire le tout est plus grand que la partie. Et cependant ces propositions-là même quoiqu'elles n'aient de valeur que comme de simples notions, ne sont admises en mathématiques que parce qu'elles peuvent être représentées en intuition. Ce qui porte d'ordinaire à penser ici que le prédicat de semblables jugements apodictiques est déjà dans notre notion, et qu'ainsi le jugement est analytique, c'est tout simplement l'équivoque de l'expression. Nous sommes obligés, en effet, d'ajouter à un concept donné un certain prédicat, et cette nécessité tient déjà aux notions. Mais la question n'est pas de savoir ce que nous *devons* ajouter par la *pensée* à une notion donnée, mais bien de savoir ce que nous y *pensons* réellement, quoique d'une manière obscure; d'où l'on voit que le prédicat tient, à la vérité, nécessairement aux sujets, par le moyen d'une intuition qui doit s'y ajouter, et non pas immédiatement.

§ III.

OBSERVATION sur la division générale des jugements en analytiques et en synthétiques.

Cette division est indispensable par rapport à la critique de l'entendement humain, et mérite d'y être considérée comme classique. Je ne sache pas qu'elle puisse avoir ailleurs une grande utilité; et je trouve ici la cause pour laquelle des philosophes dogmatiques qui ne cherchaient jamais les sources des jugements métaphysiques que dans la métaphysique même, et non hors d'elle, dans les lois de la raison en général, ont négligé cette division, qui semble cependant s'offrir d'elle-même, et comment le célèbre *Wolff* ou le pénétrant *Baumgarten*, qui en a suivi les traces, ont pu chercher dans le principe de contradiction la preuve du principe de la raison suffisante, qui est évidemment synthétique. Déjà, au contraire, je trouve dans les Essais de *Locke* sur l'entendement humain une indication de cette division. Dans le chapitre III, § 9 et suivant du IVe livre, après avoir parlé précédemment de la différente liaison des représentations dans les jugements et de ses sources, dont il place l'une dans l'identité ou la contradiction (jugements analytiques), et l'autre dans l'existence des représentations en un sujet (jugements synthétiques), avoue, dans le § 10, que notre connaissance *a priori* de cette dernière est fort restreinte et presque nulle. Mais ce qu'il dit de cette espèce de connaissance est si peu déterminé et si peu régulier, qu'il n'y a pas lieu de s'étonner si personne, *Hume* moins qu'un autre, n'y a trouvé l'occasion de traiter des propositions de cette espèce. Car des principes universels de cette nature, et cependant déterminés, ne s'apprennent pas facilement d'esprits étrangers aux yeux desquels ils n'apparaissent que d'une manière obscure. Il faut y être arrivé tout d'abord par une réflexion personnelle, pour ensuite les trouver également où sans cela on ne les aurait assurément pas rencontrés, par la raison que les auteurs eux-mêmes n'ont pas su qu'une pareille idée servait de fondement à leurs propres observations. Ceux qui ne pensent jamais d'eux-mêmes sont cependant assez intelligents pour tout voir, après qu'on le leur a montré, dans ce qui a déjà été dit auparavant, mais où néanmoins personne jusque-là n'avait pu l'apercevoir.

§ IV.

QUESTION GÉNÉRALE :
Une métaphysique est-elle absolument possible ?

S'il y avait une métaphysique qui pût réellement s'affirmer comme science, on pourrait dire : Voilà la Métaphysique; vous n'avez qu'à l'apprendre; elle vous persuadera irrésistiblement et invariablement de sa vérité; et alors la question ci-dessus serait inutile. Il n'y en aurait plus qu'une seule, celle qui concernerait plutôt l'examen de notre pénétration, que la preuve de l'existence de la chose même, à savoir *comment elle est possible*, et comment la raison doit s'y prendre pour y arriver. Mais la raison humaine n'a pas le bonheur d'en être là. On ne peut montrer un seul livre, comme serait par exemple le livre d'Euclide pour les mathématiques et dire : c'est la Métaphysique; vous y trouverez démontré par des principes de la raison pure le but capital de cette science, la connaissance d'un être suprême et d'une vie future. On peut bien nous montrer un grand nombre de propositions d'une certitude apodictique, et qui n'ont jamais été attaquées; mais elles sont toutes analytiques et concernent plutôt les matériaux et les instruments de la métaphysique que l'extension de la connaissance, extension qui cependant doit être le but de la métaphysique (§ II. 3). Mais tout en montrant aussi des propositions synthétiques (v. g. le principe de la raison suffisante) que vous n'avez cependant jamais démontrées par la simple raison, ni par conséquent *a priori*, comme c'était votre devoir, mais que nous vous accordons néanmoins volontiers, vous êtes tombés en vous en servant pour votre fin principale, dans des assertions si insoutenables et si incertaines que de tout temps une métaphysique en a contredit une autre, soit par rapport aux assertions mêmes, ou à leurs preuves, et qu'elle s'est ainsi privée d'un assentiment durable. Et même les tentatives de constituer une pareille science ont été sans aucun doute la première cause du scepticisme qui s'est montré de si bonne heure, c'est-à-dire d'une façon de penser où la raison procède avec tant de force contre elle-même, que le fait n'eût jamais été possible sans le désespoir absolu de la raison d'atteindre ses fins les plus importantes. Car longtemps avant qu'il fût question d'interroger méthodiquement la nature, on s'adressait simplement à sa raison personnelle, déjà exercée jusqu'à un certain point par l'expérience commune, attendu que la raison est toujours là, mais que les lois de la nature ne peuvent en général être recherchées qu'avec peine. La métaphysique surnagea donc comme de l'écume, de telle sorte cependant que, l'écume qu'on avait produite venant à se liquéfier, une autre se montrait aussitôt à la surface, et était toujours recueillie avec le même empressement par quelques-uns, quand d'autres, au lieu de chercher au fond la cause de ce phénomène, s'estimaient des sages parce qu'ils se moquaient de la peine inutile que prenaient les premiers.

La différence essentielle de la connaissance mathématique pure avec toute autre connaissance *a priori*, c'est qu'elle doit procéder *non par notions*, mais toujours par la construction des notions (Critique, t. II, p. 314). Comme elle doit par conséquent sortir, dans ses propositions, de la notion pour aller à ce qui contient l'intuition correspondant à cette notion, ses propositions ne doivent jamais s'obtenir par une décomposition des concepts, c'est-à-dire analytiquement; elles sont donc toutes synthétiques.

Je ne puis donc pas laisser sans le signaler le dommage porté à la philosophie par la négligence de cette observation d'ailleurs facile, et d'apparence insignifiante. Hume pensant que la vocation d'un philosophe est de jeter ses regards sur tout le domaine de la connaissance pure *a priori*, où l'entendement humain croit avoir de si vastes possessions, en détacha inconsidérément toute une province et de beaucoup la principale, celle des mathématiques pures, persuadé que sa nature, et pour ainsi dire sa constitution politique repose sur de tout autres principes, à savoir sur le seul principe de contradiction, et quoiqu'il n'eût pas opéré la division des propositions d'une manière aussi formelle et générale, ou sous la dénomination propre, ainsi que je l'ai fait, ce fut cependant tout comme s'il eût dit : les mathématiques pures ne contiennent que des propositions *analytiques*, et la métaphysique que des propositions synthétiques *a priori*. Mais il se trompa très fort en cela, et cette erreur eut une influence fâcheuse sur toute sa conception. Car autrement il aurait porté sa question de l'origine de nos jugements synthétiques bien au-delà de sa notion métaphysique de la causalité et l'aurait étendu *a priori* jusqu'à la possibilité des mathématiques, puisqu'il devait considérer aussi les mathématiques comme ayant un caractère de synthèse. Mais alors il n'aurait pu fonder ses propositions métaphysiques sur la simple expérience, parce qu'autrement il aurait soumis à l'expérience les axiomes mêmes des mathématiques pures, ce qu'il n'aurait pas manqué de reconnaître impossible. La bonne compagnie où se serait alors trouvée la métaphysique l'aurait garantie du péril d'être indignement traitée, car les coups qui auraient été dirigés contre elle, seraient également tombés sur les mathématiques; ce qui n'était cependant pas son opinion, et ce qui ne pouvait pas être. Mais alors cet esprit judicieux aurait fait des réflexions toutes pareilles à celles qui nous occupent maintenant, mais qui auraient reçu de son incomparable exposition une très grande force.

Les jugements *métaphysiques proprement* dits sont tous synthétiques. Il faut distinguer les jugements qui appartiennent *à la métaphysique* des jugements proprement *métaphysiques*. Les premiers comprennent un grand nombre de jugements analytiques, mais qui ne sont que des moyens pour les jugements métaphysiques, but exclusif de la science, et qui sont toujours synthétiques. Car si des notions appartiennent à la métaphysique, par exemple la notion de substance, les jugements qui résultent de leur simple décomposition appartiennent nécessairement aussi à la métaphysique, par exemple : la substance est ce qui n'existe qu'à titre de sujet, etc., et nous cherchons à l'aide de plusieurs de ces jugements analytiques à approcher de la définition des notions. Mais comme l'analyse d'une notion intellectuelle (comme celles de la métaphysique) ne procède pas autrement que la décomposition de toute autre notion, même empirique, qui n'appartient pas à la métaphysique (par exemple, l'air est un fluide élastique, dont l'élasticité ne disparaît par aucun degré de froid), la notion est, à la vérité, métaphysique, mais le jugement analytique ne l'est pas à proprement parler ; car la métaphysique a quelque chose de propre, de particulier dans la production de ses connaissances *a priori*, production qui par conséquent doit être distinguée de ce que la métaphysique a de commun avec toutes les autres connaissances intellectuelles. Ainsi, par exemple, la proposition : Tout ce qui est substance dans les choses est constant, est une proposition synthétique et proprement métaphysique.

Quand donc on a recueilli, suivant certains principes les notions *a priori* qui constituent la matière de la métaphysique et ses instruments, la décomposition de ces notions est alors d'un grand prix. Elle peut même être présentée comme une partie distincte de toutes les propositions synthétiques qui constituent la métaphysique même (comme philosophie distinctive en quelque sorte) qui ne contient que des propositions analytiques appartenant à la métaphysique. Car, dans le fait, ces décompositions n'ont de grande utilité qu'en métaphysique, c'est-à-dire par rapport aux propositions synthétiques qui doivent résulter tout d'abord de ces notions décomposées.

La conclusion de ce paragrapne est donc qu'une métaphysique a proprement affaire à des propositions synthétiques *a priori*, et que ces propositions en constituent la fin, pour laquelle elle a sans doute besoin de beaucoup d'analyses de ses notions, de jugements analytiques par conséquent, mais où le procédé ne diffère point de toute autre espèce de connaissance où il ne s'agit que de rendre les notions lucides par l'analyse. Mais la *production* de la connaissance *a priori* soit quant à l'intuition soit quant aux notions, celle même des propositions synthétiques *a priori*, mais en matière de connaissance philosophique, constituent la matière essentielle de la métaphysique.

Dégouté par conséquent du dogmatisme qui ne nous apprend rien, aussi bien que du scepticisme, qui ne nous laisse aucun espoir, pas même celui du repos dans une légitime ignorance, excité par l'importance de la connaissance dont nous avons besoin, et rendu circonspect par une longue expérience à l'égard de toute connaissance que nous croyons posséder, ou qui s'offre à nous sous le couvert de la raison pure, il ne nous reste plus qu'une question critique, à la solution de laquelle nous ayons à nous appliquer désormais : *Une métaphysique est-elle absolument possible.* Mais cette question doit être résolue non par des doutes sceptiques touchant certaines affirmations d'une métaphysique réelle (car nous n'en reconnaissons aucune pour le moment), mais d'après la notion encore toute *problématique* d'une pareille science.

Dans la *Critique de la raison pure*, j'ai traité cette question synthétiquement; c'est-à-dire que j'ai fait mes recherches dans la raison pure même, et que j'ai essayé d'établir d'après des principes dans cette source même et les éléments et les lois de son usage. Ce travail est difficile, et demande un lecteur résolu de suivre par la pensée un système qui est encore sans autre fondement donné que la raison même, et qui par conséquent, sans s'appuyer sur un fait quelconque, cherche à faire sortir la connaissance de son germe primitif. Des *prolégomènes* doivent être au contraire des préludes; ils doivent plutôt indiquer ce qui est à faire pour constituer une science autant que possible, qu'exposer la science même. Ils doivent donc s'appuyer sur quelque chose que l'on connaît déjà passablement, d'où l'on peut partir avec confiance et s'élever aux sources que l'on ne connaît pas encore, et dont la découverte nous expliquera non seulement ce qu'on savait, mais aussi l'étendue de beaucoup de connaissances qui proviennent toutes des mêmes sources. Le procédé méthodique des prolégomènes, de ceux-là surtout qui doivent préparer à une métaphysique future, sera donc *analytique*.

Mais heureusement que tout en ne pouvant pas admettre qu'une métaphysique comme science soit *réelle*, nous pouvons néanmoins assurer que certaines connaissances synthétiques *a priori* sont réelles et données, à savoir les *mathématiques pures* et la *physique pure*; car ces deux sciences contiennent des propositions qui sont les unes apodictiquement certaines par la raison seule, les autres par l'accord universel résultant de l'expérience, et qui les unes et les autres sont universellement reconnues indépendantes de l'expérience. Nous avons donc au moins quelques connaissances synthétique *a priori incontestables*, et nous pouvons demander, non pas si elles sont possibles (puisqu'elles existent), mais seulement *comment elles sont possibles*, afin de pouvoir dériver du principe de la possibilité de celles qui sont données, la possibilité de toutes les autres.

§ V.

QUESTION GÉNÉRALE :

Comment la connaissance par raison pure est-elle possible?

Nous avons vu plus haut la différence considérable des jugements analytiques et des jugements synthétiques. La possibilité des propositions analytiques a pu être facilement saisie, — car elle repose exclusivement sur le principe de contradiction. La possibilité des propositions synthétiques *a posteriori*, c'est-à-dire des principes qui sont tirés de l'expérience n'est qu'une continuelle addition (synthèse) des perceptions. Restent donc seulement les propositions synthétiques *a priori* dont la possibilité doive être cherchée ou examinée, parce qu'elle doit reposer sur un autre principe que celui de contradiction.

Mais nous n'avons pas à rechercher tout d'abord la *posssibilité* de pareilles propositions, à nous demander si elles sont possibles; un assez grand nombre en effet sont réellement données, et avec une incontestable certitude; et comme la méthode que nous suivons maintenant doit être analytique, nous partirons de ce point, qu'il y a une connaissance synthétique de cette espèce, mais que c'est là réellement une connaissance purement rationnelle. Et alors nous avons cependant à rechercher le principe de cette possibilité, et à nous demander *comment* cette connaissance est possible, afin d'être en état de déterminer d'après les principes de sa possibilité les conditions de son usage, son étendue et ses limites. La question propre, exprimée avec une précision scolastique, à laquelle tout revient, est donc celle-ci :

Comment des propositions synthétiques a priori sont-elles possibles?

J'ai précédemment énoncé cette question en d'autres termes, pour être plus populaire, c'est-à-dire en la présentant comme une question de connaissance par raison pure; ce que je pouvais bien faire sans préjudice de l'idée cherchée, parce qu'il ne s'agit ici que de la métaphysique et de ses sources, et qu'on se rappellera toujours, je l'espère, d'après les explications plus haut données, que quand nous parlons ici de connaissances par raison pure, il n'est jamais question que des connaissances synthétiques, et non des analytiques (1).

De la solution de cette question dépend donc celle de savoir si une métaphysique sera ou ne sera pas conservée, et, par suite, celle de son existence même. Qu'on donne à ses assertions métaphysiques tout l'air de vraisemblance possible, qu'on entasse arguments sur arguments, si l'on ne répond d'abord pertinemment à cette question, j'ai le droit de dire : tout cela ne signifie rien, c'est une philosophie sans fondement, une fausse sagesse. Vous parlez au nom de la raison pure, et vous croyez acquérir des connaissances en quelque sorte *a priori*, parce que non seulement vous décomposez des notions données, mais que vous présentez de nouvelles alliances de concepts, sans

(1) Il est impossible d'empêcher que, si la connaissance progresse insensiblement, certaines expressions, déjà devenues classiques, qui datent encore de l'enfance de la science, ne soient trouvées par la suite insuffisantes, mal appropriées, et qu'un certain usage nouveau et plus convenable ne courre le risque d'être confondu avec l'ancien. La méthode analytique, comme opposée à la synthétique, est tout autre chose qu'un ensemble de propositions analytiques; elle signifie seulement que l'on part de ce qui est cherché, comme s'il était donné, et qu'on s'élève aux conditions sous lesquelles il est possible. Dans cette marche, on se sert souvent de simples propositions synthétiques, comme l'analyse mathématique en est un exemple; on pourrait l'appeler plus exactement méthode regressive, pour la distinguer de la méthode synthétique ou progressive. Le nom d'analytique est encore usité pour indiquer une partie de la logique; et alors il s'agit de la logique de la vérité, par opposition à la dialectique, sans qu'il soit proprement question de savoir si les connaissances qui la concernent sont analytiques ou synthétiques.

qu'elles aient pour base le principe de contradiction et vous croyez cependant pouvoir les considérer comme entièrement indépendantes de toute expérience! comment donc en êtes-vous venu là, et comment comptez-vous justifier de semblables prétentions? Vous ne pouvez en appeler à l'assentiment de la raison universelle; c'est un témoin dont l'autorité ne repose que sur la rumeur publique.

> Quodcumque ostendis mihi sic, incredulus odi.
>
> (HORAT.)

Mais autant la réponse à cette question est nécessaire, autant elle est difficile en même temps; et si la principale raison pour laquelle on n'a pas depuis longtemps cherché à la résoudre tient à ce que l'on ne s'est pas même douté qu'il puisse y avoir là une question, il y en a cependant une autre cause; c'est qu'une réponse satisfaisante à cette seule question exige une réflexion beaucoup plus soutenue, plus profonde et plus pénible que l'œuvre métaphysique la plus étendue, qui à première vue promet l'immortalité à son auteur. Aussi tout lecteur clairvoyant, quand il considère avec soin les exigences du problème, effrayé tout d'abord de la difficulté, doit l'estimer insoluble, et, s'il n'y avait réellement pas de ces connaissances synthétiques pures *a priori*, les tenir complétement et absolument pour impossibles. C'est effectivement ce qui est arrivé à *David Hume*, quoiqu'il ne se fît pas à beaucoup près une idée aussi étendue qu'il y a lieu et qu'elle doit être pour que la réponse s'étende à toute la métaphysique. Comment est-il possible en effet, dit cet esprit profond, que si une notion m'est donnée je puisse en sortir et y rattacher une autre notion qui n'y est point contenue, et même comme si celle-ci tenait nécessairement à celle-là ? L'expérience seule peut nous fournir de pareilles liaisons (c'est ainsi qu'il conclut d'une difficulté qu'il regardait comme une impossibilité), et toute cette prétendue nécessité, ou, ce qui revient au même, une connaissance *a priori* estimée nécessaire, n'est qu'une longue habitude de trouver vrai quelque chose, et de tenir par conséquent pour objective la nécessité subjective.

Si le lecteur se plaint de la difficulté et de la peine que je lui donnerai par la solution de cette question, il a le droit d'en essayer une plus facile. Peut-être s'attachera-t-il alors à une tentative qui a entrepris pour lui une si profonde recherche, et sera-t-il un peu surpris de la facilité avec laquelle on a pu encore l'exécuter, vu la nature de la chose en question. Aussi a-t-il fallu des années de longs travaux pour résoudre cette question dans sa pleine universalité (au sens où les mathématiciens emploient ce mot, c'est-à-dire suffisant pour tous les cas, et pour être en état de la présenter enfin sous une forme analytique, comme le lecteur la trouvera dans cet écrit.

Tous les métaphysiciens sont donc condamnés à suspendre solennellement et justement leurs occupations tant que la question : *Comment les connaissances a priori sont-elles possibles?* n'aura pas été résolue par eux d'une manière satisfaisante. Car cette solution seule constituera pour eux le droit qu'ils peuvent avoir de nous présenter quelque chose au nom de la raison pure. A défaut de ce titre, ils ne peuvent s'attendre qu'à être congédiés sans autre examen de leur assertion, par les personnes raisonnables qui y ont été si souvent trompées déjà.

Mais s'ils veulent, au contraire, présenter leur œuvre, non comme une *science*, mais comme un art de persuasion salutaire et bienfaisant pour le sens commun, on ne peut raisonnablement les en empêcher. Ils emploieront alors le langage modeste d'une foi raisonnable; ils avoueront que s'ils ont un droit, ce n'est pas même celui d'*opiner* sur ce qui dépasse les limites de toute expérience possible, loin d'en *savoir* quelque chose, mais celui-là seul d'*admettre* quelque chose (non pour l'usage spéculatif, mais seulement pour l'usage pratique) qui est possible et même indispensable pour la direction de l'esprit et de la volonté dans la vie. A cette condition seule ils pourront s'appeler des hommes utiles et sages, et cela d'autant plus qu'ils renonceront plus volontiers au titre de métaphysiciens. Ceux-ci, en effet, veulent être des philosophes spéculatifs, et alors, s'il s'agit de jugements *a priori*, on ne peut pas s'en tenir à de sonores probabilités (car ce qu'on prétend connaître *a priori* est donné par cette raison comme nécessaire), et il n'est pas permis de jouer aux présomptions; l'affirmation doit avoir un caractère scientifique, ou elle n'est absolument rien.

On peut dire que toute la philosophie transcendantale qui précède nécessairement toute métaphysique n'est que la pleine solution de la question qui nous occupe, mais présentée dans un ordre systématique et avec développement, et qu'il n'y a eu jusqu'ici aucune philosophie transcendentale : ce qui en porte le nom n'est proprement, en réalité, qu'une partie de la métaphysique. Mais cette science doit avant tout fonder la possibilité de la métaphysique, et par conséquent précéder toute métaphysique. On ne doit donc pas s'étonner, puisqu'il nous faut toute une science, et une science privée de tout secours de la part des autres, une science par conséquent toute nouvelle, si, pour répondre d'une manière convenable à une seule question, il faut tant de peine, s'il y a tant de difficulté, et si on ne peut le faire sans aucune obscurité.

Puisque nous marchons maintenant à cette solution, et même suivant une méthode analytique où nous supposons que des connaissances par raison pure sont réelles, nous ne pouvons faire appel qu'à deux *sciences* de la connaissance théorique (la seule dont il s'agit ici), à savoir, les *mathématiques pures* et la *physique pure* : ces deux sciences seules peuvent, en effet, nous donner les objets en intuition, et par conséquent, s'il y a en elles une connaissance *a priori*, montrer la vérité ou l'accord de cette connaissance avec l'objet *in concreto,* c'est-à-dire *sa réalité*. De là on s'avance par la voie analytique jusqu'au fondement de cette connaissance. Ce qui facilite singulièrement l'œuvre où les considérations générales sont non seulement appliquées à des faits, mais en partent même, au lieu que par la marche synthétique elles doivent être dérivées de notions entièrement *in abstracto*.

Mais pour nous élever de ces connaissances *a priori* réelles pures et en même temps fondées, à une métaphysique possible, que nous cherchons, c'est-à-dire à une métaphysique comme science, il est nécessaire de comprendre sous notre question principale ce qui l'occasionne, et qui, simple connaissance *a priori* naturellement donnée, quoique d'une vérité non suspecte, lui sert de fondement. Cette connaissance dont le traitement exempte de toute recherche critique sur la possibilité, s'appelle déjà d'ordinaire métaphysique. Il faut, en un mot, faire entrer dans notre question capitale l'aptitude naturelle pour une telle science; et alors la principale question transcendantale, décomposée en quatre autres, recevra une réponse successive.

1. *Comment une mathématique pure est-elle possible?*

2. *Comment une physique pure est-elle possible?*

3. *Comment une métaphysique en général est-elle possible?*

4. *Comment une métaphysique comme science est-elle possible?*

On voit que, bien que la solution de ces questions doive surtout présenter la matière essentielle de la Critique, elle a bien aussi quelque chose de propre, qui, considéré en lui seul, mérite encore l'attention, à savoir, de rechercher dans la raison les sources de sciences données, afin de connaître ainsi quelque chose *a priori* de la faculté qui en est principe, de rechercher et de déterminer à l'aide du fait ce que gagnent par là ces sciences mêmes, sinon par rapport à la matière, du moins en ce qui regarde leur usage légitime, et, puisqu'elles éclairent par leur origine commune une question plus élevée, de fournir en même temps l'occasion de mieux expliquer leur propre nature.

PREMIÈRE PARTIE.

COMMENT UNE MÉTAPHYSIQUE PURE EST-ELLE POSSIBLE ?

§ VI.

Il s'agit ici d'une grande et certaine connaissance, dont l'étendue est déjà étonnante aujourd'hui, qui promet une extension illimitée pour l'avenir, qui emporte avec elle une complète certitude apodictique, c'est-à-dire une nécessité absolue, qui ne repose en conséquence sur aucun principe expérimental, qui est par le fait un produit de la raison, mais qui n'en est pas moins absolument synthétique. « Comment donc est-il possible à la raison humaine de réaliser tout à fait *a priori* une pareille connaissance? » Cette faculté, qui ne se fonde pas sur l'expérience et ne peut y prendre un point d'appui, ne suppose-t-elle pas quelque connaissance fondamentale *a priori*, profondément caché, mais qui pourrait se manifester par ses effets si l'on en recherchait avec soin les premières opérations?

§ VII.

Or, nous trouvons que toute connaissance mathématique a cela de propre, qu'elle doit exposer ses notions tout d'abord en *intuition*, et même *a priori*, par conséquent en une intuition qui n'est pas empirique, mais pure, sans quoi elle ne peut faire un seul pas. Ses jugements sont donc toujours intuitifs, au lieu que la philosophie peut se contenter de jugements *discursifs par simples notions*, tout en expliquant ses doctrines apodictiques par une intuition, mais sans pouvoir jamais les en dériver. Cette observation sur la nature des mathématiques nous dirige déjà vers la première et suprême condition de leur possibilité, à savoir, qu'elle doit avoir pour fondement *quelque intuition pure* où elle puisse exposer toutes ses notions *in concreto*, et cependant *a priori*, ou, comme on dit, les *construire* (1). Si nous pouvons découvrir cette intuition pure et la possibilité dont il s'agit, il sera facile de voir comment des propositions synthétiques *a priori* sont possibles dans la mathématique pure, et comment, par suite, cette science elle-même est possible. En effet, de même que l'intuition empirique permet sans difficulté d'étendre synthétiquement dans l'expérience la notion que nous nous faisons d'un objet

(1) V. *Critique*, p. 314.

par de nouveaux prédicats que nous offre l'intuition même, l'intuition pure donnera la même facilité, avec cette différence marquée cependant, que dans le dernier cas le jugement synthétique *a priori* sera certain et apodictique, et que dans le premier il sera certain *a posteriori* et empiriquement, parce que cette dernière espèce de jugement ne contient que ce qui se trouve dans l'intuition contingente empirique, tandis que la première renferme ce qui doit nécessairement se trouver dans l'intuition pure, puisque, comme intuition *a priori*, elle est indissolublement liée à la notion *avant toute expérience* ou toute perception individuelle.

§ VIII.

Mais, arrivé à ce point, la difficulté semble plutôt s'accroître que s'atténuer; car la question devient alors celle-ci : *Comment est-il possible de percevoir quelque chose à priori?* Une intuition est une représentation dépendant immédiatement de la présence de l'objet. Il semble donc impossible de percevoir *originairement a priori*, parce qu'alors l'intuition aurait lieu sans un objet présent auparavant ni dans le moment actuel, et qu'elle serait par là impossible. Il est bien vrai qu'il y a des notions de telle nature que nous pouvons les avoir tout à fait *a priori*, sans que nous nous trouvions en rapport immédiat avec l'objet; telles sont celles qui ne contiennent que la pensée d'un objet en général, par exemple la notion de quantité, celle de cause, etc. Mais ces notions mêmes ont cependant besoin, pour qu'elles aient un sens, une signification, d'un certain usage *in concreto*, c'est-à-dire d'une application à quelque intuition qui nous donne son objet. Mais comment une intuition de l'objet peut-elle précéder l'objet même?

§ IX.

Si notre intuition devait être de telle sorte qu'elle représentât des choses *telles qu'elles sont en elles-mêmes*, il n'y aurait aucune intuition *a priori ;* elles seraient toutes empiriques. Je ne puis en effet savoir ce qui est contenu dans l'objet même qu'autant qu'il m'est présent et donné. Sans doute on ne comprend pas encore alors comment l'intuition d'une chose présente doit me la faire connaître telle qu'elle est en soi, puisque les propriétés de cette chose ne peuvent passer dans ma faculté représentative ; mais en supposant le fait possible, il n'y aurait cependant pas lieu à une intuition *a priori*, c'est-à-dire avant que l'objet me fût représenté; condition sans laquelle le rapport de ma représentation à l'objet est inconcevable, si ce n'est par inspiration. Il n'y a donc qu'une seule manière dont mon intuition puisse précéder la réalité de l'objet, et se constituer comme connaissance *a priori*, c'est qu'*elle ne contienne que la forme de la sensibilité, qui précède dans mon sujet toutes les impressions réelles par lesquelles les objets peuvent m'affecter*. Je puis en effet savoir *a priori* que des objets des sens ne sont perçus que suivant cette forme de la sensibilité. D'où il suit que des propositions qui concernent uniquement cette forme de l'intuition sensible sont possibles et valables à l'égard des objets des sens, et à l'inverse que des intuitions qui sont possibles *a priori* ne peuvent jamais concerner que des objets des sens.

§ X.

La forme de l'intuition sensible est donc ce par quoi nous pouvons percevoir des choses *a priori*, ce par quoi seulement nous pouvons connaître les objets tels qu'ils peuvent nous *apparaître* (à nos sens), non tels qu'ils peuvent être en soi ; et cette supposition est absolument nécessaire si l'on reconnaît la possibilité de propositions synthétiques *a priori* ; et, si elles sont réelles, sa possibilité doit être conçue et prédéterminée.

Or l'espace et le temps sont ces intuitions que la mathématique pure donne pour base à toutes ses connaissances, et aux jugements qui s'offrent en même temps comme apodictiques et nécessaires ; car une mathématique doit d'abord présenter toutes ses notions en intuition, et une mathématique pure doit les présenter en une intuition pure, c'est-à-dire les construire, sans quoi (parce qu'elle ne peut procéder analytiquement, ou par décomposition des notions, mais synthétiquement) il lui est impossible de faire un pas tant qu'elle n'a pas une intuition pure, dans laquelle seule la matière des jugements synthétiques *a priori* peut être donnée. La géométrie a pour base l'intuition pure de l'espace. L'arithmétique réalise ses notions numériques mêmes, par une addition successive des unités dans le temps. La mécanique pure surtout ne peut établir ses notions de mouvement qu'à l'aide de la représentation du temps. Or ces deux représentations ne sont que de simples intuitions ; car si l'on fait abstraction des intuitions empiriques des corps et de leurs changements (mouvement), de tout ce qui est empirique, de tout ce qui appartient à la sensation, restent encore l'espace et le temps, qui sont (par conséquent) des intuitions pures, qui servent de fondement *a priori* à tout ce qui précède, et dont on ne peut par conséquent jamais se défaire, mais qui, précisément parce qu'elles sont des intuitions pures *a priori*, prouvent qu'ils sont de simples formes de notre sensibilité, formes qui doivent précéder toute intuition empirique, c'est-à-dire la perception d'objets réels, et suivant lesquelles des objets peuvent être connus *a priori*, mais seulement, bien entendu, comme ils nous apparaissent.

§ XI.

La question de la présente section est donc résolue. Une mathématique pure, comme connaissance synthétique *a priori* n'est donc possible qu'autant qu'elle ne s'occupe que de simples objets sensibles, à l'intuition empirique desquels une intuition pure (celle de l'espace et du temps) sert de fondement et même *a priori*, et peut par cette raison avoir cet usage, parce qu'elle n'est que la simple forme de la sensibilité, forme antérieure à l'apparition des objets, puisqu'elle seule la rend réellement possible. Cependant cette faculté de percevoir *a priori* ne concerne pas la matière du phénomène, c'est-à-dire ce qui est sensation en lui, car cette sensation est ce qu'il y a d'empirique ; elle ne concerne que la forme du phénomène, l'espace et le temps. Si l'on doutait le moins du monde que ces deux choses ne font pas partie des déterminations inhérentes aux choses en elles-mêmes, mais qu'elles ne sont que des déterminations inhérentes à leur rapport avec la sensibilité, je voudrais bien savoir comment il est possible *a priori*, et par conséquent avant toute connaissance des choses, c'est-à-dire avant qu'elles nous soient données, de savoir ce que doit être leur intuition ; ce qui est cependant le cas avec l'espace et le temps. Mais cela est parfaitement concevable si tous deux ne sont que des conditions formelles de notre sensibilité, et que les objets n'aient qu'une valeur purement phénoménale; car alors la forme du phénomène, c'est-à-dire l'intuition pure, peut être représentée absolument de nous-mêmes, c'est-à-dire *a priori*.

§ XII.

Afin d'ajouter quelque chose qui serve à expliquer et à confirmer ce qui vient d'être dit, on peut considérer seulement le procédé habituel et absolument nécessaire des géomètres. Toutes les preuves de l'égalité absolue de deux figures données (quand l'une d'elles coïncide de tous points avec l'autre) reviennent en définitive à ce qu'elles se superposent l'une à l'autre, ce qui n'est évidemment qu'une proposition synthétique reposant sur l'intuition immédiate, et cette intuition doit être donnée purement et *a priori*; autrement la proposition ne pourrait pas valoir comme apodictiquement certaine; elle n'aurait qu'une certitude empirique. Elle signifierait seulement qu'on a toujours remarqué qu'il en était ainsi, et n'aurait de valeur que dans la mesure de notre perception. Que l'espace absolu (qui ne limite pas lui-même un autre espace) ait trois dimensions, et que l'espace en général ne puisse pas non plus en avoir davantage, c'est ce qui est établi par la proposition que trois droites seulement peuvent se couper rectangulairement en un seul point. Mais cette proposition ne peut pas se démontrer par notions; elle porte immédiatement sur une intuition, et même sur une intuition pure *a priori*, parce qu'elle est apodictiquement certaine. Si l'on peut demander qu'une ligne soit tirée à l'indéfini, ou qu'une série de changements (par exemple des espaces parcourus par un mouvement) soient continués à l'indéfini, c'est qu'on suppose une représentation de l'espace et du temps qui peut tenir uniquement à l'intuition, à savoir, en tant qu'elle n'est en soi limitée par rien, car elle ne pourrait jamais être déduite de notions. Des intuitions pures *a priori* servent néanmoins de fondement réel à la mathématique; elles en rendent les propositions synthétiques et apodictiquement valables. Par là s'explique notre déduction transcendantale des notions dans l'espace et le temps, et du même coup la possibilité d'une mathématique pure qui, sans une déduction de cette sorte, et sans la supposition « que tout ce qui peut s'offrir à nos sens (aux externes dans l'espace, à l'interne dans le temps) n'est perçu par nous que comme il nous apparaît, non comme il est en soi, » pourrait être accordée sans doute, mais point perçue.

§ XIII.

Ceux qui ne peuvent pas encore s'affranchir de l'idée que l'espace et le temps sont des propriétés réelles qui tiennent aux choses en soi, peuvent exercer leur sagacité au paradoxe suivant, et quand ils en auront vainement cherché la solution, libres au moins pour un instant de préjugés, soupçonner cependant qu'il pourrait bien se faire en effet que l'espace et le temps ne fussent que de simples formes de notre intuition sensible.

Si deux choses sont parfaitement identiques dans toutes les parties qui peuvent toujours être connues en soi (dans toutes les déterminations appartenant à la quantité et à la qualité), il doit se faire cependant que l'une peut être placée dans tous les cas et sous tous les rapports à la place de l'autre, sans que cette substitution occasionne la plus légère différence appréciable. Il en est ainsi en réalité des figures planes en géométrie; mais des figures sphériques, malgré ce parfait accord interne, prouvent qu'au point de vue externe, l'une ne peut absolument pas prendre la place de l'autre : ainsi deux triangles sphériques de deux hémisphères opposés, qui ont pour base commune un même arc de l'équateur, peuvent être parfaitement égaux quant aux angles et aux côtés, en sorte que dans l'entière description d'un seul, il n'y ait rien qui ne convienne en même temps à la description de l'autre; et cependant l'un ne saurait être mis à la place de l'autre (c'est-à-dire sur l'hémisphère opposé), car ici se trouve une différence interne des deux triangles qu'aucun entendement ne peut cependant donner comme intrinsèque, et qui ne se manifeste que par le rapport externe dans l'espace. Mais je veux citer des cas plus ordinaires, qui peuvent être pris de la vie commune.

Que peut-il y avoir de plus semblable à ma main ou à mon oreille que leur image dans une glace? Et cependant je ne puis mettre cette main, telle qu'elle est vue dans le miroir, à la place de son image primitive; car si c'était une main droite, c'est une gauche qui se voit dans le miroir, et l'image de l'oreille droite est une oreille gauche, qui ne peut davantage occuper la place de la première. Pas ici de différences internes qui puissent seulement se concevoir par un entendement quelconque; et cependant les différences sont internes, si l'on s'en rapporte aux sens, car la main gauche ne peut être renfermée dans les mêmes limites avec la droite; malgré toute l'égalité et toute la ressemblance possible de part et d'autre (elles ne peuvent coïncider), le gant de l'une ne peut servir à l'autre. Quelle est donc la solution? Ces objets ne sont peut-être pas des représentations des choses telles qu'elles sont en elles-mêmes, et telles que l'entendement pur les connaîtrait, mais ce sont des intuitions sensibles, c'est-à-dire des phénomènes dont la possibilité repose sur le rapport de certaines choses inconnues en soi à quelque autre chose, c'est-à-dire à notre sensibilité. L'espace est donc la forme de l'intuition externe par rapport à cette sensibilité, et la détermination interne de chaque espace n'est possible que par la détermination du rapport externe à l'espace entier, dont celui-là est une partie (au rapport avec le sens externe); c'est-à-dire que la partie n'est possible que par le tout, ce qui n'a jamais lieu avec les choses en soi comme objets de l'entendement pur, mais seulement avec les simples phénomènes. Nous ne pouvons donc rendre intelligible par aucune notion particulière la différence des choses semblables et égales, mais cependant asymétrique (*incongruenter*); nous ne le pouvons que par le rapport à la main droite et à la gauche, qui regarde immédiatement une intuition.

PREMIÈRE OBSERVATION.

La mathématique pure, et surtout la géométrie pure ne peut avoir de réalité objective que sous la condition de ne se rapporter qu'à des objets sensibles, à l'égard desquels le principe est : que notre représentation sensible n'est point une représentation des choses en elles-mêmes, mais seulement de la manière dont les choses nous apparaissent. D'où il suit que les propositions de la géométrie peuvent être rapportées aux objets réels, non pas tout à fait comme des déterminations purement imaginaires de notre fantaisie poétique, et par conséquent pas avec certitude, mais qu'elles ont une valeur nécessaire relativement à l'espace; et par suite, à tout ce qui peut se trouver dans l'espace, attendu que l'espace n'est que la forme de tous les phénomènes externes, sous laquelle seule les objets des sens peuvent être donnés. La sensibilité, dont la forme a pour fondement la géométrie, est ce qui sert de base à la possibilité des phénomènes extérieurs. Ces phénomènes ne peuvent par conséquent jamais contenir que ce qui leur est prescrit par la géométrie. Il en serait tout différemment si les sens devaient représenter les objets comme ils sont en eux-mêmes. Alors, en effet, il ne résulterait point de la représentation de l'espace, représentation que le géomètre donne pour fondement *a priori* à toutes les espèces de propriétés de l'étendue, que tout cela, ainsi que les conséquences qui s'y rattachent, doive être précisément ainsi dans la nature. On tiendrait l'espace des géomètres pour une simple fiction, et l'on n'y croirait aucune valeur objective, par la raison qu'on ne voit pas du tout comment des choses doivent nécessairement s'accorder avec l'image que nous nous en faisons de nous-mêmes et par avance. Mais si cette image ou plutôt cette intuition formelle est la propriété essentielle de notre sensibilité, au moyen de laquelle seule des objets nous sont donnés, et que cette sensibilité ne représente pas des choses en soi, mais seulement leurs phénomènes, il est bien facile de comprendre alors, et même de prouver invinciblement, que tous les objets extérieurs du monde sensible doivent s'accorder de tous points avec les propositions de la géométrie, parce que la sensibilité, à l'aide de sa forme des intuitions extérieures (l'espace) dont s'occupe le géomètre, rend seule possibles enfin les objets comme simples phénomènes. Ce sera toujours un fait digne de remarque dans l'histoire de la philosophie, qu'il ait été un temps où les mathématiciens mêmes qui étaient aussi philosophes, aient commencé à douter, non pas, il est vrai, de la justesse de leurs propositions géométriques en tant qu'elles ne concernent que l'espace, mais de la valeur objective et de l'application de cette notion même et de toutes ses déterminations à la nature, puisqu'ils n'étaient pas bien sûrs qu'une ligne pût naturellement se composer de points physiques, et, par suite, le véritable espace dans l'objet se composer de parties simples, quoique l'espace que le géomètre pense ne puisse se composer de rien de semblable. Ils ne s'aperçurent pas que cet espace n'est pas une propriété des choses en elles-mêmes, que ce n'est qu'une forme de notre représentation sensible ; que tous les objets dans l'espace sont de simples phénomènes, c'est-à-dire non pas des choses en soi, mais des représentations de nos intuitions sensibles, et que l'espace, tel que le conçoit le géomètre, étant la forme très exacte de l'intuition sensible que nous trouvons en nous *a priori* et qui contient la raison de la possibilité de tous les phénomènes externes (quant à leur forme), ces phénomènes doivent nécessairement s'accorder et de la manière la plus précise, avec les propositions du géomètre, propositions qu'il ne tire d'aucune notion imaginée, mais du fondement subjectif de tous les phénomènes externes, c'est-à-dire de la sensibilité même. A cette condition seulement, et pas à une autre, le géomètre peut être à l'abri de toutes les chicanes d'une métaphysique pointilleuse, sur la réalité incontestablement objective de ses propositions, si étranges qu'elles puissent paraître à la métaphysique, parce qu'elle ne remonte pas jusqu'à la source de ses notions.

DEUXIÈME OBSERVATION.

Tout ce qui doit nous être donné comme objet doi nous être donné en intuition. Or, toute notre intuition n'a lieu que par le moyen des sens; l'entendement ne perçoit rien; il réfléchit seulement. Et comme les sens, d'après ce qui a été jusqu'ici établi, ne nous donnent jamais à connaître les choses en elles-mêmes dans aucune de leurs parties, mais seulement leurs phénomènes, et que ces phénomènes sont de pures représentations de la sensibilité, « tous les corps eux-mêmes, avec l'espace qui les contient, ne doivent être regardés que comme de simples représentations internes, et n'existent que dans notre pensée. » N'est-ce donc pas là un idéalisme évident?

L'idéalisme consiste dans l'affirmation qu'il n'y a

pas d'autres êtres que ceux qui pensent, que tout le reste des choses que nous croyons percevoir dans l'intuition, ne seraient que des représentations dans les êtres pensants, auxquelles en réalité aucun objet distinct de ces derniers ne correspondrait. Je dis, au contraire, que des choses nous sont données comme extérieures à nous et saisissables à nos sens, mais que nous ne savons rien de ce qu'elles peuvent être en soi, que nous n'en connaissons que les phénomènes, c'est-à-dire les représentations qu'elles opèrent en nous lorsqu'elles affectent nos sens. J'avoue donc bien qu'il y a hors de nous des corps, c'est-à-dire des choses qui, bien qu'elles nous soient tout à fait inconnues, quant à ce qu'elles peuvent être en elles-mêmes, nous sont cependant connues par les représentations que nous procure leur action sur notre sensibilité, et auxquelles nous donnons le nom de corps, mot qui n'indique par conséquent que le phénomène de cet objet à nous inconnu mais néanmoins réel. Peut-on bien appeler cela idéalisme! C'en est tout juste le contraire.

Bien avant *Locke* déjà, mais surtout depuis, on admettait et on accordait généralement que l'on peut dire, sans préjudice de l'existence réelle de choses extérieures, d'une multitude de leurs prédicats, qu'ils ne font point partie de ces choses considérées en elles-mêmes, qu'ils n'appartiennent qu'à leurs phénomènes, et n'ont aucune existence propre en dehors de notre représentation. De ce nombre étaient la chaleur, la couleur, la saveur, etc. Si j'y ajoute par de bonnes raisons le reste des qualités des corps, qu'on appelle *premières,* l'étendue, le lieu, et en général l'espace avec tout ce qui en dépend (impénétrabilité ou matérialité, forme, etc.), et que je mette tout cela au nombre des simples phénomènes, c'est à quoi on ne pourra trouver raisonnablement à redire. Et de même que celui qui ne regarde pas les couleurs comme des propriétés qui fassent partie de l'objet même, mais comme des modifications qui tiennent au sens de la vue, ne peut cependant point s'appeler idéaliste, de même ma doctrine ne peut être traitée d'idéalisme par le seul fait que je trouve qu'un plus grand nombre de propriétés des corps, que *toutes les propriétés même qui constituent l'intuition d'un corps*, n'appartiennent qu'à son phénomène; car l'existence de la chose qui apparaît n'est point par là même supprimée, comme dans le véritable idéalisme; mais par là on fait voir seulement qu'on ne peut absolument pas connaître par les sens la chose telle qu'elle est en soi.

Je voudrais bien savoir ce que devraient donc être mes assertions pour ne pas impliquer l'idéalisme. Je devrais dire sans doute que la représentation de l'espace n'est pas entièrement d'accord avec le rapport de notre sensibilité aux objets, — comme je l'ai dit, — mais qu'elle est absolument semblable à l'objet, assertion à laquelle je ne puis trouver de sens, aussi peu qu'il y a peu de ressemblance entre la sensation de rouge et la propriété du cinabre qui produit en moi cette sensation.

TROISIÈME OBSERVATION.

On peut en conséquence répondre aisément à une objection facile à prévoir, mais sans force, à savoir « que par l'idéalité de l'espace et du temps tout le monde sensible se trouve converti en une pure apparence. » Après qu'on eût commencé par dénaturer tout aperçu philosophique touchant la nature de la connaissance sensible en ne faisant consister la sensibilité qu'en une espèce de représentation confuse d'après laquelle nous connaîtrions encore les choses telles qu'elles sont, mais sans avoir la faculté de tout ramener dans cette représentation à une conscience claire; nous avons, au contraire, prouvé que la sensibilité ne consiste pas dans cette différence logique de la clarté, ou de l'obscurité, mais dans la différence génétique de l'origine de la connaissance même, puisque la connaissance sensible ne nous représente absolument pas les choses comme elles sont, mais seulement la manière dont elles affectent nos sens, et que par elle sont données à la réflexion de l'entendement de simples phénomènes, et non les choses en soi. Cet arrangement nécessaire une fois fait, on soulève, par une confusion impardonnable et presque délibérée, l'objection qui consiste à dire que ma doctrine convertit toutes les réalités du monde sensible en une pure apparence.

Quand un phénomène nous est donné, nous sommes encore tout à fait libres sur la manière de juger la chose en conséquence. Il reposait sur les sens, mais le jugement est l'affaire de l'entendement, et il s'agit de savoir s'il y a ou s'il n'y a pas vérité dans la détermination de l'objet. Or, la différence entre la vérité et le rêve n'est pas décidée par la propriété des représentations qui sont rapportées à des objets, puisque ces représentations sont les mêmes de part et d'autre, mais elle l'est par la liaison des représentations suivant les règles qui déterminent l'enchaînement des représentations dans la notion d'un objet, et en tant qu'elles peuvent coexister ou non dans une expérience. Et alors ce n'est pas la faute des phénomènes si notre connaissance prend l'apparence pour une vérité, c'est-à-dire si une intuition par laquelle un objet nous est donné est prise pour une notion de l'objet ou de l'existence de cet objet, existence que l'entendement ne peut que concevoir. Les sens nous représentent le cours des planètes comme s'il s'exécutait tantôt en avant, tantôt en arrière, en quoi il n'y a ni erreur ni vérité, parce que tant qu'on pense qu'il n'y a là qu'un phénomène, on ne juge pas du tout encore de la nature objective de leur mouvement. Mais parce qu'il peut facilement y avoir jugement faux, si l'entendement n'est pas sur ses gardes pour éviter de prendre pour objective cette espèce de représentation subjective, on dit alors : Les planètes semblent rétrograder. Mais l'apparence n'est pas imputable aux sens ; c'est l'affaire de l'entendement, qui seul a charge de porter un jugement objectif d'après le phénomène.

De cette manière, tout en ne faisant aucune attention à l'origine de nos représentations, et quoique nos intuitions sensibles (quel qu'en soit le contenu) unissent en une expérience dans l'espace et le temps suivant des règles qui président à l'enchaînement de toute connaissance, peut naître une apparence trompeuse ou une vérité, suivant que nous sommes inconsidérés ou prudents; ce qui ne regarde que l'usage des représentations sensibles dans l'entendement, et point du tout leur origine. Pareillement, si je ne considère toutes les représentations des sens avec leur forme, l'espace et le temps, que comme des phénomènes, et ces phénomènes comme une simple forme de la sensibilité qui ne se rencontre point dans les objets en dehors de cette sensibilité même, et que je ne me serve de ces représentations que par rapport à une expérience possible, il n'y a pas alors la moindre occasion d'erreur, ou bien une apparence doit me porter à les considérer comme de simples phénomènes, car elles peuvent néanmoins s'enchaîner régulièrement en une expérience suivant des règles de la vérité. Ainsi toutes les propositions de la géométrie sur l'espace comme sur tous les objets des sens, par conséquent à l'égard de toute expérience possible sont valables, si je considère l'espace comme une simple forme de la sensibilité, ou comme quelque chose qui tient aux objets sensibles eux-mêmes, quoique dans le premier cas seulement je puisse comprendre la possibilité de savoir *a priori* ces propositions concernant tous les objets de l'intuition extérieure; à part cela, pour ce qui est de toute expérience purement possible, c'est tout comme si je n'avais pas entrepris ce divorce avec l'opinion commune.

Mais si, avec mes notions d'espace et de temps, j'ose sortir de toute expérience possible, — ce qui est inévitable quand je les donne pour des propriétés inhérentes aux choses en soi (qu'est-ce qui pourrait alors m'empêcher en effet de les rapporter cependant aux mêmes choses, si mes sens pouvaient être organisés autrement, et de manière à se trouver ou non en harmonie avec elles?), — alors une erreur grave est possible; elle porte sur une apparence, lorsque je donne ce qui n'était qu'une simple condition personnelle de l'intuition des choses, et qui n'avait de valeur certaine que pour tous les objets des sens, par conséquent pour toute l'expérience possible seulement, comme universellement valable, parce que je la rapportais aux choses en elles-mêmes, au lieu de la restreindre aux conditions de l'expérience.

Tant s'en faut donc que ma doctrine de l'idéalité de l'espace et du temps fasse du monde sensible tout entier une simple apparence, qu'elle est bien plutôt l'unique moyen d'assurer l'application de l'une des connaissances les plus importantes, de celle que la mathématique expose *a priori*, à des objets réels, et d'empêcher qu'elle ne soit prise pour une simple apparence, parce qu'il serait absolument impossible sans cette remarque, de décider si les intuitions d'espace et de temps, que nous n'empruntons d'aucune expérience, et qui sont cependant *a priori* dans notre représentation, ne seraient pas de pures chimères qui n'auraient pas d'objet, pas d'objet adéquat du moins, et par conséquent si la géométrie elle-même n'est pas une pure apparence, quand nous en avons au contraire établi la validité incontestable par rapport à tous les objets du monde sensible, par cela même que ces objets sont de simples phénomènes.

En deuxième lieu, il s'en faut d'autant plus que mes principes, parce qu'ils composent les phénomènes de représentations sensibles, qu'ils convertissent la vérité expérimentale en simple apparence, qu'ils sont bien plutôt l'unique moyen d'éviter l'apparence transcendante, qui a jusqu'ici fait illusion à la métaphysique, laquelle a été ainsi conduite à des efforts puérils, pour attraper des bulles de savon, parce qu'on prenait des phénomènes, qui sont cependant de simples représentations, pour des choses en soi. De là toutes ces antinomies de la raison* que je mentionnerai plus tard, et qui s'évanouissent à cette seule observation : qu'un phénomène, tant qu'il est employé dans l'expérience, produit la vérité, mais que du moment qu'il en franchit les bornes et devient transcendant, il ne produit qu'une pure apparence.

Laissant aux choses que nous nous représentons par les sens leur réalité, et restreignant notre intuition sensible de ces choses à ce qu'en aucune partie, pas même dans les intuitions pures d'espace et de temps, elles ne nous représentent rien de plus que le simple phénomène, mais nullement leur qualité en elles-mêmes, je n'imagine par là aucune apparence perpétuelle de la nature, et ma protestation contre toute pensée d'idéalisme est si claire, si peu équivoque, qu'elle serait même superflue, s'il n'y avait pas des juges incompétents qui, pouvant aisément donner un vieux nom à une déviation de leur opinion déraisonnable, bien que commune, et ne jugeant jamais de l'esprit des dénominations philosophiques, mais s'attachant toujours à la lettre, n'étaient toujours prêts à mettre leur propre opinion à la place de notions bien déterminées, et par là même à les violenter et dénaturer. Car, de ce que j'ai moi-même donné à ma théorie le nom d'idéalisme transcendantal, je ne puis avoir autorisé personne à le confondre avec l'idéalisme empirique de Descartes (quoique ce ne fût là qu'un problème dont l'insolubilité, au jugement de *Descartes*, donnait à chacun le droit de nier l'existence du monde corporel, parce qu'elle ne pouvait pas être démontrée d'une manière satisfaisante), ou avec l'idéalisme mystique et fanatique de *Berkeley* (contre lequel et autres semblables chimères notre Critique contient plutôt le véritable remède). Mon idéalisme, en effet, ne concerne que l'existence des choses (existence dont le doute constitue proprement l'idéalisme, dans l'acception commune du mot), que je n'ai jamais eu la pensée de révoquer en doute; il n'a pour objet que la représentation sensible des choses, dont l'espace et le temps font essentiellement partie. J'ai seulement prouvé que ces deux notions en général, par conséquent tous les *phénomènes*, ne sont pas des choses (mais de simples modes de représentation), et qu'ils ne sont pas même des déterminations des choses en soi. Le mot transcendantal, qui ne signifie jamais dans ma pensée un rapport de notre connaissance aux choses, mais simplement la *faculté de connaître*, aurait dû prévenir ce malentendu. Pour échapper désormais à cet inconvénient, je retire volontiers cette dénomination, pour la remplacer par celle d'idéalisme critique. Mais si c'est en fait un idéalisme condamnable que de faire des choses (non des phénomènes) de pures représentations, comment faut-il donc appeler celui qui, à l'inverse, convertit en choses de simples représentations? Je crois qu'on peut l'appeler idéalisme *sommeillant*, pour le distinguer de celui qui précède, et qui peut prendre le nom d'idéalisme *délirant*. L'un et l'autre ont dû être repoussés par mon idéalisme appelé autrefois transcendantal, et qui sera mieux caractérisé par l'épithète de *critique*.

DEUXIÈME PARTIE.

COMMENT LA PHYSIQUE PURE EST-ELLE POSSIBLE?

§ XIV

La nature est l'*existence* des choses en tant qu'elle est déterminée suivant des lois universelles. S'il fallait entendre par nature l'existence des choses *en elles-mêmes*, nous ne pourrions jamais la connaître, ni *a priori* ni *a posteriori*. Ni *a priori*, car comment voudrions-nous savoir ce qui convient aux choses en elles-mêmes, puisque le fait est impossible par la décomposition de nos notions (propositions analytiques), par la raison que je ne veux pas savoir ce qui est contenu dans ma notion d'une chose (car cela fait partie de son essence logique), mais ce qui, dans la réalité de la chose convient à cette notion, et par quoi la chose même est déterminée dans son existence en dehors de ma notion. Mon entendement, et les conditions sous lesquelles seules il peut lier les déterminations des choses dans leur existence, ne prescrit aux choses mêmes aucune règle; ces règles ne se déterminent pas sur mon entendement; c'est au contraire mon entendement qui doit se régler sur elles. Elles devraient donc m'être données d'abord pour en tirer ces déterminations, et alors elles ne seraient pas connues *a priori*.

Une telle connaissance de la nature en soi est également impossible *a posteriori*. En effet, si l'expérience doit m'apprendre les *lois* auxquelles l'existence des choses est soumise, alors ces lois, en tant qu'elles concernent les choses en soi, leur conviennent *nécessairement* encore en dehors de mon expérience. Or l'expérience m'apprend bien ce qui existe et comment il existe, mais jamais qu'il doive être nécessairement ainsi et pas autrement. Elle ne peut donc jamais faire connaître la nature des choses en soi.

§ XV.

Et cependant nous sommes réellement en possession d'une science naturelle pure, qui présente des lois *a priori*, et avec toute la nécessité requise pour des propositions apodictiques, lois auxquelles la nature est soumise. Je n'en donnerai ici comme preuve que cette propédictique de la physique, qui sous le titre de physique universelle, précède toute autre physique (qui est fondée sur des principes empiriques). On y trouve une mathématique appliquée à des phénomènes, et des principes purement discursifs (par notions) qui constituent la partie philosophique de la connaissance pure de la nature. Mais il s'y trouve cependant beaucoup de choses encore qui n'est pas entièrement pur et indépendant des sources de l'expérience : comme la notion du *mouvement*, de l'*impénétrabilité* (fondement de la notion empirique de la matière), de l'*inertie*, etc., qui ne permettent pas de l'appeler tout à fait une physique pure. De plus elle ne concerne que les objets des sens extérieurs, et ne donne ainsi aucun exemple d'une physique universelle dans l'acception stricte du mot, physique qui doit soumettre à des lois universelles la nature en général, qu'il s'agisse par là de l'objet des sens externes ou de l'objet du sens intime (de la physique ou de la psychologie). Or parmi les principes de cette physique universelle, il en est qui possèdent réellement l'universalité désirée, telles sont les propositions : que *la substance demeure* et persiste, que *tout ce qui arrive est* toujours *déterminé* antérieurement par *une cause* suivant des lois constantes, etc. Ces lois physiques sont réellement universelles, qui existent pleinement *a priori*. Il y a donc en réalité une physique pure. Il s'agit maintenant de savoir *comment elle est possible*.

§ XVI.

Le mot *nature* prend encore une autre signification, celle qui détermine l'*objet*, tandis que, dans l'acception précédente, il n'indiquait que la légitimité des déterminations de l'existence des choses en général. La nature, matériellement considérée, est donc l'*ensemble de tous les objets de l'expérience.* Nous n'avons affaire qu'à celle-là, puisque autrement des choses qui ne peuvent jamais être des objets d'une expérience, si elles devaient être connues quant à leur nature, exigeraient de nous des notions dont le sens ne pourrait jamais être donné *in concreto* (dans un exemple quelconque d'une expérience possible). Nous sommes donc obligés de nous faire de cet ensemble de simples notions, de la réalité desquelles (c'est-à-dire si elles se rapportent réellement à des objets) nous ne pouvons absolument pas décider. Ce qui ne peut être un objet de l'expérience, et dont la connaissance serait hyperphysique, n'est point ici notre affaire ; nous n'avons à nous occuper que de la connaissance physique dont la réalité peut être confirmée par l'expérience, quoiqu'elle soit possible *a priori*, et antérieure à toute expérience.

§ XVII.

L'élément *formel* de la nature, entendue dans cette acception étroite, est donc la légitimité de tous les objets de l'expérience, et, en tant qu'elle est connue *a priori*, sa légitimité *nécessaire*. Mais nous avons prouvé aussi que les lois de la nature dans les objets, s'ils ne sont pas considérés par rapport à une expérience possible, mais comme des choses en soi, ne peuvent jamais êtres connues *a priori*. Nous n'avons donc pas affaire ici aux choses en elles-mêmes (dont les propriétés ne nous occupent pas), mais simplement aux choses comme objets d'une expérience possible, et leur ensemble est proprement ce que nous appelons ici nature. Je me demande donc si, quand il s'agit de la possibilité d'une connaissance physique *a priori*, il vaut mieux poser ainsi la question : comment est-il possible de connaître la légitimité nécessaire *des choses* comme objets de l'expérience ; ou de cette façon : Comment peut-on connaître *a priori* en général la légitimité nécessaire de l'*expérience* même par rapport à tous ces objets ?

En y regardant d'un peu près, on s'aperçoit que la solution de la question, de quelque manière que cette question soit posée, revient entièrement au même par rapport à la connaissance naturelle pure (qui constitue proprement le point de la question). Car les lois subjectives sous lesquelles seules une connaissance expérimentale des choses est possible, valent aussi de ces choses comme objets d'une expérience possible (mais nullement de ces mêmes choses considérées en soi, et dont il ne peut être ici question). Il est complétement indifférent que je dise : Sans la loi qui veut que, si un événement est perçu, il soit toujours rapporté à quelque chose qui le précède, et qu'il suit d'après une règle universelle, un jugement perceptif ne peut jamais valoir comme expérience; — ou que je dise : Tout ce que l'expérience nous dit arriver doit avoir une cause.

Il vaut cependant mieux prendre la première formule. Car par le fait que nous pouvons bien avoir *a priori* et avant tous objets donnés une expérience des conditions sous lesquelles seules une expérience est possible à leur égard, mais jamais une expérience des lois auxquelles les objets peuvent être soumis sans rapport à une expérience possible, nous ne pouvons étudier la nature des choses *a priori* qu'en recherchant les conditions et les lois universelles (quoique subjectives) sans lesquelles seules une telle connaissance, comme expérience (quant à la simple forme) est possible, et déterminer en conséquence la possibilité des choses, comme objets de l'expérience; car si je choisissais la seconde manière de poser la question, et si je cherchais les conditions *a priori* sous lesquelles une nature est possible comme *objet* de l'expérience, je pourrais facilement tomber dans un malentendu, et m'imaginer que j'ai à parler de la nature comme d'une chose en soi; ce qui me porterait à d'éternels et stériles efforts pour chercher les lois de choses dont rien ne m'est donné.

Nous n'aurons donc affaire ici qu'à l'expérience et aux conditions universelles et données *a priori* de leur possibilité, et à déterminer en conséquence la nature, comme l'objet total de toute expérience possible. Je présume que l'on comprendra bien que je n'entends pas parler ici des règles pour *observer* une nature qui est donnée; elles supposent déjà une expérience. Il ne s'agit donc pas de savoir comment nous pouvons (par l'expérience) apprendre à connaître les lois de la nature, car elles ne seraient pas alors des lois *a priori*, et ne donneraient aucune physique pure, mais bien de savoir comment les conditions *a priori* de la possibilité de l'expérience sont en même temps les sources d'où toutes les lois universelles de la nature doivent être dérivées.

§ XVIII.

Nous devons donc remarquer avant tout que, malgré le caractère empirique de tous les jugements d'expérience, c'est-à-dire quoiqu'ils aient leur fondement dans la perception immédiate des sens, tous les jugements empiriques ne sont cependant pas, réciproquement, des jugements d'expérience, mais qu'en dehors de l'élément empirique, et généralement en dehors de la donnée de l'intuition sensible, il doit y avoir encore des notions particulières qui ont leur origine entièrement *a priori* dans l'entendement pur, auxquelles toute perception est soumise et peut ensuite par ce moyen être convertie en une expérience.

Des jugements empiriques, s'ils ont une valeur objective, sont des JUGEMENTS D'EXPÉRIENCE ; mais ceux qui *n'ont* qu'une *valeur subjective* sont de simples *jugements de perception.* Ceux-ci n'ont besoin d'aucune notion intellectuelle pure, mais seulement de la liaison logique de la perception en un sujet pensant. Ceux-là, au contraire, demandent toujours, indépendamment des représentations de l'intuition sensible, des *notions* particulières *produites originairement dans l'entendement*, qui donnent au jugement d'expérience *sa valeur objective*.

Tous nos jugements ne sont d'abord que de simples jugements de perception, valables uniquement pour nous seuls, c'est-à-dire pour notre sujet; ce n'est, qu'ensuite que nous leur donnons un nouveau rapport, un rapport à l'objet, et que nous voulons qu'ils soient toujours valables pour nous, et même pour chacun. En effet si un jugement s'accorde avec un objet, tous les jugements sur cet objet doivent aussi s'accorder entre eux, et alors la valeur objective du jugement d'expérience n'en est que l'universalité nécessaire. Mais réciproquement, si nous trouvons une raison de regarder un jugement comme nécessairement universel (ce qui ne tient jamais à la perception, mais à la notion intellectuelle pure à laquelle est subsumée la perception), nous devons aussi le réputer objectif, c'est-à-dire qu'il n'exprime pas seulement un rapport de la perception au sujet, mais encore une propriété de l'objet; car il n'y aurait pas de raison pour que des jugements d'autrui dussent nécessairement s'accorder avec le mien, sans l'unité de l'objet auquel ils se rapportent tous, avec lequel ils s'accordent; ce qui fait qu'ils doivent aussi s'accorder tous entre eux.

§ XIX.

La validité objective et l'universalité nécessaire (pour chacun) sont donc des notions réciproques, et quoique nous ne connaissions pas l'objet en soi, lors cependant que nous regardons un jugement comme universellement valable et par conséquent comme nécessaire, nous entendons par là précisément la validité objective. Par ce jugement nous connaissons l'objet (si inconnu d'ailleurs qu'il puisse être en lui-même) ; par la liaison universellement valable et nécessaire des perceptions données, — comme c'est le cas de tous les objets des sens, — les jugements d'expérience emprunteront donc leur valeur objective, non pas de la connaissance immédiate de l'objet (laquelle est impossible), mais uniquement de la condition de la valeur universelle des jugements empiriques, valeur qui, comme on l'a déjà dit, ne repose jamais sur les conditions empiriques, sur des conditions sensibles en général, mais sur une notion intellectuelle pure. L'objet reste donc toujours inconnu en soi ; mais si la liaison des représentations qui sont données par l'objet à notre sensibilité reçoit une valeur universelle par la notion intellectuelle, l'objet se trouve déterminé par ce rapport, et le jugement est objectif.

C'est ce que nous allons expliquer. Qu'une chambre soit chaude, que le sucre soit doux, l'absinthe amère (1),

(1) Je reconnais volontiers que ces exemples ne sont pas des jugements perceptifs qui puissent jamais être des jugements d'expérience, même en y ajoutant une notion intellectuelle, parce qu'ils se rapportent

ce sont là des jugements d'une valeur purement subjective. Je ne demande pas de sentir toujours ainsi, ou que chacun sente comme je dois sentir. Ces jugements n'expriment qu'un rapport de deux sensations à un même sujet, moi-même, et moi seulement dans mon état actuel de perception, et ne valent par conséquent pas relativement à l'objet; je les appelle donc des jugements perceptifs. Il en est tout autrement du jugement expérimental. Ce que l'expérience m'apprend dans certaines circonstances, elle doit me l'apprendre toujours et à chacun, et sa valeur ne se borne pas au sujet ou à son état du moment. J'énonce donc tous ces jugements comme objectivement valables, lors, par exemple, que je dis : L'air est élastique, ce jugement n'est immédiatement qu'un jugement de perception ; je rapporte deux sensations l'une à l'autre dans mes sens. Pour que je puisse l'appeler un jugement d'expérience, il faut que cette liaison soit soumise à une condition qui la rende universellement valable. Il faut donc que je sois toujours et que chacun soit comme moi dans la nécessité de faire cette liaison dans les mêmes circonstances.

uniquement à la sensation, que chacun connaît d'une manière purement subjective, et qu'ils ne peuvent par conséquent jamais être objectifs. Je voulais seulement donner un exemple du jugement d'une valeur purement subjective, et qui ne renferme aucune raison d'une valeur nécessairement universelle et d'un rapport à l'objet. On verra dans la note suivante l'exemple des jugements de perception, qui sont des jugements d'expérience par l'addition d'une notion intellectuelle.

§ XX.

Nous devrons donc décomposer une expérience en général pour voir ce qui est contenu dans ce produit de l'entendement, et de quelle manière le jugement expérimental est lui-même possible. Il a pour base l'intuition, dont j'ai conscience, c'est-à-dire une perception (*perceptio*), qui n'appartient qu'aux sens. Il faut en second lieu le jugement (qui est l'affaire propre de l'entendement). Ce jugement peut être de deux sortes, suivant que je compare simplement les perceptions et que je les réduis à une conscience unique de mon état, ou qu'au contraire je les unis en une conscience en général. Le premier de ces jugements n'est qu'un jugement perceptif et n'a qu'une valeur objective; c'est une simple liaison des perceptions dans mon état interne sans rapport à l'objet. Il ne suffit donc pas pour qu'il y ait expérience, comme on se le figure ordinairement, qu'il y ait liaison en une seule conscience par le moyen du jugement ; il n'y aurait là ni universalité de valeur ni nécessité du jugement, seules conditions cependant de valeur objective et d'expérience.

Pour qu'il y ait expérience par perception il faut encore un jugement tout différent de celui-là. L'intuition donnée doit être subsumée à une notion qui détermine la forme du jugement en général par rapport à l'intuition, qui relie la conscience empirique de l'intuition en une seule conscience en général, et donne ainsi aux jugements empiriques une valeur universelle : cette notion est une notion intellectuelle pure *a priori*, propre seulement à déterminer la manière dont une intuition peut servir aux jugements. Soit donc la notion de cause; elle détermine l'intuition qui lui est subsumée, par exemple celle d'air, par rapport à ce jugement en général, que la notion d'air, en ce qui regarde la dilatation, dans le rapport d'antécédent à conséquent, a son usage dans le jugement hypothétique. La notion de cause est donc une notion intellectuelle, entièrement différente de toute perception possible, et qui ne sert qu'à déterminer la représentation à elle soumise, par rapport au jugement en général, par conséquent à rendre possible un jugement d'une valeur universelle.

Il faut donc pour qu'il puisse y avoir jugement de l'expérience par un jugement de perception, que la perception soit subsumée à une notion intellectuelle, par exemple, l'air est soumis à la notion de cause, notion qui détermine comme hypothétique le jugement sur l'air par rapport à l'expansion (1). Et alors cette expansion n'est pas représentée comme appartenant simplement à ma perception de l'air dans mon état, ou dans plusieurs de mes états, ou dans

(1) Pour donner un exemple plus facile à comprendre, je prends le suivant : Si le soleil donne sur une pierre il l'échauffe. Ce jugement est purement perceptif, et ne contient pas de nécessité, quel que soit le nombre de fois que moi ou d'autres en ayons fait l'expérience; seulement les perceptions sont habituellement liées. Mais si je dis : Le soleil *échauffe* la pierre, la notion intellectuelle de la cause s'ajoute à la perception, lie *nécessairement* à la notion de l'apparition du soleil celle de la chaleur, ce qui rend le jugement synthétique nécessairement universel, par conséquent objectif, et le fait passer de l'état perceptif à l'état expérimental.

l'état de la perception des autres, mais comme y appartenant *nécessairement;* et ce jugement : L'air est élastique, devient d'une valeur universelle, et un jugement expérimental par le fait que certains jugements précèdent, qui subsument l'intuition de l'air à la notion de cause et d'effet, et déterminent ainsi les perceptions, non pas purement entre elles dans mon sujet, mais par rapport à la forme du jugement en général (ici la forme hypothétique), et donnent ainsi au jugement empirique une valeur universelle.

Si l'on décompose tous les jugements synthétiques, en tant qu'ils valent objectivement, on trouve qu'ils ne se composent jamais de simples intuitions qui aient été liées, comme on le croit communément, par simple comparaison en un jugement, mais qu'ils seraient impossibles si une notion intellectuelle pure ne venait s'ajouter aux concepts tirés de l'intuition à laquelle ces concepts sont subsumés, et unis enfin en un jugement objectivement valable. Les jugements mêmes de la mathématique pure dans leurs plus simples axiomes ne sont pas exempts de cette condition. Le principe : La ligne droite est la plus courte entre deux points, suppose que la ligne est subsumée à la notion de grandeur, notion qui n'est certainement pas une simple intuition, mais qui n'a son siége que dans l'entendement, et sert à déterminer l'intuition (de la ligne) par rapport aux jugements qui peuvent en être portés relativement à sa quantité, c'est-à-dire à leur pluralité (*judicia plurativa*) (1), puisqu'il

(1) Je préférerais cette dénomination à celle de *particularia* qu'on leur

est entendu par ces jugements que plusieurs choses de même espèce sont contenues dans une intuition donnée.

§ XXI.

Pour exposer la possibilité de l'expérience, en tant qu'elle se fonde *a priori* sur des notions intellectuelles pures, il faut donc avant tout représenter dans une table complète ce qui fait partie du jugement en général, et les divers moments de l'entendement en matière de notions de ce genre ; car les notions intellectuelles pures, n'étant que des concepts d'intuitions en général, en tant qu'ils sont déterminés en eux-mêmes par rapport à l'un ou à l'autre de ces moments pour juger en conséquence d'une manière nécessaire et universellement valable, leur sont tout à fait parallèles. Par là se trouvent aussi déterminés avec une entière précision les principes *a priori* de la possibilité de toute expérience, comme connaissance empirique d'une valeur universelle. Car ils sont tout simplement des propositions qui subsument toute perception (suivant certaines conditions universelles de l'intuition) à ces notions intellectuelles pures.

donne en logique. Cette dernière expression contient déjà la pensée qu'ils ne sont pas universels. Mais si je pars de l'unité (dans les jugements singuliers) et que je m'élève à la totalité, je ne puis pas encore introduire un rapport à la totalité; je pense seulement la multiplicité sans totalité, non son exclusion; exclusion nécessaire cependant lorsque les moments logiques doivent être soumis aux notions intellectuelles pures; mais on peut, dans l'usage logique, s'en tenir à la pratique ordinaire.

TABLE LOGIQUE
DES JUGEMENTS

1°
Quant à la quantité
universels
particuliers
singuliers.

2°
Quant à la qualité
affirmatifs
négatifs
limitatifs.

3°
Quant à la relation
catégoriques
hypothétiques
disjonctifs.

4°
Quant à la modalité
problématiques
assertoriques
apodictiques.

TABLE TRANSCENDANTALE
DES NOTIONS INTELLECTUELLES

1°
Quant à la quantité
unité (la mesure)
multiplicité (la grandeur)
totalité (le tout).

2°
Quant à la qualité
réalité
négation
limitation.

3°
Quant à la relation
substance
cause
communauté.

4°
Quant à la modalité
possibilité
existence
nécessité.

TABLE PHYSIOLOGIQUE PURE
DE TOUS LES PRINCIPES DE LA PHYSIQUE.

1°
Axiomes
de l'intuition.

2°
Anticipations
de la perception.

3°
Analogies
de l'expérience.

4°
Postulats
de la pensée empirique
en général.

§ XXII.

Pour embrasser en une seule notion tout ce qui a été dit ci-dessus, le lecteur doit se rappeler d'abord qu'il ne s'agit pas ici de l'origine de l'expérience, mais de ce qu'elle renferme. L'origine est l'affaire de la psychologie, et n'y pourrait même être jamais développée convenablement sans le travail qui est du ressort de la critique de la connaisssance et en particulier de l'entendement.

L'expérience résulte d'intuitions qui appartiennent à la sensibilité, et de jugements qui sont l'affaire de l'entendement seul. Mais les jugements que l'entendement ne tire que de représentations sensibles ne sont pas encore, tant s'en faut, des jugements d'expérience. Car dans un cas le jugement n'unirait que les perceptions telles qu'elles sont données dans l'intuition sensible, mais dans le dernier cas les jugements doivent dire ce que contient une expérience en général, et par conséquent pas ce que renferme la simple perception. Le jugement expérimental doit donc ajouter à l'intuition sensible et à sa liaison logique (après qu'elle a été généralisée par voie de comparaison) dans un jugement, quelque chose que détermine le jugement synthétique comme nécessaire, et par conséquent comme d'une valeur universelle; ce qui ne peut être que la notion qui, à l'exclusion d'une autre, représente l'intuition comme déterminée en soi par rapport à une forme du jugement; intuition qui est un concept de cette unité synthétique des intuitions, qui ne peut être représentée que par une fonction logique donnée des jugements.

§ XXIII.

En somme : l'affaire des sens est de percevoir ; celle de l'entendement, de penser. Or, penser c'est réunir des représentations en une seule conscience. Cette réunion n'a lieu que par rapport au sujet, et n'est ainsi que contingente et subjective ; ou bien elle a lieu absolument et porte le caractère de la nécessité ou de l'objectivité. La liaison des représentations en une seule conscience est le jugement. Penser c'est donc juger ou rapporter des représentations à des jugements en général. Des jugements sont donc ou simplement subjectifs, quand des représentations sont seulement rapportées à une conscience unique dans un sujet, ou ils sont objectifs quand elles sont réunies en une conscience en général, c'est-à-dire quand elles y sont nécessaires. Les moments logiques de tous les jugements sont donc autant de manières possibles de lier des représentations en une conscience. Et comme ils servent en tant que notions, ils sont donc les notions de l'union *nécessaire* des représentations en une seule conscience, par conséquent des principes de jugements d'une valeur objective. Cette liaison en une seule conscience est ou analytique par identité, ou synthétique par la composition et l'addition de différentes représentations entre elles. Une expérience consiste dans la liaison synthétique des phénomènes (des perceptions) en une conscience, en tant que cette liaison est nécessaire. Des notions intellectuelles pures sont donc celles auxquelles doivent être subsumées toutes les représentations avant de pouvoir servir à des jugements d'expérience, dans lesquels l'unité synthétique des perceptions est représentée comme nécessairement et universellement valable (1).

§ XXIV.

Des jugements, considérés simplement comme la condition de la liaison de représentations données, sont des règles. Ces règles, si elles donnent la liaison comme nécessaire, sont des règles *a priori*; et, considérées comme n'étant pas subordonnées à d'autres, elles sont des principes. Et comme, par rapport à la possibilité de toute expérience, si l'on n'y voit que la forme de la pensée, il n'y a pas de conditions des jugements d'expérience au-dessus de celles qui soumettent les phénomènes, d'après la forme diverse de leur intuition, aux notions intellectuelles pures qui rendent objectivement valable le jugement empirique, ces notions

(1) Mais comment cette proposition : que des jugements d'expérience doivent contenir une nécessité dans la synthèse des perceptions, s'accorde-t-elle avec ma proposition ci-devant signalée à plusieurs reprises : qu'une expérience, comme connaissance *a posteriori*, ne peut donner que des jugements contingents? Quand je dis : Une expérience m'apprend quelque chose, je ne pense qu'à la perception qui est en elle, v. g. qu'une chaleur suit toujours l'action du soleil sur une pierre, et ainsi la proposition est expérimentale en tant qu'elle est toujours contingente. A la vérité le jugement expérimental (grâce à la notion de cause) suppose que cette chaleur suit nécessairement l'action du soleil, mais je ne l'apprends pas par l'expérience, qui n'est au contraire produite que par cette addition de la notion intellectuelle (de cause) à la perception. Pour savoir comment se fait cette addition, il faut consulter la Critique, section du jugement transcendantal, p. 180.

sont donc des principes *a priori* de l'expérience possible.

Ces principes d'une expérience possible sont donc en même temps des lois universelles de la nature, qui peuvent être connues *a priori*. Et alors se trouve résolu le problème énoncé par notre seconde et présente question : *Comment une physique pure est-elle possible*. Car on y trouve tout l'élément systématique voulu par la forme d'une science, puisqu'il n'y a pas d'autres conditions possibles que les conditions formelles de tous les jugements en général, par conséquent pas d'autres règles que celles qui sont données par la logique. Ces règles contiennent un système logique. Or les notions qui s'y trouvent fondées, qui contiennent les notions *a priori* de tous les jugements synthétiques et nécessaires, constituent par là même un système naturel transcendantal, tandis que les principes au moyen desquels tout les phénomènes sont subsumés à ces notions, constituent un système naturel physiologique, c'est-à-dire un système qui précède toute connaissance empirique de la nature, qui la rend d'abord possible, et peut être appelé par cette raison la science propre, universelle et pure de la nature.

§ XXV..

Le premier (1) de ces principes physiologiques subsume tous les phénomènes, comme intuitions

(1) Ces trois paragraphes seront difficilement compris si l'on n'a pas présent à l'esprit ce qui est dit des principes dans la Critique; mais ils peuvent servir à mieux en faire comprendre ce qu'il y a de général, et à faire porter l'attention sur les points essentiels.

dans l'espace et le temps, à la notion de *quantité*, et devient ainsi un principe de l'application de la mathématique à l'expérience. Le deuxième ne subsume pas précisément ce qu'il y a proprement d'empirique, la sensation, qui indique le réel des intuitions, à la notion de *quantité*, parce que la sensation n'est pas une intuition qui *contienne* l'espace ou le temps, quoiqu'elle y suppose l'objet qui lui correspond. Mais il y a entre une réalité (représentation sensitive) et zéro (c'est-à-dire le défaut absolu d'intuition dans le temps) une différence qui a une quantité, puisqu'entre tout degré donné de lumière et les ténèbres, entre tout degré de chaleur et le froid absolu, tout degré de pesanteur et de légèreté absolue, tout degré de réplétion de l'espace et de vide absolu, se conçoivent toujours des degrés moindres, comme il peut toujours y en avoir de plus petits entre une conscience et la parfaite inconscience (obscurité psychologique). Ce qui fait qu'aucune perception possible ne prouve un défaut absolu, aucune obscurité psychologique, par exemple, qui ne puisse être regardée comme une conscience qui soit dépassée par une autre plus forte, et ainsi dans tous les cas de la sensation. De sorte que l'entendement peut anticiper jusqu'à des sensations qui constituent la qualité propre des représentations empiriques (des phénomènes), à l'aide du principe que toutes, par conséquent le réel de tout phénomène, ont des degrés. C'est là la seconde application de la mathématique (*mathesis intensorum*) à la science de la nature, à la physique.

§ XXVI.

Quant au rapport des phénomènes, et même en ce qui regarde seulement leur existence, la détermination en est dynamique, et non mathématique, et ne peut jamais valoir objectivement, ou convenir pour une expérience, si elle n'est pas soumise à des principes *a priori* qui rendent possible à cet égard la connaissance expérimentale. Des phénomènes doivent donc être subsumés à la notion de substance, qui est le principe de toute détermination de l'existence, comme notion de la chose même ; ou, s'il y a succession entre les phénomènes, c'est-à-dire événement, à la notion d'un effet par rapport à une cause ; ou, si le simultané doit être connu objectivement, c'est-à-dire par un jugement expérimental, à la notion de communauté (réciprocité). De cette manière des principes *a priori* servent de bases à des jugements d'une valeur objective, quoique empiriques, c'est-à-dire à la possibilité de l'expérience, en tant qu'elle doit relier les objets quant à l'existence dans la nature. Ces principes sont les lois naturelles propres qui peuvent s'appeler dynamiques.

Enfin, aux jugements d'expérience appartient aussi non pas tant la connaissance de l'accord et de la liaison des phénomènes entre eux dans l'expérience, que leur rapport à une expérience en général, ce qui comprend, ou leur accord avec les conditions formelles que reconnaît l'entendement, ou l'enchaînement avec le matériel des sens et de la perception, ou les deux réunis en une notion, par conséquent possibilité, réalité et nécessité suivant des lois naturelles universelles. De là la possibilité de la méthodologie (distinction de la vérité et des hypothèses, ainsi que des bornes légitimes de ces dernières).

§ XXVII.

Quoique la troisième table des principes tirés *de la nature de l'entendement même* suivant une méthode critique montre en soi une perfection supérieure à toute autre qu'on ait jamais tentée ou qui puisse l'être dogmatiquement *sur les choses mêmes*, en ce qu'elle présente toutes les propositions fondamentales d'un caractère synthétique *a priori*, et d'après un seul principe, celui de la faculté de juger en général, faculté qui constitue l'essence de l'expérience au regard de l'entendement, en sorte qu'on peut être assuré qu'il n'y a pas d'autres propositions de ce genre (satisfaction que la méthode dogmatique ne peut jamais procurer) ; ce n'est pas là cependant son plus grand mérite, tant s'en faut.

Il faut faire attention à l'argument qui établit *a priori* la possibilité de cette expérience, et ramène en même temps tous ces principes à une condition qui ne doit jamais être perdue de vue, à moins d'être mal entendue et étendue dans l'usage au delà du sens primitif que l'entendement veut y donner, à savoir qu'ils ne contiennent que les conditions de l'expérience possible en général, comme soumise à des lois *a priori*. Je ne dis pas que des choses *en soi* contiennent une grandeur, que leur réalité ait un degré, leur existence une liaison des accidents en une substance, etc. ; car personne ne peut le prouver, parce qu'une pareille synthèse par simples notions, où tout rapport a une intuition sensible d'une part, et toute liaison d'une semblable intuition en une expérience possible d'autre part font défaut, est absolument impossible. La limitation essentielle des notions est donc dans ce principe, que toutes choses, comme *objets de l'expérience* seulement, sont nécessairement soumises aux notions ci-dessus.

De là une autre preuve spécifiquement propre, à savoir que ces principes ne se rapportent pas précisément aux phénomènes et à leur rapport, mais à la possibilité de l'expérience, dont les phénomènes constituent seulement la matière et non la forme, c'est-à-dire à des propositions synthétiques d'une valeur objective et universelle; en quoi des jugements d'expérience se distinguent précisément des simples jugements de perception. Ce qui a lieu par le double fait, que les phénomènes, comme simples intuitions *qui occupent une portion d'espace et de temps*, sont soumis à la notion de quantité qui en relie synthétiquement le divers suivant des règles *a priori*, et que la perception contenant, outre l'intuition, une sensation entre laquelle et zéro ou sa complète extinction, et la transition par amoindrissement existant toujours par cette raison, le réel des phénomènes doit avoir un degré, *non pas* en ce sens qu'il occupe lui-même *une partie de l'espace* ou du temps (1), mais par la raison cependant que le passage du temps ou de l'espace vide à ce degré n'est possible que dans le temps. D'où il suit que la sensation, tout en n'étant jamais connue *a priori*, comme qualité de l'intuition empirique, en quoi elle se distingue spécifiquement des autres sensations, peut néanmoins être distinguée intensivement dans une expérience possible en général, comme quantité de la perception, d'avec toute autre de même espèce, ce qui rend possible et détermine par dessus tout l'application de la mathématique à la nature par rapport à l'intuition sensible qui nous la donne.

Mais le lecteur doit surtout faire attention à la preuve des principes qui portent le nom d'analogies de l'expérience. Car cette preuve ne concernant pas la production des intuitions, comme les principes de l'application de la mathématique à la physique en général, mais la liaison de leur existence en une expérience, et cette expérience ne pouvant être que la détermination de l'existence dans le temps d'après des lois nécessaires sous lesquelles seules elle vaut objectivement, par con-

(1) La chaleur, la lumière, etc., sont aussi étendus dans un petit espace (quant au degré) que dans un grand ; de même les représentations internes, la douleur, la conscience en général, ne sont pas plus petites quant au degré, pour durer moins ou davantage. La quantité est donc ici en un seul point et en un seul instant aussi grande que dans un espace ou un temps quelconque, même le plus grand. Des degrés sont donc plus grands, non dans l'intuition, mais d'après la simple sensation, ou bien encore suivant l'étendue du degré, et ne peuvent s'estimer comme grandeurs que par le rapport de 1 à 0, c'est-à-dire parce que chacun d'eux peut décroître dans un certain temps jusqu'à disparaître, décroître de zéro par une infinité de moments jusqu'à une sensation déterminée. (*Quantitas qualitatis est gradus.*)

séquent est une expérience; cette peuve, disons-nous, n'a pas pour but l'unité synthétique dans la liaison *des choses* en soi, mais celle des *perceptions*, et même des perceptions considérées non par rapport à la matière, mais par rapport à leur détermination dans le temps et à la relation de l'existence dans cette détermination, suivant des lois universelles. Ces lois universelles contiennent donc la nécessité de la détermination de l'existence dans le temps en général (par conséquent suivant une règle de l'entendement *a priori*), si la détermination empirique doit être d'une valeur objective dans le temps relatif, c'est-à-dire une expérience. Ce que je dirai de plus ici, dans des prolégomènes, n'aura d'autre but que de recommander au lecteur assujetti par une longue habitude, de regarder une expérience comme un simple assemblage empirique de perceptions; et, comme il ne pense pas que cet assemblage va bien plus loin que les perceptions, c'est-à-dire qu'elle donne aux jugements empiriques l'universalité, mais qu'elle a besoin pour cela d'une unité intellectuelle pure, qui précède *a priori*, de bien faire attention à ce qui distingue l'expérience d'un simple agrégat, et de juger la preuve de ce point de vue.

§ XXVIII.

C'est ici le lieu de saper le doute de Hume par sa base. Il affirmait avec droit que nous ne voyons d'aucune manière par la raison la possibilité de la causalité, c'est-à-dire du rapport de l'existence d'une chose à l'existence de quelque autre chose qui est posée par celle-là nécessairement. J'ajoute en outre que nous y voyons aussi peu la notion de subsistance, c'est-à-dire de la nécessité qu'un sujet qui ne puisse plus être lui-même un prédicat de quelque autre chose, serve de fondement à l'existence ; que nous ne pouvons même nous faire une notion de la possibilité d'une pareille chose (quoique nous puissions assigner dans l'expérience des exemples de son usage) ; que cette incompréhensibilité concerne aussi le commerce des choses entre elles, puisqu'on ne voit pas comment de l'état d'une chose peut être conclu l'état de choses tout autres, en dehors d'elle, et de même à l'inverse, ni comment des substances dont chacune a son existence propre et séparée, doivent dépendre les unes des autres et même nécessairement. Je suis néanmoins très éloigné de regarder ces notions comme un simple produit de l'expérience, et la nécessité qui s'y attache comme une fiction, et comme une simple apparence qui résulterait en nous d'une longue habitude. J'ai plutôt prouvé suffisamment qu'elles sont, ainsi que les principes qui en proviennent *a priori*, antérieures à toute expérience, et qu'elles ont une valeur objective incontestable, mais uniquement par rapport à l'expérience.

§ XXIX.

Quoique je n'aie pas la moindre notion d'une pareille liaison des choses en elles-mêmes, de la manière dont elles existent comme substances, ou dont elles agissent comme causes, ou dont elles peuvent être en commerce avec d'autres (comme partie d'un tout réel), et que je puisse encore moins concevoir de semblables propriétés dans des phénomènes, comme phénomènes (parce que ces notions ne renferment rien qui soit dans les phénomènes, mais quelque chose que l'entendement seul doit penser), nous avons néanmoins de cette liaison des représentations dans notre entendement, et même dans les jugements en général, cette notion, à savoir que des représentations dans une espèce de jugements appartiennent à l'état de rapport, comme sujet, à des prédicats ; dans une autre espèce, comme principe, à une conséquence; et dans une troisième comme parties qui constituent dans leur ensemble une connaissance totale possible. Nous savons en outre *a priori* que sans considérer comme déterminée la représentation d'un objet par rapport à l'un ou à l'autre de ces moments, nous ne pouvons avoir aucune connaissance valable pour un objet, et que si nous nous occupions de l'objet en soi, il n'y aurait pas de signe possible auquel on pût reconnaître qu'il est déterminé par rapport à l'un ou à l'autre de ces moments, c'est-à-dire qu'il appartient ou à la notion de substance, ou à celle de cause, ou (dans le rapport entre des substances) à celle de commerce; car je n'ai aucune notion de la possibilité d'une telle liaison de l'existence. Aussi la question n'est-elle pas de savoir comment des choses en soi sont déterminées, mais comment l'est une connaissance expérimentale des choses par rapport à ces moments des jugements en général, c'est-à-dire comment des choses, en tant qu'objets de l'expérience, peuvent et doivent être subsumées à ces notions intellectuelles. Il est clair alors que je ne vois pas bien, non seulement la possibilité, mais aussi la nécessité de subsumer tous les phénomènes à ces notions, c'est-à-dire de les faire servir de principes pour la possibilité de l'expérience.

§ XXX.

Pour expérimenter la notion problématique de Hume (cette *crux philosophorum* suivant lui), la notion de cause, la forme d'un jugement conditionnel en général, c'est-à-dire une connaissance donnée comme principe, et une autre à employer comme conséquence, m'est d'abord donnée *a priori* par la logique. Mais il est possible qu'il se rencontre dans la perception une règle de l'entendement qui dise alors : qu'après un certain phénomène en vient constamment un autre (quoique pas réciproquement), et que c'est ici le cas de me servir du jugement hypothétique, et de dire, par exemple, que si un corps est éclairé assez longtemps par le soleil, il s'échauffe. Il n'y a sans doute pas encore ici une nécessité de la liaison, par conséquent pas notion de la cause. Mais si je continue et que je dise : si la proposition précédente, qui est une liaison purement subjective des perceptions, doit être une proposition expérimentale, il faut qu'elle soit regardée comme nécessaire et universellement valable. Or une pareille proposition serait celle-ci : le soleil est par sa lumière la cause de la chaleur. La règle empirique précédente est maintenant regardée comme une loi, et valable, à la vérité, non plus à l'égard des simples phénomènes, mais bien à l'égard des phénomènes au profit d'une expérience possible, qui a toujours et par conséquent nécessairement besoin de règles sûres. Je vois donc bien la notion de cause comme une notion qui appartient nécessairement à la simple forme de l'expérience, et sa possibilité comme celle d'une liaison synthétique en une conscience en général ; mais je n'aperçois pas la possibilité d'une chose en général, comme cause, et cela par la raison que la notion de cause n'indique absolument aucune condition qui tienne aux choses, mais seulement à l'expérience, à savoir que cette connaissance ne vaut objectivement que des phénomènes et ne peut être que leur succession, en ce sens, que celui qui précède peut être rattaché à celui qui suit conformément à la règle des jugements hypothétiques.

§ XXXI.

Les notions intellectuelles pures n'ont donc absolument aucune signification si elles désertent les objets de l'expérience et veulent être rapportées aux choses en soi (*noumena*). Elles ne servent pour ainsi dire qu'à épeler des phénomènes afin de pouvoir les lire comme expérience. Les principes qui résultent de leur rapport au monde sensible ne servent à l'entendement humain que pour l'usage expérimental. Vouloir en faire un autre usage c'est former des liaisons arbitraires, sans réalité objective, dont on ne peut ni connaître *a priori* si la possibilité ni confirmer le rapport à des objets, ou seulement le rendre par quelque exemple, parce que tous les exemples ne peuvent être empruntés que de quelque expérience possible, et qu'ainsi les objets de ces notions ne peuvent se rencontrer que dans une expérience possible.

Cette entière solution du problème de Hume, quoiqu'elle ait une autre issue différente de celle qu'attendait l'auteur, conserve donc aux notions intellectuelles pures leur origine *a priori*, et aux lois universelles de la nature leur valeur comme lois de l'entendement. Et cela en ce sens qu'elle en restreint l'usage à l'expérience, parce que leur possibilité n'a son fondement que dans le rapport de l'entendement à l'expérience; et non en cet autre sens qu'elle les dérive de l'expérience, mais bien que l'expérience dérive d'elles; mode de liaison tout opposé à celui que *Hume* concevait, et qui ne lui vint jamais dans l'esprit.

Les recherches précédentes aboutissent donc à ce résultat : tous les principes synthétiques, *a priori* ne sont que des principes de l'expérience possible, et ne peuvent jamais être rapportés à des choses en soi, mais uniquement à des phénomènes comme objets de l'expérience. Les mathématiques pures, ainsi que la physique pure ne peuvent donc jamais s'appliquer qu'à de simples phénomènes et ne nous représentent que ce qui rend possible soit une expérience en général, soit ce qui doit toujours pouvoir être représenté dans toute expérience possible, puisqu'il dérive de ces principes.

§ XXXII.

Ainsi donc on a enfin quelque chose de déterminé et à quoi l'on peut s'attacher dans toutes les recherches métaphysiques qui ont été faites jusqu'ici assez témérairement, mais toujours aveuglément sur toutes choses sans distinction. Les penseurs dogmatiques n'ont jamais fait attention que le but de leurs efforts devait être fixé aussi près d'eux, ni ceux-là mêmes qui, fiers de leur soi-disant saine raison, n'avaient pas pour but d'arriver par des notions légitimes et naturelles, il est vrai, mais destinées à un usage purement empirique, et par des principes de la raison pure, à des connaissances dont ils ne connaissaient ni ne pouvaient connaître les limites déterminées, parce qu'ils n'avaient pas réfléchi ou ne pouvaient pas réfléchir sur la nature et même sur la possibilité d'un pareil entendement pur.

Plusieurs naturalistes de la raison pure (j'entends par là ceux qui croient pouvoir se prononcer sans aucune science des choses métaphysiques) ont pu prétendre qu'ils avaient déjà, et depuis longtemps, grâce à l'esprit de divination de leur saine raison, non seulement pressenti, mais aussi su et vu ce qui a été exposé ici avec tant de formalité, ou s'ils aiment mieux, avec tant de détail et d'appareil pédantesque, à savoir, « que nous ne pouvons jamais, avec toute notre raison, sortir du champ de l'expérience. » Mais si, quand on les interroge discrètement sur leurs principes rationnels, ils sont forcés d'avouer qu'il y en a plusieurs qu'ils n'ont pas tirés de l'expérience, qui ont par conséquent une valeur indépendante de l'expérience et *a priori*, comment et par quelles raisons veulent-ils donc renfermer les dogmatiques ainsi qu'eux-mêmes dans ces limites, eux qui font usage de ces notions et de ces principes en dehors de toute expérience possible, si ce n'est par cela même qu'ils les connaissent indépendamment de l'expérience? Et même cet adepte de la saine raison n'est pas bien sûr, malgré toute sa prétendue sagesse, acquise à si bon marché, de ne point passer à son insu du champ de l'expérience, dans celui des chimères. Aussi y est-il d'ordinaire profondément engagé, quoique par un langage populaire il donne une certaine couleur à ses vaines assertions, puisque tout n'est pour lui que simple vraisemblance, conjectures rationnelles ou analogies.

§ XXXIII.

Déjà dès les temps les plus reculés de la philosophie des scrutateurs de la raison pure avaient conçu en dehors des êtres sensibles ou des phénomènes (*phænomena*) qui constituent le monde sensible, des êtres intelligibles particuliers (*noumena*) qui doivent composer un monde intelligible; et comme ils tenaient le phénomène et l'apparence (*Scheim*) pour identiques (ce qui était bien pardonnable à un âge encore grossier), ils n'accordèrent de réalité qu'aux êtres intelligibles.

Dans le fait, si nous considérons les objets des sens, ce qui est permis, comme de simples phénomènes, nous reconnaissons par là toutefois qu'une chose en soi leur sert de fondement, quoique nous ne sachions pas ce qu'elle est, mais que nous n'en connaissions que le phénomène, c'est-à-dire la manière dont nos sens sont affectés par ce quelque chose d'inconnu. L'entendement donc, par cela qu'il admet des phénomènes, reconnaît également l'existence de choses en soi, et à ce titre on peut dire que la représentation d'êtres qui sont la base des phénomènes, d'êtres purement intellectuels par conséquent, est non seulement légitime, mais encore inévitable.

Notre déduction critique n'exclut point de pareilles choses (*noumena*), mais elle restreint plutôt les principes de l'esthétique à ce point, de ne pas s'étendre à tout, ce qui convertirait toute chose en simple phénomène, mais de n'avoir de valeur légitime que pour des objets d'une expérience possible. Les êtres intelligibles sont donc reconnus, mais avec la restriction expresse, et qui ne souffre pas d'exception, que nous ne savons absolument rien de positif de ces êtres intelligibles purs, que nous n'en pouvons rien savoir, parce que nos concepts intellectuels purs, ainsi que nos intuitions pures, ne se rapportent qu'aux objets de l'expérience possible, aux seuls êtres sensibles par conséquent, et qu'aussitôt qu'on en sort, ces notions n'ont plus la moindre valeur.

§ XXXIV.

Il y a quelque chose de captieux dans nos notions intellectuelles pures en ce qui regarde le penchant à un usage transcendantal ; car j'appelle ainsi celui qui dé passe toute expérience possible. De ce que nos notions de substance, de force, d'action, de réalité, etc., sont tout à fait indépendantes de l'expérience, et qu'elles ne contiennent absolument aucun phénomène des sens, elles semblent, par le fait, se rapporter aux choses en soi (*noumena*). Et ce qui confirme encore cette conjecture c'est qu'elles contiennent une nécessité de la détermination en soi, que l'expérience n'égale jamais. La notion de cause renferme une règle suivant laquelle d'un état donné en suit nécessairement un autre. Mais l'expérience peut seulement nous apprendre que souvent, et tout au plus un état des choses en suit ordinairement un autre, et ne peut par conséquent donner ni généralité stricte, ni nécessité, etc.

Les notions intellectuelles semblent donc avoir beaucoup trop de signification et de matière pour que le simple usage expérimental en épuise l'entière détermination, et l'entendement se construit ainsi peu à peu à côté de l'édifice de l'expérience une habitation beaucoup plus vaste qu'il remplit d'êtres purement intelligibles, sans même s'apercevoir qu'avec ses notions d'ailleurs légitimes il a dépassé les bornes de leur usage.

§ XXXV.

C'étaient donc deux recherches importantes, et tout à fait indispensables, quoique extrêmement arides que celles qui ont été faites dans la Critique, p. 180 et 283, par la première desquelles on a fait voir que les sens ne donnent pas les notions intellectuelles pures *in concreto,* mais seulement le schème à leur usage, et que l'objet qui lui est conforme n'est trouvé que dans l'expérience (comme produits de l'entendement tirés des matériaux de la sensibilité). Dans la seconde recherche de la Critique (p. 283) on fait voir que, malgré l'indépendance de nos notions intellectuelles pures et de nos principes à l'égard de l'expérience, et même de la plus grande circonscription apparente de leur usage, rien cependant ne peut être conçu par elles en dehors du champ de l'expérience, parce qu'elles ne peuvent que déterminer simplement la forme logique du jugement par rapport aux intuitions données; et comme aucune intuition absolument ne dépasse le champ de la sensibilité, ces notions pures sont absolument sans signification, puisqu'elles ne peuvent être exposées *in concreto* d'aucune manière. Tous ces noumènes, avec leur ensemble, le monde intelligible (1), ne sont donc que des expressions d'un problème dont l'objet est bien possible en soi, mais dont la solution est entièrement impossible d'après la nature de notre entendement, puisque cette faculté n'est pas celle de l'intuition, mais simplement celle de la liaison en une expérience des intuitions données, et

(1) Et non (comme on s'exprime ordinairement) monde *intellectuel*. Car sont *intellectuelles* les connaissances fournies par l'entendement, et qui se rapportent aussi à notre monde sensible, tandis que sont *intelligibles* des objets qui ne peuvent être représentés *que par l'entendement* et qui ne sont l'objet d'aucune de nos intuitions sensibles. Mais cependant comme à tout objet quelconque doit correspondre une intuition possible, il faudrait alors imaginer un entendement qui perçût immédiatement des choses : espèce d'entendement dont nous n'avons pas la moindre notion. Nous n'en avons pas davantage des *êtres intelligibles* qui en seraient l'objet.

que cette expérience doit par conséquent renfermer tous les objets de nos notions, et qu'en dehors d'elle toutes les notions, par le fait qu'aucune intuition ne leur est soumise, seront sans signification.

§ XXXVI.

L'imagination est peut-être excusable s'il lui arrive parfois de délirer, c'est-à-dire de ne pas se renfermer prudemment dans les limites de l'expérience, car au moins elle est animée et fortifiée par un libre saut, et il lui sera toujours plus facile de modérer son audace que d'exciter sa langueur. Mais que l'entendement, qui doit *penser, délire* au contraire, c'est ce qu'on ne peut jamais lui passer ; car sur lui seul se fonde tout l'espoir de mettre autant que possible des bornes au délire de l'imagination.

C'est ce qu'il entreprend avec beaucoup de retenue et de modestie. Il commence par tirer au clair les connaissances élémentaires qui peuvent résider en lui avant toute expérience, mais qui doivent néanmoins avoir toujours leur application dans l'expérience. Il oublie peu à peu ces limites ; qu'est-ce qui pourrait l'en empêcher, puisque entièrement libre, il a tiré ses principes de lui-même ? Il va donc, pour commencer, à des forces nouvellement imaginées dans la nature, bientôt après à des êtres en dehors de la nature, en un mot à un monde pour l'édification duquel nous ne pouvons manquer de matériaux, puisqu'une féconde imagination en fournit abondamment, et que si l'expérience ne confirme pas l'œuvre, elle ne la contredit jamais. Telle est aussi la raison pour laquelle de jeunes penseurs se passionnent pour la métaphysique d'une manière toute dogmatique, et lui consacrent souvent leur temps et des talents d'ailleurs précieux.

Mais il ne peut servir à rien de vouloir modérer ces tentatives infructueuses de la raison pure en rappelant sur tous les tons la difficulté de la solution de questions si profondément obscures sur les limites de notre raison, et de nous ramener des assertions à de simples présomptions. En effet si l'*impossibilité* n'en est pas clairement établie, et si la *connaissance* de la raison *par la raison* ne devient pas une vraie science où le champ de son usage légitime soit distingué avec une certitude pour ainsi dire géométrique du champ de son usage vain et stérile, ces efforts impuissants ne seront jamais abandonnés.

§ XXXVII.

Comment une nature même est-elle possible?

Cette question, qui est le point le plus élevé que la philosophie transcendantale puisse jamais atteindre, et auquel elle doit aussi être conduite comme à ses limites et à son achèvement, en contient proprement deux.

Premièrement : Comment une nature, dans le sens *matériel*, c'est-à-dire quant à l'intuition, comme ensemble des phénomènes, comment l'espace, le temps et ce qui les remplit, l'objet de la sensation ; comment tout cela en géneral est-il possible? Réponse : par le moyen de la propriété de notre sensibilité, qui fait qu'elle est impressionnée d'une manière à elle propre par des objets qui lui sont inconnus en eux-mêmes, et qui sont tout différents de ces phénomènes. Cette réponse a été donnée dans le livre même, dans l'esthétique transcendantale, et ici, dans les Prolégomènes, par la solution de la première question.

Deuxièmement : Comment une nature, dans le sens formel du mot, comme ensemble des règles auxquelles tous les phénomènes doivent être subordonnés, quand ils doivent être conçus comme liés en une expérience, est-elle possible? Il n'y a pas d'autre réponse que celle-ci : elle n'est possible qu'au moyen de la propriété de notre entendement suivant laquelle toutes ces représentations de la sensibilité sont nécessairement rapportées à une conscience, et qui rend enfin possible la manière propre de notre pensée, c'est-à-dire la pensée par des règles, et par tout cela l'expérience, qui se distingue absolument de la connaissance des objets en soi. Cette réponse est dans le livre, dans la Logique transcendantale, mais ici, dans les Prolégomènes, elle est l'objet de la solution de la deuxième question principale.

Quant à la question de savoir comment est possible cette propriété particulière de notre sensibilité même, ou celle de l'apperception nécessaire de notre entendement, apperception qui lui sert de base, ainsi qu'à toute pensée, c'est ce qui ne peut se dire, parce que nous avons toujours besoin d'elle pour toute réponse et pour penser les objets.

Beaucoup de lois de la nature ne peuvent nous être connues que par le moyen de l'expérience; mais nous ne pouvons apprendre à connaître la légitimité dans la liaison des phénomènes, c'est-à-dire la nature en général, par aucune expérience, attendu que l'expérience même a besoin de ces lois, comme fondement de sa possibilité *a priori*.

La possibilité de l'expérience en général est donc aussi la loi universelle de la nature, et les principes de la première sont même les lois de la seconde. Car nous ne connaissons la nature que comme ensemble des phénomènes, c'est-à-dire comme ensemble des représentations en nous, et nous ne pouvons par conquent tirer la loi de leur liaison que des principes de leur liaison en nous, c'est-à-dire des conditions de l'union nécessaire en une seule conscience, union qui constitue la possibilité de l'expérience.

La proposition principale même, qui fait l'objet de toute cette section, à savoir que des lois universelles de la nature peuvent être connues *a priori*, conduit déjà d'elle-même à la proposition : que la législation suprême de la nature doit se trouver en nous, c'est-à-dire dans notre entendement, et que nous n'en devons pas chercher les lois universelles en partant de la nature par le moyen de l'expérience, mais que nous devons au contraire chercher la nature de leur légitimité universelle en partant uniquement des conditions de la possibilité de l'expérience qui sont dans notre sensibilité et notre entendement. Comment en effet serait-il possible autrement de connaître *a priori* ces lois, puisqu'elles ne sont pas des règles de la connaissance analytique, mais de véritables extensions synthétiques de cette espèce de connaissance. Un tel et même nécessaire accord des principes de l'expérience possible avec les lois de la possibilité de la nature, ne peut avoir lieu que par deux sortes de raisons : ou ces lois sont tirées de la nature par le moyen de l'expérience, ou, à l'inverse, la nature est dérivée des lois de la possibilité de l'expérience en général, et est identique avec la pure légitimité universelle de cette dernière. La première de ces alternatives implique contradiction, car les lois physiques universelles peuvent et doivent être connues *a priori* (c'est-à-dire indépendamment de toute expérience), et posées comme fondement de tout usage empirique de l'entendement (1).

Mais nous devons distinguer les lois empiriques de la nature, qui supposent toujours des perceptions particulières, des lois pures ou universelles de la nature qui, sans se fonder sur des perceptions particulières, contiennent simplement les conditions de leurs liaisons nécessaires dans une expérience ; par rapport à ces dernières, la nature et l'expérience *possible* sont tout à fait la même chose. Et comme en fait d'expé-

(1) *Crusius* seul a connu un moyen terme : à savoir qu'un esprit qui ne peut ni tromper ni se tromper, nous a inculqué originairement ces lois naturelles. Mais cependant comme des principes trompeurs interviennent souvent, ainsi que le système de cet homme célèbre en fournit d'assez nombreux exemples, on voit au défaut de critères certains et propres à faire distinguer l'origine authentique de la fausse, que l'usage d'un tel principe est très douteux, puisqu'on ne peut jamais savoir ce que l'esprit de vérité ou le père du mensonge peut nous avoir inculqué.

rience la légitimité repose sur la liaison nécessaire des phénomènes en une expérience (sans laquelle nous ne pouvons connaître absolument aucun objet du monde sensible), par conséquent sur les lois primitives de l'entendement, il paraîtra tout d'abord étrange, quoique rien ne soit plus certain, que je dise de ces dernières, que *l'entendement ne tire pas ses lois (a priori) de la nature, mais qu'il les lui impose.*

§ XXXVIII.

Nous expliquerons cette proposition qui semble hasardée, par un exemple destiné à montrer que des lois que nous découvrons dans des objets de l'intuition sensible, lors surtout qu'elles sont reconnues comme nécessaires, sont déjà tenues par nous comme posées par l'entendement, quoique d'ailleurs semblables en tout point à des lois physiques que nous assignons à l'expérience.

Si l'on considère les propriétés du cercle, au moyen desquelles cette figure réunit tant de déterminations arbitraires de l'espace en elle, et par le fait en une règle universelle, on ne peut se dispenser d'attribuer à cette chose géométrique une nature. Ainsi, par exemple, deux lignes qui se coupent entre elles et qui coupent en même temps le cercle, quelle que soit leur direction, sont cependant toujours si régulières que le rectangle qui résulte des parties de chacune d'elles est égal au rectangle de l'autre. Or, je le demande : « Cette loi est-elle dans le cercle ou dans l'entendement? » C'est-à-dire cette figure contient-elle, indépendamment de l'entendement le principe de cette loi en soi, ou l'entendement, lorsqu'il a construit cette figure même d'après ses notions (l'égalité des diamètres) donne-t-il en même temps la loi des cordes qui se coupent entr'elles suivant une proportion géométrique? On verra bientôt, si l'on recherche les preuves de cette loi, qu'elle ne peut être dérivée que de la condition que l'entendement donne pour base à la construction de cette figure, à savoir l'égalité des diamètres. Si nous étendons cette notion, afin de suivre plus loin l'unité des propriétés diverses des figures géométriques sous des lois communes, et que nous considérions le cercle comme une section conique qui est par conséquent soumise aux mêmes conditions de construction que les autres sections coniques, nous trouvons que toutes les cordes qui se coupent intérieurement à cette construction, l'ellipse, la parabole et l'hyperbole, le font toujours de telle sorte que les rectangles résultant de leurs parties ne sont pas toujours égaux entre eux, il est vrai, mais sont cependant toujours entre eux en rapports égaux. Si nous allons plus loin encore, c'est-à-dire jusqu'aux théories fondamentales de l'astronomie physique, on découvre une loi physique qui s'étend à toute la nature matérielle, la loi de l'attraction mutuelle, qui a pour règle de croître en raison inverse du carré des distances à partir de chaque point attractif, comme de décroître en raison des surfaces sphériques auxquelles s'étend cette force, ce qui semble être comme une nécessité de la nature des choses mêmes, et qu'on est par cette raison dans l'usage de présenter comme susceptible d'être connue *a priori*. Si simples donc que soient les sources de cette loi, puisqu'elles tiennent seulement au rapport des surfaces sphériques de diamètres différents, la conséquence en est cependant si importante par rapport à la diversité de leur harmonie et de leur régularité, que non seulement tous les orbites possibles des corps célestes peuvent être ramenés à des sections coniques, mais qu'il en résulte encore un tel rapport entre eux qu'aucune autre loi de l'attraction que celle du rapport inverse du carré des distances n'est applicable par la pensée au système du monde.

Il y a donc ici une nature qui repose sur des lois que l'entendement connaît *a priori*, et même par des principes universels de la détermination de l'espace. Or, je le demande, ces lois physiques sont-elles dans l'espace, et l'entendement les apprend-il lorsqu'il tâche simplement de découvrir le sens fécond qu'elles recèlent, ou sont-elles dans l'entendement et dans la manière dont il détermine l'espace suivant les conditions de l'unité synthétique à laquelle aboutissent ses notions? L'espace est quelque chose de si uniforme et de si indéterminé par rapport à toutes les propriétés particulières que l'on n'y cherchera certainement aucun trésor de lois physiques. Au contraire, ce qui détermine l'espace en forme circulaire, en figure conique et sphérique, est l'entendement, en tant qu'il contient le principe de l'unité de leur construction. La simple forme universelle de l'intuition, qui s'appelle espace, est donc bien le substratum de toutes les intuitions déterminables par rapport aux objets particuliers, et l'espace contient assurément la condition de la possibilité et de la diversité de ces derniers ; mais l'unité des objets n'est cependant déterminée que par l'entendement, et même suivant des conditions qui sont dans sa nature propre; et ainsi l'entendement est l'origine de l'ordre universel de la nature, puisqu'il embrasse sous ses lois tous les phénomènes, et par là réalise *a priori* une expérience (quant à la forme), qui doit servir à soumettre à des lois nécessaires tout ce qui ne doit être connu que par expérience. En effet, il ne s'agit pas ici de la nature *des choses en soi,* qui est aussi indépendante des conditions de notre sensibilité que de celles de l'entendement, mais bien de la nature comme objet de l'expérience possible; et alors l'entendement, en la rendant possible, fait en même temps que le monde sensible n'est point un objet de l'expérience ou une nature.

§ XXXIX.

APPENDICE A LA PHYSIQUE PURE.

Du système des catégories.

Rien de plus désirable pour un philosophe que de pouvoir dériver *a priori* d'une source unique la diversité des notions ou des principes qui ne s'étaient d'abord offerts à lui, par l'usage qu'il en avait fait *in concreto*, qu'à l'état de désordre, et de pouvoir ainsi tout réunir en une seule connaissance. Auparavant il croyait seulement que ce qui lui restait après une certaine abstraction, et qui par suite d'une comparaison, semblait constituer une espèce de connaissance, était pleinement recueilli ; mais ce n'était qu'un *agrégat* : et il sait aujourd'hui que cette espèce de connaissance ne peut se composer que de ces éléments, qu'elle n'en peut avoir ni plus ni moins; il voit la nécessité de sa division, ce qui est un fait de conception, et possède enfin un *système*.

Pour tirer de la connaissance commune les notions qui n'ont aucune expérience particulière pour fondement, et qui néanmoins se présentent dans toute connaissance expérimentale, dont elles constituent comme la forme de la liaison, il ne lui a pas fallu plus de réflexion ou de connaissance que pour tirer d'une langue des règles de l'usage réel des mots, et pour composer ainsi les éléments d'une grammaire (en réalité les deux opérations se ressemblent beaucoup), sans cependant pouvoir dire pourquoi chaque langue possède telle propriété formelle et pas une autre, et moins encore pourquoi en général tel nombre de déterminations formelles de cette espèce, ni plus ni moins, peuvent se rencontrer.

Aristote avait recueilli dix notions fondamentales de cette espèce, sous le nom de catégories (1). Il se vit bientôt dans la nécessité d'ajouter à ces catégories, qu'il appelait aussi prédicaments, cinq autres notions, qu'il appela postprédicaments (2), qui cepen-

(1) 1° *substantia*, 2° *qualitas*, 3° *quantitas*, 4° *relatio*, 5° *actio*, 6° *passio*, 7° *quando*, 8° *ubi*, 9° *situs*, 10° *habitus*.
(2) *Oppositum*, *prius*, *motus*, *habere*.

dant se trouvaient déjà en partie dans les premières (tels que *prius, simul, motus*) ; mais cette rhapsodie devait plutôt servir aux investigateurs futurs comme indication que comme idée régulièrement obtenue, et recevoir à ce titre leur approbation ; aussi est-il arrivé qu'une philosophie plus avancée n'y a vu aucune espèce d'utilité.

En recherchant les éléments purs (qui ne contiennent rien d'empirique) de la connaissance humaine, je ne me suis décidé qu'après une longue réflexion à distinguer avec certitude et à séparer les notions élémentaires de la sensibilité (espace et temps), des notions de l'entendement. Les septième, huitième et neuvième catégories d'Aristote ont ainsi été exclues de la liste. Les autres ne pouvaient me servir, parce qu'il n'y avait aucun principe qui pût m'aider à mesurer avec exactitude l'entendement et à déterminer complétement et avec précision toutes les fonctions d'où sortent ses notions pures.

Pour trouver ce principe, je me demandai quelle est l'opération intellectuelle qui renferme toutes les autres, et ne se distingue que par différentes modifications ou moments, celle qui consiste à ramener la diversité de la représentation à l'unité de la pensée en général, et je trouvai que cette opération intellectuelle est le jugement. J'avais donc devant moi, par le fait, un travail estimable des logiciens, qui, sans être exempt de défauts, me mettait en état de présenter une table complète des fonctions intellectuelles pures, mais indéterminées par rapport à tout objet. Je rapportai enfin ces fonctions du jugement à des objets en général, ou plutôt à la condition propre à donner aux jugements une valeur objective, et de là sortirent des notions intellectuelles pures, au sujet desquelles je ne pouvais douter qu'elles ne fussent celles-là mêmes, celles-là seules, et toutes celles-là, sans plus ni moins, qui constituent toute notre connaissance des choses par pur entendement. Ainsi que j'en avais le droit, je les appelai, de leur ancien nom, *catégories*, me proposant par là d'en déduire complétement toutes les notions qui en découlent, soit par leur liaison ou avec la forme pure du phénomène (espace et temps), ou avec leur matière, en tant qu'elle n'est pas encore déterminée empiriquement (objet de la sensation en général), de leur donner le nom de *prédicables*, et de constituer ainsi un système de philosophie transcendantale en vue duquel je n'avais à m'occuper que de la critique de la raison pure elle-même.

Mais le côté essentiel par lequel ce système des catégories se distingue de toute l'ancienne rhapsodie exécutée sans principe, et qui lui mérite seul un rang dans la philosophie, consiste en ce que par elles la véritable signification des notions intellectuelles pures et la condition de leur usage peuvent être déterminées avec précision. Car on voyait bien qu'elles ne sont par elles-mêmes que des fonctions logiques, mais qui comme telles ne donnent pas la moindre notion d'un objet en soi, qu'elles ont besoin d'une intuition sensible, et qu'à cette condition seule elles peuvent servir à donner des jugements empiriques, qui, autrement, sont indéterminés et indifférents par rapport à toutes les fonctions du jugement, leur donner par là une valeur universelle, et par eux rendre possibles en général des *jugements d'expérience*. Ni le premier auteur des catégories, ni personne après lui, ne se fit de la nature des catégories une notion qui les restreignît en même temps à l'usage purement expérimental. Et cependant, sans cette manière de les concevoir (qui dépend tout à fait de leur dérivation ou déduction), elles sont entièrement inutiles, et ne forment qu'une pitoyable nomenclature, sans explication ni règle de leur usage. Si cette idée fût venue dans la pensée des anciens, sans doute que toute l'étude de la connaissance rationnelle pure qui, sous le nom de métaphysique, a gâté tant de bons esprits pendant un si grand nombre de siècles, nous serait parvenue sous une tout autre forme, et aurait éclairé l'entendement humain au lieu de l'épuiser, comme c'est arrivé, dans des questions obscures et vaines, et de la rendre impropre à la véritable science.

Ce système des catégories constitue donc un nouvel ensemble de tout le traité de chaque objet de la raison pure même, et fournit une indication certaine ou un fil conducteur pour la manière dont tout traité métaphysique, si l'on veut l'exécuter pleinement, doit être conduit et par quelles voies; car il épuise tous les moments de l'entendement par lesquels doit passer toute autre notion. Ainsi s'est formée la table des principes dont l'intégralité ne peut être certaine qu'au moyen du système des catégories. Dans la division même des notions qui doivent dépasser l'usage physiologique de l'entendement (*Critique*, t. II, p. 44 et p. 75), c'est toujours *le même* fil conducteur qui, devant toujours passer par les mêmes points fixes, déterminés *a priori* dans l'entendement humain, forme également un cercle achevé qui ne permet pas de douter que l'objet d'un entendement pur ou d'une notion rationnelle, en tant qu'il doit être considéré philosophiquement et suivant des principes *a priori*, peut ainsi être pleinement connu. Je n'ai même pas pu ne pas faire usage de ce guide en ce qui regarde une des divisions ontologiques les plus abstraites, celle de la distinction variée des *notions de quelque chose et de rien*, et ne pas dresser en conséquence une table régulière et nécessaire (*Critique*, p. 300) (1).

Ce même système, comme tout vrai système fondé

(1) On peut faire sur la table en question des catégories toutes sortes d'observations, telles que les suivantes : 1° que la troisième résulte de la première et de la deuxième réunies en une notion ; 2° que dans celles de quantité et de qualité il y a simplement progrès de l'unité à la totalité, ou d'un quelque chose à un rien (ce qui exige que les catégories de la qualité soient disposées ainsi : réalité, limitation, entière négation), sans *correlata* ou *opposita*, quand au contraire celles de la relation et de la modalité impliquent ces corrélations ; 3° que, de même qu'en *logique* les jugements catégoriques sont la base de tous les autres, la catégorie de substance est la base de toutes les notions de choses réelles ; 4° que, tout comme la modalité n'est pas un prédicat dans le jugement, les notions modales n'ajoutent non plus aucune détermination aux choses, etc. Toutes ces considérations ont leur grande utilité. Si outre cela, on compte tous les prédicables qu'on peut assez pleinement tirer de quelque bonne ontologie (de Baumgarten) et qu'on les classe sous les catégories, avec l'attention d'y joindre une analyse aussi complète que possible de toutes ces notions, on obtiendra une partie purement analytique de la métaphysique, qui ne contient encore aucune proposition synthétique, et peut précéder la partie synthétique, et qui, par sa déterminabilité et son intégralité, serait utile, en même temps que par son côté systématique elle présenterait de plus une certaine beauté.

sur un principe universel, est encore susceptible d'une autre application qui n'est pas suffisamment appréciée, en ce qu'il élimine toutes les notions étrangères qui, autrement, pourraient s'introduire parmi ces notions intellectuelles pures, et assigne à chaque connaissance sa place. Les notions que j'ai de même réduites sous le nom de *notions de réflexion*, ou, suivant la direction des catégories, se mêlent en ontologie furtivement et mal à propos aux notions intellectuelles pures, quoique ces dernières soient des notions de la liaison, et par là de l'objet même, tandis que celles-là ne sont que des notions de la pure comparaison de concepts déjà donnés, et qu'elles soient ainsi d'une nature et d'un usage différents. Ma division régulière (*Critique*, p. 300), prévient ce mélange. L'utilité de cette table particulière des catégories se montre encore bien plus clairement si l'on distingue, comme on le fera bientôt, la table des notions rationnelles transcendantales, qui sont toutes différentes des notions intellectuelles, quant à la nature et à l'origine (et doivent nécessairement avoir une autre forme), des tables précédentes; distinction qui, malgré sa nécessité, n'a cependant jamais été faite dans un système quelconque de métaphysique : ces *Idées* rationnelles circulent sans distinction avec les *Notions* intellectuelles, comme feraient des sœurs d'une même famille. Cette confusion ne pouvait être évitée sans un système particulier des catégories.

TROISIÈME PARTIE.

COMMENT UNE MÉTAPHYSIQUE EN GÉNÉRAL EST-ELLE POSSIBLE?

§ XL.

Une mathématique et une physique pures n'avaient besoin, *dans l'intérêt de leur sûreté* et de leur certitude, d'aucune déduction telle que je l'ai donnée pour chacune d'elles; car la première se fonde sur sa propre évidence, et la seconde, quoique sortie des pures sources de l'entendement, est cependant basée sur l'expérience et sur la confirmation constante qu'elle peut en recevoir, dont elle ne peut par conséquent pas plus répudier le témoignage qu'elle ne pourrait s'en passer, parce que avec toute sa certiude, comme philosophie, elle n'est jamais comparable aux mathématiques. Ces deux sciences ont donc nécessité ladite recherche, non pour elles-mêmes, mais dans l'intérêt d'une autre science, la métaphysique.

La métaphysique s'occupe non seulement des notions naturelles qui trouvent toujours leur application dans l'expérience, mais encore des notions pures de la raison qui ne sont jamais données que dans une expérience possible, par conséquent de notions dont la réalité objective (alors même qu'elles ne seraient que des chimères), et d'affirmations dont la vérité ou la fausseté ne peut être confirmée ou déclarée par aucune expérience. Cette partie de la métaphysique est en outre celle qui en constitue le but essentiel, pour lequel tout le reste n'est qu'un moyen; ce qui fait que cette science a besoin *pour elle-même* d'une pareille déduction. La troisième question qui s'offre à nous maintenant concerne donc comme le noyau et l'essence de la métaphysique, c'est-à-dire l'application de la raison à elle-même, et, puisqu'elle couve ses propres notions, la connaissance des objets qui en résulte présumablement, sans avoir besoin pour cela de l'intervention de l'expérience, et sans qu'on puisse en général y parvenir par ce moyen (1).

Si cette question reste sans réponse, la raison n'est jamais satisfaite. L'usage expérimental auquel la raison restreint l'entendement pur, ne remplit pas toute sa propre destinée. Chaque expérience particulière n'est qu'une partie de l'étendue complète de son domaine ; mais l'*ensemble absolu de toute l'expérience possible* n'est plus une expérience ; mais c'est cependant un problème nécessaire aux yeux de la raison, pour la simple représentation duquel il lui faut de tout autres notions que ces notions intellectuelles pures dont l'usage n'est qu'*immanent*, c'est-à-dire n'a de rapport qu'à l'expérience, si étendue qu'elle puisse être, au lieu que les notions rationnelles ont pour ob-

(1) Si l'on peut dire qu'une science est *réelle* au moins dans l'*idée* de tous les hommes, dès qu'il est certain que les problèmes qui y conduisent sont présentés par la nature à la raison humaine de chacun, et qu'ils sont par conséquent l'objet constant, inévitable, d'une multitude de recherches, quoique infructueuses, il faudra dire aussi qu'il y a réellement une métaphysique subjective (et même nécessairement), et se demander alors avec raison comment elle est possible (objectivement).

jet l'intégralité, c'est-à-dire l'unité collective de toute l'expérience possible, et, dépassant ainsi toute expérience donnée, deviennent *transcendantes*.

De même donc que l'entendement a besoin des catégories pour l'expérience, de même la raison contient en soi le principe des Idées, c'est-à-dire des notions nécessaires dont l'objet cependant ne peut être donné dans aucune expérience. Les dernières sont dans la nature de la raison au même titre précisément que les premières sont dans la nature de l'entendement, et si celles-là emportent avec elles une apparence qui peut facilement séduire, cette apparence est inévitable quoiqu'on puisse bien se défendre d'être entraîné.

Comme toute apparence consiste en ce que le principe subjectif du jugement est considéré comme objectif, une connaissance de la raison pure par elle-même dans son usage transcendant (infini) sera l'unique préservatif contre les égarements dans lesquels tombe la raison lorsqu'elle s'abuse sur sa destinée, et qu'elle rapporte d'une manière transcendante à un objet en soi ce qui ne concerne que son propre sujet et sa conduite dans tout usage immanent.

§ XLI.

La distinction des *Idées*, c'est-à-dire des notions rationnelles pures, d'avec les catégories ou notions intellectuelles pures, comme connaissances entièrement différentes quant à l'espèce, à l'origine et à l'usage, est un point si important lorsqu'il s'agit de fonder une science qui doit contenir le système de toutes ces connaissances *a priori*, que sans cette distinction une métaphysique est absolument impossible, ou n'est tout au plus qu'une tentative irrégulière et indigeste, sans connaissance des matériaux dont on s'occupe, et de leur propriété de servir, suivant un dessein ou un autre, à la construction d'un château de cartes. Quand la Critique de la raison pure n'aurait fait qu'établir cette distinction, elle aurait déjà plus contribué par ce moyen à éclaircir notre notion, et à diriger la recherche dans le champ de la métaphysique, que tous les efforts inutilement déployés pour donner aux problèmes transcendants de la raison pure une satisfaction qu'on a essayée jusqu'ici, sans avoir jamais pensé qu'on se trouvait dans un tout autre champ que celui de l'entendement, et qu'on donnait un même nom aux notions intellectuelles et aux rationnelles, comme si elles étaient de même espèce.

§ XLII.

Le propre de toutes les connaissances intellectuelles est de se donner leurs notions dans l'expérience, et de faire confirmer par elles leurs principes. Les connaissances rationnelles transcendantes au contraire ne donnent point expérimentalement ce qui concerne leurs *Idées*, et ne font jamais confirmer ni infirmer leurs *propositions* par l'expérience. Par conséquent l'erreur qui pourrait s'y glisser ne peut être découverte que par la raison pure elle-même, ce qui est très difficile, précisément parce que cette raison est naturellement dialectique avec ses Idées, et que cette apparence inévitable ne peut être contenue dans ses justes limites par aucune investigation objective et dogmatique des choses, mais uniquement par des recherches subjectives, par l'examen de la raison même comme source des Idées.

§ XLIII.

Ma plus grande préoccupation dans la Critique a toujours été non seulement de distinguer avec soin les espèces de connaissances, mais aussi de pouvoir seulement assigner à chacune d'elles les notions de source commune qui lui conviennent, afin de savoir par là non seulement d'où elles proviennent, et d'en pouvoir déterminer l'usage avec certitude, mais aussi pour avoir l'avantage encore inattendu jusqu'ici, quoique précieux, de connaître parfaitement, par conséquent par principes, le nombre, la classification et les espèces des notions *a priori*. Sans cela tout en métaphysique n'est que pure rhapsodie, où personne ne sait jamais si ce qu'il possède suffit, ou s'il ne manquerait pas encore quelque chose, et en quoi. On ne peut certainement avoir cet avantage que dans la philosophie pure ; c'en est même l'essence.

Comme j'avais trouvé l'origine des catégories dans les quatre fonctions logiques de tous les jugements de l'entendement, il était bien naturel de chercher l'origine des Idées dans les trois fonctions des raisonnements rationnels; car dès qu'une fois des notions rationnelles pures (des Idées transcendantales) sont données, elles ne peuvent (à moins qu'on ne veuille les considérer comme innées), être trouvées que dans la même opération rationnelle qui, en tant qu'elle concerne simplement la forme, représente le côté logique des raisonnements rationnels, mais qui, en tant qu'elle représente les jugements intellectuels comme déterminés *a priori* par rapport à une forme ou à une autre, constituent les notions transcendantales de la raison pure.

La différence formelle des raisonnements rationnels rend nécessaire leur division en catégoriques, hypothétiques et disjonctifs. Les notions rationnelles qui trouvent là leur fondement contiennent donc : 1° l'Idée du sujet parfait (substantiel) ; 2° l'Idée de la série complète des conditions ; 3° la détermination de toutes les notions dans l'Idée d'un complet ensemble du possible (1). La première Idée était psychologique, la seconde cosmologique, la troisième théologique, et comme toutes trois prêtent à une dialectique, et cependant chacune d'elles à sa manière, la division de toute la dialectique de la raison pure opère en con-

(1) Dans le jugement disjonctif nous considérons toute la *possibilité*, par rapport à une certaine notion, comme divisée. Le principe ontologique de la détermination universelle d'une chose en général (de tous les prédicats opposés possibles il en est un qui convient à chaque chose), qui est en même temps le principe de tous les jugements disjonctifs, suppose l'ensemble de toute la possibilité, ensemble où la possibilité de chaque chose en général est regardée comme déterminée. Ceci peut servir jusqu'à un certain point à expliquer le principe précédent, à savoir : que l'acte de la raison dans les raisonnements rationnels est le même quant à la forme que celle qui lui sert à produire l'Idée d'un ensemble de toute réalité, Idée qui contient le positif de tous les prédicats opposés entre eux.

séquence comme il suit : le Paralogisme, l'Antinomie et l'idéal de la raison pure. Par cette dérivation nous sommes parfaitement sûrs que toutes les prétentions de la raison pure se trouvent ici pleinement représentées, qu'il n'en est aucune qui n'y trouve sa place, parce que la faculté de raisonner elle-même, d'où elles tirent toute leur origine, est par là complétement parcourue.

§ XLIV.

Une chose encore digne de remarque dans cette étude en général, c'est que les idées rationnelles ne servent pas, comme les catégories, à l'usage de l'entendement par rapport à l'expérience; elles sont parfaitement inutiles à cet égard; elles sont même contraires aux maximes de la connaissance rationnelle de la nature, quoique cependant nécessaires à d'autres égards encore à déterminer. Que l'âme soit ou ne soit pas une substance simple, c'est ce qui est tout à fait indifférent pour l'explication de ses phénomènes; car nous ne pouvons, par aucune expérience possible, rendre sensible, par conséquent faire comprendre *in concreto*, la notion d'un être simple. Cette notion est donc tout à fait vaine par rapport à tout ce qu'on pouvait espérer de connaître en fait de cause des phénomènes, et ne peut servir de principe pour expliquer ce que nous présente l'expérience interne ou externe. Les idées cosmologiques du commencement du monde ou de son éternité (*a parte ante*) nous servent aussi peu à expliquer un événement dans le monde même. Enfin nous devons, suivant une juste maxime de la philosophie de la nature, nous abstenir de toute explication de l'arrangement des choses, qui serait tirée de la volonté d'un être suprême, parce que ce n'est plus là de la philosophie naturelle, mais un aveu du terme de notre connaissance. Ces idées ont donc une tout autre destination pratique que les catégories qui seules, avec les principes dont elles sont le fondement, rendent l'expérience possible. Cependant notre laborieuse Analytique de l'entendement serait tout à fait superflue, si nous n'avions d'autre but que la simple connaissance de la nature, telle qu'elle peut être donnée dans l'expérience; car la raison s'acquittera sûrement et bien de sa tâche en mathématiques et en physique sans toute cette subtile déduction. Notre Critique de l'entendement avec les Idées de la raison pure tend à un but plus élevé que l'usage expérimental de l'entendement, but dont plus haut nous avons dit cependant qu'il est à cet égard tout à fait impossible et sans objet ou signification. Mais il doit néanmoins y avoir accord entre ce qui appartient à la nature et à la raison, et celle-là doit contribuer à la perfection de la seconde, et ne peut la confondre.

La solution de cette question est la suivante : la raison n'a pas en perspective, dans ses Idées, des objets particuliers, qui dépassent le champ de l'expérience, elle ne demande au contraire que la plénitude de l'usage intellectuel dans l'enchaînement de l'expérience. Mais cette plénitude ne peut être que celle des principes, et non celle des intuitions et des objets. Néanmoins, pour se les représenter déterminément, elle les conçoit comme la connaissance d'un objet, connaissance parfaitement déterminée par rapport à ces règles, mais dont l'objet n'est qu'une Idée, afin d'approcher aussi près que possible de la connaissance intellectuelle de la perfection indiquée par l'Idée.

§ XLV.

Observation préliminaire sur la dialectique de la raison pure.

Nous avons fait voir précédemment, § 34 et 35, que la pureté, où sont les catégories de tout mélange de déterminations sensibles, peut conduire la raison à étendre leur usage au-delà de toute expérience, c'est-à-dire aux choses en soi, quoique, par le fait qu'elles ne trouvent pas d'intuition qui puisse leur donner sens et signification *in concreto,* elles représentent, comme fonction purement logique, une chose en général, il est vrai, mais sans pouvoir donner par elles seules une notion déterminée d'une chose quelconque. Ces objets hyperboliques sont donc ceux qu'on appelle *noumènes* ou êtres intellectuels purs (ou mieux êtres de raison), tels, par exemple qu'une *substance* mais qui est conçue *sans permanence* dans le temps, ou une *cause* mais qui n'agit *pas dans le temps*, etc., puisqu'on leur donne des prédicats qui ne servent qu'à rendre possible la légitimité de l'expérience, et qu'on en détache cependant toutes les conditions de l'intuition sous lesquelles seules l'expérience est possible, et qu'ainsi cesnotions perdent toute signification.

Mais il n'y a pas de danger que de lui même, sans y être forcé par des lois étrangères, il sorte de ses bornes et s'élance aussi témérairement dans le champ des purs êtres de raison. Mais si la raison, qui ne peut être pleinement satisfaite d'aucun usage expérimental des règles de l'entendement, usage toujours conditionné, veut être délivrée de cette chaîne de conditions, l'entendement est alors poussé hors de sa sphère, en partie pour représenter des objets sensibles dans une série si étendue qu'aucune expérience ne peut les embrasser, en partie même (afin de la compléter) pour chercher tout à fait en dehors d'elle des *noumènes*, auxquels la raison puisse rattacher cette chaîne, et par là en rendre enfin tout d'un coup la tenue pleinement indépendante des conditions expérimentales. Telles sont donc les Idées transcendantales qui, si elles ne sont pas, suivant la fin vraie mais cachée de la destination naturelle de notre raison, rapportées à des notions indéfinies, mais simplement à l'extension illimitée de l'usage expérimental, surprennent cependant par une apparence inévitable un usage *transcendantal* de l'entendement. Et cet usage, quoique trompeur, ne peut par aucune résolution être renfermé dans les limites de l'expérience; une instruction scientifique peut seule, et même à la condition d'un effort, l'y retenir.

§ XLVI.

I. — IDÉE PSYCHOLOGIQUE
(Critique, t. II, p. 41).

On a remarqué depuis longtemps que dans toutes les substances le sujet propre, c'est-à-dire ce qui reste après que tout les accidents (comme prédicats) ont été séparés, par conséquent le *substantiel* même, nous est inconnu, et déploré souvent ces limites de notre connaissance. Mais ce qui est très digne de remarque en cela, c'est qu'il ne faut pas faire un crime à l'entendement humain de ce qu'il ne connaît pas le substantiel des choses, c'est-à-dire de ce qu'il ne peut le déterminer par lui seul, mais plutôt de ce qu'il désire le connaître déterminé comme une simple idée, à l'égard d'un objet donné. La raison pure exige que nous cherchions à tout prédicat d'une chose le sujet correspondant, et à ce sujet, qui nécessairement n'est à son tour qu'un prédicat, le sujet qui peut aussi lui correspondre, et ainsi de suite à l'infini (ou tant que nous y suffirons). D'où il suit que nous ne devons rien tenir pour sujet dernier de ce à quoi nous pouvons parvenir, et que le substantiel même ne peut jamais être conçu par notre entendement, si profondément qu'il pénètre, alors même que toute la nature lui serait révélée, par la raison que l'essence spécifique de notre entendement consiste à tout concevoir discursivement, c'est-à-dire par notions, par conséquent par de pures prédicats, auxquels dès lors doit toujours manquer le sujet absolu. Toutes les propriétés réelles par lesquelles nous connaissons les corps ne sont donc aussi que de purs accidents, même l'impénétrabilité, que l'on ne doit jamais se représenter que comme l'action d'une force dont le sujet nous échappe.

Mais il semble que nous ayons dans notre conscience même (le sujet pensant) ce quelque chose de substantiel, et même en une intuition immédiate; car tous les prédicats du sens intime se rapportent au moi comme sujet, et ce sujet ne peut être à son tour conçu comme prédicat de quelque autre sujet. La plénitude des notions données comme prédicats par rapport à un sujet, ne semble donc pas être une simple Idée, mais bien l'objet, c'est-à-dire le *sujet absolu* même, donné dans l'expérience. Mais cette attente est vaine, car le moi n'est pas une notion (1); ce n'est que la désignation de l'objet du sens intime, en tant que nous ne le connaissons par aucun prédicat plus profond. Il ne peut, il est vrai, servir à ce titre de prédicat à une autre chose, mais il ne peut être davantage une notion déterminée d'un sujet absolu; il n'est, comme dans tous les autres cas, que le rapport des phénomènes internes à leur sujet inconnu. Néanmoins cette idée (qui sert très bien, comme principe régulateur, à renverser complétement toutes les explications matérialistes des phénomènes internes de notre âme), par

(1) Si la représentation de l'apperception, le *moi*, était une notion qui servît à penser quelque chose, elle pourrait aussi être employée comme prédicat d'une autre chose, ou contenir en soi de ces prédicats. Or ce n'est rien de plus que le sentiment d'une existence sans la moindre notion; ce n'est que la représentation de ce à quoi se rapporte toute pensée.

un malentendu très naturel, est l'occasion d'un argument fort spécieux qui conclut de cette prétendue connaissance du substantiel de notre être pensant, sa nature, en tant que sa connaissance dépasse entièrement l'ensemble de l'expérience.

§ XLVII.

Ce Même pensant (l'âme), comme dernier sujet de la pensée, qui ne peut même pas être représenté comme étant à son tour le prédicat d'une autre chose, peut donc s'appeler substance ; mais cette notion n'en est pas moins entièrement vide, sans aucune conséquence possible, si l'on en peut démontrer la permanence comme ce qui féconde expérimentalement la notion de substance.

Or la permanence ne peut jamais être déduite de la notion d'une substance comme chose en soi, mais seulement en faveur de l'expérience. C'est ce qui a été suffisamment prouvé dans la première analogie de l'expérience (*Critique,* p. 122), et si l'on ne veut pas se rendre à cette preuve, on n'a qu'à voir si l'on réussira dans la tentative de prouver par la notion d'un sujet qui lui-même n'existe pas comme prédicat d'une autre chose, que son existence est absolument permanente, et qu'il ne peut subsister ou périr ni par soi-même ni par quelque autre cause naturelle. Ces propositions synthétiques *a priori* ne peuvent jamais être prouvées en elles-mêmes, mais uniquement par rapport aux choses, comme objet d'une expérience possible.

§ XLVIII.

Si donc nous voulons conclure de la notion de l'âme comme substance à sa permanence, ce raisonnement ne peut lui convenir qu'à l'égard de l'expérience possible, et non en tant qu'elle est une chose en soi et en dehors de toute expérience possible. Or la condition subjective de toute notre expérience possible est la vie : la permanence de l'âme ne peut donc être conclue que pendant la vie, puisque la mort de l'homme est la fin de toute expérience; ce qui concerne l'âme comme objet d'elle-même, le contraire n'étant pas prouvé, est précisément ce qui est en question.

La permanence de l'âme ne peut être prouvée que dans la vie de l'homme (permanence dont la preuve nous sera facilement accordée), mais elle ne saurait être établie pour le temps qui doit suivre la mort (ce qui est précisément l'objet de notre recherche), et cela par la raison générale que la notion de substance, en tant qu'elle doit être considérée comme nécessairement liée à la notion de permanence, ne le peut être que suivant un principe de l'expérience possible, et par conséquent dans l'intérêt de cette expérience seulement (1).

(1) C'est une chose remarquable, que les métaphysiciens aient toujours passé si légèrement sur le principe de la permanence des substances, sans jamais en rechercher la preuve ; c'est sans doute parce que aussitôt qu'ils commençaient par la notion de substance, ils se trouvaient destitués de toute preuve. Le sens commun, qui s'était bien aperçu que sans cette supposition il n'est pas possible de lier des perceptions dans une expérience, répara ce défaut par un postulat; car il ne pouvait ja-

§ XLIX.

Que quelque chose de réel hors de nous corresponde et doive même correspondre à nos perceptions extérieures, c'est ce qui ne peut non plus être jamais prouvé comme liaison des choses en soi, mais bien au point de vue de l'expérience. Ce qui veut dire qu'on peut bien prouver que quelque chose existe d'une manière empirique, par conséquent comme phénomène dans l'espace hors de nous ; car nous n'avons pas affaire à d'autres objets que ceux qui appartiennent à une expérience possible, parce qu'ils ne peuvent être donnés dans aucune expérience, et par le fait ne sont rien pour nous. Est empiriquement hors de moi ce qui est perçu dans l'espace, et comme l'espace avec tous les phénomènes qu'il contient, appartient aux représentations dont la liaison suivant des lois expérimentales ne prouve pas moins leur vérité ob-

mais tirer de l'expérience même ce principe, tant parce qu'elle ne peut pas suivre les corps (substances) dans tous leurs changements et résolutions, assez loin pour en trouver toujours la matière non amoindrie, que parce que le principe renferme une *nécessité* qui est toujours la marque d'un principe *a priori*. Ils ont donc appliqué ce principe à la notion de l'âme comme à une *substance*, et ont conclu à sa durée nécessaire après la mort de l'homme (par la raison surtout que la simplicité de cette substance, qui était conclue de l'indivisibilité de la conscience, les assurait de l'impérissabilité par dissolution). S'ils avaient trouvé la véritable source de ce principe, — ce qui demandait des recherches plus approfondies qu'ils n'ont jamais eu l'intention d'en faire, — ils auraient vu que cette loi de la permanence des substances n'a lieu que pour l'expérience, et n'a par conséquent de valeur que par rapport aux choses en tant qu'elles doivent être connues et unies à d'autres dans l'expérience, mais jamais aux choses mêmes, sans considération de toute expérience possible, par conséquent pas non plus par rapport à l'âme après la mort.

jective, que la liaison des phénomènes du sens intime ne prouve la réalité de mon âme (comme objet du sens intime), je suis aussi conscient par l'expérience externe de la réalité des corps, comme phénomènes extérieurs dans l'espace, que je le suis par le moyen de l'expérience interne de l'existence de mon âme dans le temps, que je ne connais également que comme objet du sens intime par des phénomènes qui constituent un état interne, et dont l'être en soi qui sert de base à ces phénomènes m'est inconnu. L'idéalisme cartésien ne distingue donc que l'expérience externe du rêve, et la régularité comme critérium de la vérité de l'expérience, d'avec l'irrégularité et la fausse apparence du rêve. Il suppose dans les deux cas un espace et un temps comme conditions de l'existence de l'objet, et se demande seulement si les objets des sens extérieurs qu'à l'état de veille nous plaçons dans l'espace s'y trouvent réellement, de même que l'objet du sens intime, l'âme, est réellement dans le temps, c'est-à-dire si l'expérience emporte avec soi des critères certains d'une différence avec l'imagination. Le doute est ici facile à dissiper, et nous le faisons toujours céder dans la vie commune en recherchant la liaison des phénomènes dans les deux milieux suivant les lois universelles de l'expérience, et nous ne pouvons douter, si la représentation des choses extérieures se trouve constamment d'accord avec ces lois, qu'elles ne doivent constituer la véritable expérience. L'idéalisme matériel, lorsque les phénomènes ne sont considérés comme phénomènes que suivant leur liaison dans l'expérience, est donc facile à dissiper, et l'expérience de l'existence des corps hors de nous (dans l'espace) est aussi sûre que celle de mon existence (dans le temps) ; car la notion : *hors de nous* ne signifie que l'existence dans l'espace. Mais comme le moi, dans la proposition *je suis* n'indique pas seulement l'objet de l'intuition interne (dans le temps), mais aussi le sujet de la conscience, de même qu'un corps n'indique pas seulement l'intuition externe (dans l'espace), mais aussi la chose *en soi* qui sert de fondement à ce phénomène, alors la question : si les corps (comme phénomènes du sens externe) existent *hors de ma pensée* comme corps, peut être niée, sans hésiter, dans la nature. Mais il en est absolument de même dans la question de savoir si j'existe moi-même dans le temps *comme phénomène du sens intime* (âme suivant la psychologie empirique) en dehors de ma faculté représentative dans le temps, car cette question doit également recevoir une solution négative. Tout étant ainsi réduit à sa véritable signification, reçoit une solution décisive et certaine. L'idéalisme formel (que j'appelle autrement transcendantal) fait réellement disparaître l'idéalisme matériel ou cartésien. En effet si l'espace n'est qu'une forme de la sensibilité, il est aussi réel en moi comme représentation, que moi-même, et il ne s'agit encore là que de la vérité empirique des phénomènes. Mais s'il n'en est pas ainsi, et que l'espace et les phénomènes qu'il contient soient quelque chose d'existant hors de nous, alors tous les critères de l'expérience ne pourront jamais prouver en dehors de la perception la réalité de ces objets extérieurs à nous.

§ L.

II. — IDÉES COSMOLOGIQUES
(Critique, t. II, p. 67).

Ce produit de la raison pure dans son usage transcendant en est le phénomène le plus digne de remarque, celui qui, aussi, tend avec le plus de force à faire sortir la philosophie de sa torpeur dogmatique, et à la porter à l'œuvre difficile de la critique de la raison même.

J'appelle cette Idée cosmologique parce qu'elle ne prend son objet que dans le monde sensible, et qu'elle n'a besoin d'aucune autre que de celle dont l'objet tombe sous les sens, en tant par conséquent qu'il est immanent et non transcendant, et n'est point jusque-là, par le fait, une idée. Au contraire, concevoir l'âme comme une substance simple, c'est dire déjà qu'on la conçoit comme un objet (le simple), tel que les sens n'en peuvent pas saisir. Malgré cela l'Idée cosmologique étend si loin la liaison du conditionné avec sa condition (qui peut être mathématique ou dynamique) que l'expérience ne peut jamais l'égaler, et qu'à ce point de vue c'est toujours une Idée, dont l'objet ne peut jamais être donné d'une manière adéquate dans une expérience quelconque.

§ LI.

L'utilité d'un système des catégories se montre si clairement et si incontestablement ici, qu'alors même qu'il n'y en aurait pas plusieurs preuves, celle-ci pourrait à elle seule en établir la nécessité dans un système de la raison pure. Ces idées transcendantes sont au nombre de quatre seulement, autant que d'espèces de catégories; mais dans chacune d'elles elles n'ont pour but que l'intégralité absolue de la série des conditions dans un conditionné donné. En conséquence de ces Idées cosmologiques il n'y a non plus que quatre sortes d'affirmations dialectiques de la raison pure, qui, par le fait qu'elles sont dialectiques, prouvent ainsi qu'à chacune d'elles est opposée, suivant des principes de la raison pure d'une égale apparence, une assertion contraire; contradiction qu'aucun art métaphysique de la plus subtile distinction ne peut éviter, mais qui force le philosophe à remonter aux premières sources de la raison pure même. Cette raison, antinomie, non pas conçue arbitrairement, mais telle qu'elle est fondée dans la nature de la raison pure, par conséquent inévitable et ne pouvant jamais cesser, contient donc les quatre propositions suivantes avec leurs principes :

1°

THÈSE :

Le monde a un commencement (des limites) quant au temps et à l'espace.

ANTITHÈSE :

Le monde est infini en durée et en étendue.

2°

THÈSE :

Tout ce qui est dans le monde est composé de parties simples.

ANTITHÈSE :

Il n'y a rien de simple ; tout est composé.

3°

THÈSE :

Il y a dans le monde des causes par liberté.

ANTITHÈSE :

Il n'y a pas de liberté ; tout est nature.

4°

THÈSE :

Dans la série des causes cosmiques, il y a un être nécessaire.

ANTITHÈSE :

Il n'y a rien de nécessaire ; dans cette série tout est contingent.

§ LII [a].

Voici le plus singulier phénomène de la raison humaine, dont on ne peut montrer ailleurs aucun exemple dans quelque autre des usages de cette faculté. Si, comme il arrive ordinairement, nous concevons les phénomènes du monde sensible comme des choses en soi, si nous regardons les principes de leur liaison comme ayant une valeur universelle par rapport aux choses en elles-mêmes, et non simplement par rapport à l'expérience, ainsi qu'il arrive d'ordinaire, inévitablement même sans notre Critique, il en sort une opposition inopinée qui ne peut jamais être conciliée par la voie dogmatique ordinaire, parce que thèse et antithèse peuvent être établies par des preuves également saisissantes de clarté et de force, — car pour ce qui est de la justesse de toutes ces preuves je n'en suis pas dupe, — et la raison se partage elle-même en deux, situation qui fait le triomphe du sceptique, mais qui doit porter le philosophe critique à la réflexion et à l'examen.

§ LII [b].

On peut divaguer de bien des manières en métaphysique sans même appréhender d'être surpris dans l'erreur. Pourvu en effet qu'on ne se contredise pas, ce qui est très possible dans les propositions synthétiques, quoique entièrement imaginaires, nous ne pouvons jamais être contredits par l'expérience dans tous les cas où les notions que nous lions sont de pures idées qui ne peuvent absolument pas être données quant à leur entier contenu) dans l'expérience. Comment en effet décider par expérience si le monde est éternel ou s'il a un commencement ; si la matière est divisible à l'infini ou si elle est composée de parties simples? De pareilles notions sont en dehors de l'expérience, même de la plus étendue, et la fausseté du pour ou du contre ne peut se découvrir par cette pierre de touche.

Le seul cas possible où la raison découvrirait malgré elle la dialectique secrète qu'elle donne faussement pour dogmatique, serait celui où elle assoierait une assertion sur un principe universel, et où d'un autre principe aussi bien fondé résulterait de la manière la plus rigoureuse tout le contraire. Or c'est ici le cas, et même par rapport aux quatre Idées naturelles de la raison, d'où résultent d'un côté quatre assertions, et d'un autre côté quatre propositions diamétralement opposées aux précédentes, et chacune déduite avec une conséquence rigoureuse de principes reconnus pour universels, et qui par là témoignent dans l'usage de ces principes de l'apparence dialectique de la raison pure, apparence qui autrement eût pu rester éternellement cachée.

Il y a donc ici une expérience décisive, qui doit nécessairement nous révéler un vice secret dans les suppositions de la raison (1). Deux propositions qui se contredisent l'une l'autre ne peuvent être fausses toutes deux, excepté le cas où la notion même qui leur sert de fondement commun est elle-même contradictoire; par exemple les deux propositions : Un cercle quadrangulaire est rond, et Un cercle quadrangulaire n'est pas rond, sont fausses toutes les deux. Car la première est fausse puisqu'il n'est pas vrai qu'un cercle carré soit rond, attendu qu'il est carré; mais il est faux également que ce qui est un cercle ne soit pas rond, ou qu'il ait des angles. Le caractère logique de l'impossibilité d'une notion consiste précisément en ce que sous la supposition de cette notion deux propositions contradictoires seraient fausses en même temps, et qu'ainsi rien d'intermédiaire entre elles ne pouvant être conçu, *rien absolument* n'est pensé par cette notion.

(1) Je désirerais donc que le lecteur judicieux s'occupât surtout de cette antinomie, parce que la nature même semble l'avoir établie pour corriger la raison opiniâtrée dans ses prétentions et la forcer à l'examen d'elle-même. Je me fais fort d'établir chaque preuve que j'ai donnée à l'appui de la thèse et de l'antithèse, et de prouver ainsi la certitude de l'inévitable antinomie de la raison. Si donc le lecteur est amené par ce fait singulier à revenir sur ses pas pour examiner la supposition fondamentale dans la circonstance, il se trouvera forcé de rechercher avec moi le premier fondement de toute la connaissance de la raison pure.

§ LII c.

Or une notion contradictoire de cette sorte est la base des deux premières antinomies, que j'appelle mathématiques, parce qu'elles s'occupent de l'addition ou de la division de l'homogène; d'où j'explique comment il arrive que thèse et antithèse sont également fausses.

Quand je parle d'objets dans le temps et l'espace je ne parle pas de choses en soi, par la raison que je n'en sais rien ; je ne parle que des choses phénoménales, c'est-à-dire de l'expérience, comme d'une espèce particulière de connaissance des objets, la seule dont l'homme soit doué. Or je ne puis dire de ce que je conçois dans l'espace ou dans le temps, qu'il est en soi, qu'il est aussi sans cette pensée ou conception, dans l'espace et le temps, car il y aurait là contradiction, attendu que l'espace et le temps, avec les phénomènes qu'ils comprennent, ne sont rien d'existant en soi et en dehors de mes représentations. Il n'y a donc là que des espèces même de représentations, et il est évidemment contradictoire de dire qu'un simple mode de représentation existe aussi en dehors de notre représentation. Les objets des sens n'existent donc que dans l'expérience; leur accorder une existence propre, subsistant par elle-même, sans l'expérience ou avant elle, c'est donc s'imaginer qu'il y a aussi une expérience sans l'expérience ou avant elle.

Quand donc je me demande quelle est l'étendue du monde dans le temps et dans l'espace, il est également impossible à toutes mes notions de dire qu'il est infini ou qu'il est fini. Ni l'un ni l'autre en effet ne peut se rencontrer dans l'expérience, parce que ni un espace ni un temps *infini*, ni une *limitation* du monde par un espace vide ou par un temps vide qui aurait précédé n'est une affaire d'expérience possible; ce ne sont là que des Idées. Cette grandeur déterminée du monde devrait donc être déterminée en lui d'une manière ou d'une autre, indépendamment de toute expérience. Or c'est ce qui répugne à la notion d'un monde sensible, qui n'est qu'un ensemble de phénomènes, dont l'existence et la liaison n'a lieu que dans la représentation, c'est-à-dire dans l'expérience, parce qu'elle n'est pas une chose en soi, mais seulement un mode de représentation. D'où il suit que la notion d'un monde sensible existant en soi, étant contradictoire par elle-même, la solution du problème de sa grandeur sera toujours fausse, qu'elle soit affirmative ou négative.

C'est la même chose pour la deuxième antinomie, celle qui a pour objet la division des phénomènes. Car ces phénomènes sont de pures représentations, et les parties n'en existent que dans leur représentation, c'est-à-dire dans une expérience possible où elles sont données, et chacune va juste aussi loin que cette représentation même. Admettre qu'un phénomène, par exemple celui du corps, contient en soi avant toute expérience toutes les parties auxquelles une expérience possible peut seule arriver, c'est en même temps accorder à un simple phénomène, qui ne peut existier que dans l'expérience, une existence propre avant toute expérience, ou dire qu'il y a de simples représentations avant qu'elles se produisent dans la faculté représentative; ce qui est contradictoire, ainsi que toute solution du problème mal conçu, que les corps se composent en soi d'une infinité de parties, ou d'un nombre fini de parties simples.

§ LIII.

Dans la première classe les antinomies (la mathématique) la fausseté de la supposition consiste en ce que ce qui se contredit (à savoir un phénomène comme chose en soi) serait représenté comme susceptible d'être uni dans une notion. Dans la seconde classe des antinomies, la dynamique, la fausseté de la supposition consiste à se représenter comme contradictoire ce qui est susceptible d'être uni. Et comme dans le premier cas les deux assertions opposées entre elles étaient fausses, ici au contraire celles qui sont opposées par simple malentendu peuvent être vraies toutes deux.

La liaison mathématique suppose donc nécessairement l'homogénéité de ce qui est lié (dans la notion de quantité); la dynamique n'exige rien de semblable. S'il s'agit de la quantité en étendue, toutes les parties doivent être de même nature que le tout. Au contraire dans la liaison de la cause et de l'effet l'homogénéité peut se rencontrer assurément, mais elle n'est pas nécessaire; du moins la notion de causalité (au moyen delaquelle est posé, par quelque chose, quelque autre chose qui en diffère entièrement.

Si les objets du monde sensible étaient pris pour des choses en soi, et les lois naturelles précédemment énoncées pour des lois des choses en elles-mêmes, la contradiction serait inévitable. Pareillement, si le sujet de la liberté était représenté comme simple phénomène, semblable aux autres objets, la contradiction serait encore inévitable, car la même chose serait en même temps affirmée et niée d'un même objet, dans le même sens. Mais si la nécessité n'est rapportée qu'à des phénomènes, et la liberté qu'à des choses en soi, il n'y a pas contradiction, quoiqu'on admette ou qu'on accorde deux espèces de causalité, si difficile ou impossible qu'il puisse être de concevoir celle de la dernière espèce.

Dans le phénomène, tout effet est un événement ou quelque chose qui arrive dans le temps. Il doit être précédé, suivant laloi physique universelle, d'une détermination de la causalité (1) de sa cause (un état de cette cause), détermination qu'il suit d'après une loi constante. Or cette détermination de la cause pour la causalité doit aussi être quelque chose qui se produit ou qui *arrive*; la cause doit avoir *commencé* d'agir, car autrement on ne concevrait entre elle et l'effet aucune succession. L'effet aurait toujours été, tout comme la causalité de la cause. La *détermination* de la cause *à l'agir*

(1) L'auteur entend par causalité ce que nous exprimons mieux par le mot causation, *effectio*. T.

doit donc aussi faire partie des phénomènes, et par conséquent être, tout comme son effet, un événement qui doit avoir sa cause, etc., et par conséquent la nécessité naturelle être la condition d'après laquelle les causes efficientes sont déterminées. Si au contraire la liberté doit être une propriété de certaines causes des phénomènes, elle doit être une faculté relative à ces derniers, comme événements, de les commencer *d'elle-même* (*sponte*), c'est-à-dire sans que la causalité de la cause même doive être commencée, et par conséquent sans qu'elle ait besoin d'aucun autre principe qui détermine son commencement. Mais alors la cause, quant à sa causalité, ne devrait pas se rencontrer parmi les déterminations de temps de son état, c'est-à-dire qu'elle ne devrait *pas être un phénomène*, ou, en d'autres termes, qu'elle devrait être prise comme une chose en soi, et les effets seulement comme des phénomènes (1).

(1) L'Idée de liberté se rencontre aisément dans le rapport de l'*intelligible* comme cause, au *phénomène* comme effet. Nous ne pouvons donc pas attribuer une liberté à la matière par rapport à l'action incessante dont elle remplit le lieu qu'elle occupe, quoique cette action procède d'un principe interne. Nous ne pouvons pas davantage trouver une notion adéquate de liberté pour des êtres purement intelligents, pour Dieu, par exemple, en tant que leur action est immanente. Car son action, quoique indépendante de causes extérieures déterminantes, est cependant déterminée dans son éternelle raison, par conséquent dans sa *nature* divine. Seulement si *quelque chose* doit *commencer* par une action, si par conséquent l'effet doit se trouver dans une succession, et, par suite, dans le monde sensible (par exemple le commencement du monde), alors se présente la question de savoir si la causalité même de la cause doit aussi commencer, ou si la cause peut commencer son effet, sans que sa causalité même commence. Dans le premier cas la notion de cette causalité est une notion de nécessité naturelle; dans le second, c'est une notion de liberté. D'où le lecteur comprendra que quand je définissais une liberté comme faculté de commencer un événement, je considérais précisément la notion qui est le problème de la métaphysique.

Si l'on peut sans contradiction concevoir une telle influence des êtres intelligents sur les phénomènes, il y aura bien une nécessité naturelle inhérente à toute liaison de cause et d'effet dans le monde sensible, mais au contraire la liberté de la cause qui n'est pas elle-même un phénomène (quoique lui servant de principe) pourra être reconnue libre ; en sorte que la nature et la liberté peuvent être attribuées à une seule et même chose, mais envisagée à différents points de vue, d'un côté comme phénomène, de l'autre comme chose en soi,

Nous possédons une faculté qui n'est pas seulement en rapport avec ses principes subjectivement déterminants, qui sont les choses naturelles de ses actions, et en tant que la faculté d'un être est cela même qui fait partie des phénomènes, mais qui est aussi rapportée à des principes subjectifs, qui sont simplement des Idées, en tant qu'elles peuvent déterminer cette faculté. Cette liaison est exprimée par un *devoir* (*Sollen*). Cette faculté s'appelle *raison*, et, en tant que nous considérons un être (l'homme) uniquement d'après cette raison objectivement déterminable, il ne peut être regardé comme un être sensible ; mais la propriété dont il s'agit est celle d'une chose en soi dont la possibilité, c'est-à-dire en tant que le *devoir*, qui n'est cependant jamais arrivé encore, en détermine l'activité, et peut être cause d'actions dont nous ne pouvons comprendre comment l'effet est un phénomène dans le monde sensible. Néanmoins la causalité de la raison serait une liberté par rapport aux effets dans le monde sensible, en tant que des *principes objectifs*, qui sont les idées mêmes, seraient considérés à leur égard comme déterminants. Car alors leur action ne dépend pas de conditions subjectives, ni par conséquent non plus de conditions de temps,— ce qui est une suite nécessaire d'une loi de la nature qui sert à déterminer les conditions, — parce que des principes de la raison donnent la règle des actions d'une manière universelle, en partant de principes, sans considération des circonstances de temps ou de lieu.

Ce que je dis ici n'est qu'un exemple de l'intelligibilité, et ne tient pas nécessairement à notre question, qui doit être résolue par simples notions, indépendamment des qualités que nous trouvons dans le monde réel.

Or, je puis dire sans contradiction, que toutes les actions des êtres raisonnables, en tant qu'elles sont des phénomènes (se rencontrent dans quelque expérience), sont soumises à la nécessité physique ; mais aussi ces mêmes actions, considérées seulement par rapport au sujet raisonnable, et à sa faculté d'agir d'après la simple raison, sont libres. Que faut-il en effet pour qu'il y ait nécessité physique? Rien de plus que la déterminabilité de tout événement du monde sensible suivant des lois constantes, par conséquent un rapport à une cause dans le phénomène, en quoi la chose en soi, qui est le fondement du reste, ainsi que sa causalité, demeurent inconnues. Mais si je dis : *la loi physique subsiste*, que l'être raisonnable soit cause par raison, par conséquent par liberté, des effets du monde sensible, ou qu'il ne les détermine point par des principes de raison, dans le premier cas, l'action s'accomplit suivant des maximes dont l'effet sera toujours conforme dans le phénomène à certaines lois constantes; si, dans le second cas, l'action n'arrive pas suivant des principes de la raison, elle est soumise à des lois empiriques du monde sensible, et dans les deux cas les effets tiennent à des lois constantes; mais si nous ne demandons rien de plus pour la nécessité physique, nous n'y connaissons rien de plus encore. Et alors, dans le premier cas la raison est la cause de ces lois physiques, et par conséquent est libre; dans le second cas, les effets s'accomplissent suivant de simples lois physiques de la sensibilité, parce que la raison n'exerce sur eux aucune influence; mais la raison n'est pas pour cela déterminée par la sensibilité (ce qui est impossible), et dans ce cas encore elle est donc libre. La liberté empêche donc aussi peu là loi physique des phénomènes, que celle-ci la loi de la liberté de l'usage pratique de la raison, usage qui subsiste avec les choses en soi, comme principes déterminants.

Par là se trouve donc sauvée la liberté pratique, c'est-à-dire celle où la raison a déterminé la causalité par des principes objectivement déterminants, sans le moindre dommage pour la nécessité physique par rapport aux mêmes effets comme phénomènes. Ceci peut aussi servir à l'explication de ce que nous avons à dire à propos de la liberté transcendantale et de sa liaison avec la nécessité physique (considérée dans le même sujet, mais pas à un seul et même point de vue). Car en ce qui la regarde, tout commencement d'action d'un être par causes subjectives, par rapport à ces principes déterminants, est toujours un *premier commencement*, quoique cette action ne soit dans la série des phénomènes qu'un *commencement subalterne* que doit précéder un état de la cause qui soit de nature à la déterminer, et qui soit lui-même déterminé par un état antérieur ; en sorte que l'on peut concevoir dans les êtres raisonnables, ou en général dans les êtres en tant que leur causalité est déterminée en eux comme choses en soi, sans se trouver en contradiction avec les lois physiques, une faculté de commencer de soi-même une série d'états. Car le rapport de l'action aux principes objectifs de la raison n'est pas un rapport de temps. Ce qui détermine ici la causalité ne précède pas l'action quant au temps, parce que ces sortes de principes déterminants ne représentent pas un rapport des objets aux sens, ni par conséquent aux causes dans le phénomène, mais bien des causes déterminantes comme choses en soi, qui ne sont pas soumises à des conditions de temps. Ainsi l'action par rapport à la causalité de la raison peut être regardée comme un premier commencement par rapport à la série des phénomènes, mais en même temps toutefois comme un commencement purement subordonné, et, sans qu'il y ait à ce point de vue contradictoire avec sa liberté comme soumise ici (en qualité de simple phénomène) à la nécessité physique.

La *quatrième* antinomie est résolue de la même

manière que le combat de la raison avec elle-même dans la troisième. Car si la *cause dans le phénomène* ne se distingue de la *cause des phénomènes*, qu'en tant qu'elle peut être conçue comme chose en soi, ces deux propositions peuvent bien subsister ensemble, à savoir, qu'il n'y a point de cause (suivant des lois semblables de causalité) du monde sensible, dont l'existence soit absolument nécessaire, et, d'un autre côté cependant, que ce monde tient à un être nécessaire comme à sa cause (mais d'une autre manière et suivant une autre loi). L'incompatibilité de ces deux propositions ne repose que sur un malentendu, qui consiste à étendre aux choses en soi ce qui n'est valable qu'à l'égard des phénomènes, et à confondre en général les deux choses en une seule notion.

§ LIV.

Telles sont donc l'exposition et la solution de toute l'antinomie, où la raison se trouve enveloppée par l'application de ses principes au monde sensible, et dont la première (la simple exposition), serait à elle seule déjà un service considérable rendu à la connaissance de la raison humaine, quoique par la solution de ce conflit le lecteur ait ici à combattre une apparence naturelle, qui ne lui est ainsi présentée que depuis peu, après avoir toujours été regardée par lui jusqu'ici comme vraie; ce qui ne devait pas le satisfaire pleinement. Une conséquence en effet inévitable de cette situation d'esprit, c'est qu'étant impossible absolument de sortir de ce conflit de la raison avec elle-même, tant qu'on prend les objets du monde sensible pour des choses en soi, et non pour ce qu'ils sont en réalité, c'est-à-dire pour de simples phénomènes, le lecteur se trouvera par là contraint d'entreprendre enfin la déduction de toute notre connaissance *a priori* et l'examen que nous en avons fait, afin d'arriver ainsi à une solution. Je ne demande pas davantage pour le moment; car s'il s'applique bien seulement à pénétrer profondément dans la nature de la raison pure, les notions à l'aide desquelles seules la solution de l'antinomie de la raison est possible, lui seront déjà familières; ce n'est qu'à cette condition que je puis espérer le plein assentiment du lecteur le plus attentif.

§ LV.

III. — IDÉE THÉOLOGIQUE

(Critique, t. II, p. 194).

La troisième Idée transcendantale qui donne matière à l'usage le plus important de la raison, mais, s'il est purement spéculatif, à un usage excessif (transcendant) et par là même dialectique, est l'Idéal de la raison pure. La raison ne part pas ici, comme dans l'Idée psychologique et la cosmologique, de l'expérience, et n'est pas conduite à s'élever autant que possible par la gradation des principes à l'intégralité absolue de leur série; elle procède au contraire d'une manière immédiate, et part des pures notions de ce qui constituerait en général l'intégralité absolue, descend par conséquent au moyen de l'Idée d'un être premier souverainement parfait à la détermination de la possibilité, par conséquent à la réalité de toutes les autres choses. La pure supposition d'un être qui est conçu, quoique pas dans la série expérimentale, cependant à cause de l'expérience, pour en rendre concevable la liaison, l'ordre et l'unité, c'est-à-dire l'*Idée* de la notion intellectuelle, est plus facile à discerner ici que dans les cas précédents. L'apparence dialectique qui provient de ce que nous tenons les conditions subjectives de notre pensée pour des conditions objectives des choses mêmes et une hypothèse nécessaire à la satisfaction de notre raison pour un dogme, pouvait être facilement mise sous les yeux, et je n'ai en conséquence rien de plus à rappeler sur les prétentions de la théologie transcendantale, puisque ce qui est dit là-dessus dans la Critique est facile à saisir, lumineux et décisif.

§ LVI.

OBSERVATION GÉNÉRALE sur les Idées transcendantales.

Les objets qui nous sont donnés par l'expérience nous sont incompréhensibles à plusieurs égards, et un grand nombre de questions auxquelles nous conduit la loi physique, quand elles sont portées à un certain degré, mais toujours suivant cette loi, sont tout à fait insolubles; telle est, par exemple, l'attraction des matières. Mais si nous laissons entièrement de côté la nature, ou que dans le progrès de la liaison nous

nous élevions au-dessus de toute expérience possible, que nous nous enfoncions dans les seules Idées, nous ne pouvons pas dire que l'objet nous est incompréhensible, et que la nature des choses nous présente des problèmes insolubles, puisque alors nous n'avons pas affaire à la nature ou en général à des objets donnés, mais simplement à des notions qui n'ont leur origine que dans notre raison, et à de simples êtres de raison par rapport auxquels tous les problèmes qui sortent de leurs notions doivent pouvoir être résolus, parce que la raison peut et doit certainement rendre compte de son procédé propre (1).

Puisque les Idées psychologiques, cosmologiques et théologiques ne sont que de pures notions rationelles, qui ne peuvent être données dans aucune expérience, les questions que la raison nous soumet à leur égard, ne nous sont pas suggérées par les objets, mais pour sa propre satisfaction, et doivent toutes pouvoir être résolues d'une manière suffisante ; ce qui arrive en effet en montrant qu'elles sont des principes destinés à donner à l'usage de l'entendement une clarté par-

(1) M. Platner, dans ses Aphorismes, dit en conséquence avec sagacité, § 728, 729 : « Si la raison est un critérium, il n'y a pas de notion possible qui soit incompréhensible à la raison humaine. Dans le réel seul a lieu l'incompréhensibilité. Elle résulte ici de l'insuffisance des idées acquises. » — Il n'est donc que paradoxal, sans qu'il faille du reste s'en étonner, de dire que beaucoup de choses dans la nature sont incompréhensibles (par exemple la faculté génératrice), mais que si nous nous élevons plus haut encore, et même au-dessus de la nature, tout nous redevient intelligible; c'est qu'alors nous quittons entièrement les objets qui peuvent nous être donnés, pour ne nous occuper que des Idées, dans lesquelles nous pouvons très bien comprendre la loi que la raison par elles impose à l'entendement pour son usage expérimental, parce que c'est son propre effet.

faite, l'intégralité et l'unité synthétique, et sont à cet égard d'une valeur purement expérimentale, mais dans son *ensemble*. Et quoiqu'un tout absolu de l'expérience soit impossible, l'idée d'un tout de la connaissance suivant des principes en général est cependant ce qui peut lui procurer une espèce particulière d'unité, celle d'un système, unité sans laquelle notre connaissance n'est qu'une œuvre décousue, et ne peut être conduite à sa dernière fin (qui n'est jamais que le système de toutes les fins) ; encore n'entends-je pas parler ici de la fin pratique seulement, mais encore de la fin dernière de l'usage de la raison.

Les Idées transcendantales expriment donc la destination propre de la raison, celle d'un principe de l'unité systématique de l'usage intellectuel. Mais si l'on considère cette unité du mode de connaissance comme inhérente à l'objet de la connaissance, si l'on prend pour *constitutive* celle qui n'est proprement que *régulatrice*, et qu'on se persuade qu'au moyen de ces Idées on peut étendre sa connaissance bien au delà de toute expérience possible, d'une manière transcendante par conséquent, alors qu'elle ne sert uniquement qu'à donner à l'expérience même toute l'intégralité possible, c'est-à-dire à ne limiter son progrès par rien d'étranger à l'expérience ; ce n'est plus qu'un simple malentendu dans l'appréciation de la destinée propre de notre raison, de ses principes, et une dialectique qui méconnaît l'usage empirique de la raison, et la met en contradiction avec elle-même.

CONCLUSION

SUR LA DESTINATION RESTREINTE DE LA RAISON PURE.

§ LVII.

Après les preuves parfaitement claires que nous avons données plus haut, il serait absurde d'espérer connaître d'un objet autre chose que ce qui tient à l'expérience dont il est susceptible, ou de prétendre à la moindre connaissance d'une chose quelconque dont nous savons qu'elle n'est pas un objet de l'expérience possible, à la détermination de cette chose par ses qualités intrinsèques, d'après ce qu'elle est en soi. Comment en effet vouloir exécuter cette détermination, puisque le temps, l'espace, et toutes les notions intellectuelles, bien plus même, les notions obtenues par une intuition empirique ou une *perception* dans le monde sensible, n'ont et ne peuvent avoir d'autre usage que de rendre l'expérience possible, et que si nous détachons même des notions intellectuelles pures cette condition, elles ne déterminent absolument aucun objet, et sont sans aucune signification.

Mais il y aurait encore plus d'absurdité à nier toute chose en soi, ou à vouloir donner notre expérience pour l'unique manière possible de connaître les choses, par conséquent notre intuition dans l'espace et le temps, pour la seule intuition possible, et notre entendement discursif pour le prototype de tout entendement possible, et par conséquent à vouloir faire passer des principes de la possibilité de l'expérience pour des conditions générales des choses en soi.

Nos principes qui ne limitent l'usage de la raison qu'à l'expérience possible, pourraient donc être eux-mêmes *transcendants*, et les bornes de notre raison être données pour les bornes de la possibilité des choses en elles-mêmes, comme les Dialogues de David *Hume* en peuvent servir d'exemple, si une critique vigilante ne veillait aux limites de notre raison jusque dans ses rapports à l'usage empirique, et ne mettait un terme à ses prétentions.

Le scepticisme est primitivement sorti de la métaphysique et de sa dialectique indisciplinée. Il a bien pu d'abord, en faveur de l'usage exclusif de la raison, donner pour vain et trompeur tout ce qui le dépasse; mais peu à peu, lorsqu'on se fut aperçu que ce sont cependant ces mêmes principes *a priori* dont on se sert dans l'expérience qui, sans qu'on s'en doutât, et comme il le semble, conduisaient avec le même droit plus loin que ne va l'expérience, on se prit à douter des principes mêmes de l'expérience. Point de danger en cela, car le bon sens reconnaîtra toujours bien ses droits; mais il en est cependant résulté une confusion particulière dans la science, qui ne peut décider jusqu'où et pourquoi on ne peut s'en fier à la raison que dans cette mesure; mais on ne peut remédier à cette confusion et en garantir le retour à l'avenir qu'en circonscrivant par des principes l'usage de notre raison.

Nous ne pouvons, à la vérité, donner aucune notion

determinée en dehors de toute expérience possible de ce que peuvent être des choses en soi; mais nous ne sommes cependant pas libres de nous abstenir de toute question à cet égard. L'expérience ne satisfait jamais entièrement la raison; elle nous renvoie toujours plus loin dans la réponse aux questions, et ne nous donne pas cette solution complète que chacun peut facilement concevoir par la dialectique de la raison pure, qui a par cela même un bon fondement subjectif. Qui peut tolérer que nous passions de la nature de notre âme à la claire conscience du sujet, ainsi qu'à la persuasion que ses phénomènes ne peuvent être expliqués *par la matière*, sans demander ce qu'est donc l'âme à proprement parler, et si aucune notion expérimentale ne suffit pour cela, sans admettre en tout cas pour cet objet une notion rationnelle (d'un être matériel simple), quoique nous soyons dans l'impuissance absolue d'en prouver la réalité objective? Qui peut se contenter de la simple connaissance expérimentale dans toutes les questions cosmologiques, de la durée et de l'étendue de l'univers, de la liberté ou de la nécessité, puisque, de quelque manière qu'il nous plaise de commencer, toujours une nouvelle question sur les lois de l'expérience succède à une réponse donnée, question qui demande également une réponse, et qui prouve clairement l'insuffisance de toute espèce d'explication physique pour contenter la raison? Enfin, qui ne voit dans la contingence et la dépendance perpétuelle de tout ce qu'il ne peut penser et admettre que d'après les principes de l'expérience, l'impossibilité de s'en tenir là, et ne se sent obligé, malgré toute défense de se perdre dans des Idées transcendantes, de chercher cependant repos et satisfaction au-delà de toutes les notions qu'il peut justifier par l'expérience, dans la notion d'un être dont l'idée peut bien n'être pas aperçue quant à la possibilité intrinsèque, quoiqu'elle ne puisse être réfutée, parce qu'elle ne concerne qu'un être de raison, mais sans laquelle la raison ne peut jamais être satisfaite?

Des limites (dans un être étendu) supposent toujours un espace qui se trouve en dehors d'un certain lieu déterminé et l'enveloppe; des bornes n'ont besoin de rien de semblable : ce sont de pures négations qui affectent une quantité en tant qu'elle n'a pas d'intégralité absolue. Mais notre raison veut en quelque sorte autour de soi une place pour la connaissance des choses en elles-mêmes, bien qu'elle n'en puisse jamais avoir des notions déterminées, et qu'elle soit réduite à des phénomènes.

Tant que la connaissance de la raison est homogène, aucune limite déterminée ne lui est concevable. En mathématiques, en physique, la raison humaine reconnaît sans doute des bornes, mais elle n'admet pas de limites, en ce sens du moins qu'il y ait en dehors d'elle quelque chose qu'elle ne puisse jamais atteindre, mais non en ce sens qu'elle sera quelque part arrêtée dans son progrès intérieur. L'extension des connaissances en mathématiques, et la possibilité de découvertes toujours nouvelles vont à l'infini. Même chose de la découverte de nouvelles propriétés physiques, de nouvelles forces et de nouvelles lois, par l'expérience continuée et liée par la raison. Mais il faut cependant reconnaître ici des bornes, puisque les mathématiques ne se rapportent qu'à des *phénomènes*, et que ce qui ne saurait être un objet de l'intuition sensible, comme les notions de la métaphysique et de la morale, et qui est tout à fait en dehors de leur sphère ne peut jamais les y conduire; mais aussi ce n'est jamais un besoin pour elles. Il n'y a donc pas de progression continue ni d'approximation vers ces sciences, et pour ainsi dire un point ou une ligne de contact. La physique ne nous fera jamais connaître l'intérieur des choses, c'est-à-dire ce qui n'est pas un phénomène, mais qui peut cependant servir de principe suprême d'explication des phénomènes; elle n'a besoin de cela non plus pour ses explications physiques; et même si un pareil moyen lui était offert d'ailleurs (par exemple l'influence d'êtres immatériels), elle devrait le refuser et ne point l'introduire dans le cours de ses explications, qu'elle ne doit jamais fonder que sur ce qui peut appartenir à l'expérience comme objet des sens, et qui peut être enchaînée suivant des lois expérimentales avec nos perceptions réelles.

Mais la métaphysique nous conduit, dans les tentatives dialectiques de la raison pure (qui ne sont pas entreprises arbitrairement ou témérairement, mais auxquelles porte la nature même de la raison) à des limites, et les Idées transcendantales, par le fait même qu'on ne peut s'y tenir, et que néanmoins elles ne peuvent jamais être réalisées, servent non seulement à nous montrer les limites de l'usage pur de la raison, mais aussi la manière de les déterminer ; et tel est aussi le but et l'utilité de ces dispositions naturelles de notre raison, qui engendre la métaphysique, comme son enfant de prédilection. Cette procréation, comme toute autre dans le monde, n'est pas due au hasard, mais à un germe primitif, sagement organisé pour cette fin. Car la métaphysique est peut-être plus que toute autre science le fruit de la nature même en nous, dans ses traits essentiels, et ne peut être regardée comme le produit d'un choix arbitraire, ou comme la suite contingente du progrès des expériences (dont elle se sépare entièrement).

La raison, par toutes ses notions et par les lois de l'entendement, qui lui suffisent pour l'usage empirique, par conséquent dans la sphère du monde sensible, n'y trouve cependant aucune satisfaction; car par des questions qui se reproduisent toujours à l'infini, tout espoir d'y répondre parfaitement lui est ravi. Les idées transcendantales, qui ont pour objet cette perfection, sont des problèmes rationnels de cette espèce. Or, on voit clairement que le monde sensible ne peut contenir cette intégration, pas plus que toutes ces notions qui ne servent qu'à le concevoir, celles d'espace, de temps, et tout ce que nous avons indiqué sous le nom de notions intellectuelles pures. Le monde sensible n'est qu'un enchaînement de phénomènes liés suivant des lois universelles. Il n'a donc pas d'existence en soi, et se rapporte par conséquent d'une manière nécessaire à ce qui contient le principe de ce phénomène, aux êtres qui ne peuvent être connus comme phénomènes, mais comme choses en soi. Dans leur connaissance la raison peut seulement espérer de voir son désir de l'intégralité dans le progrès du conditionné à ses conditions, une fois satisfait.

Nous avons fait voir précédemment (§ 34, 35) des bornes de la raison par rapport à toute connaissance de simples êtres de raison; maintenant que les idées transcendantales nous ont rendu nécessaire le progrès jusque-là, et qu'elles ne nous ont pour ainsi dire conduit que jusqu'aux confins de l'espace plein (de l'expérience), avec l'espace vide (dont nous ne pouvons rien savoir, les noumènes) nous pouvons déterminer aussi les limites de la raison pure; car dans toutes limites est aussi quelque chose de positif (par exemple une surface est la limite de l'espace corporel, tout en étant un espace; une ligne est un espace qui est la limite de la surface; un point est la limite de la ligne, mais toujours cependant un lieu dans l'espace), quand au contraire de simples bornes ne contiennent que de pures négations. Les bornes indiquées dans les paragraphes cités ne suffisent pas, après avoir trouvé qu'il y a encore en dehors d'elles quelque chose (quoique nous ne devions jamais connaître ce que c'est en soi). Car on se demande maintenant comment notre raison se comporte dans cette liaison de ce que nous connaissons avec ce que nous ne connaissons pas, et que nous ne connaîtrons jamais? Il y a ici une véritable liaison du connu à quelque chose de parfaitement inconnu (qui le sera toujours), et si en cela l'inconnu ne devait non plus être connu le moins du monde, — comme on ne peut l'espérer en réalité, — la notion de cette liaison doit cependant pouvoir être déterminée et élucidée.

Nous devons donc concevoir un être immatériel, un monde intelligible, et un être au-dessus de tous les êtres (purs noumènes), parce que la raison ne rencontre que là, comme en des choses en soi, l'intégration et la satisfaction qu'elle ne peut jamais espérer en dérivant les phénomènes de leurs principes homogènes, et parce que ces principes se rapportent réellement à quelque chose différent d'eux (par conséquent tout à fait hétérogène), puisque des phénomènes supposent toujours une chose en soi, et qui par conséquent est indiquée par là, qu'elle puisse ou non être connue plus intimement.

Mais comme nous ne pouvons jamais connaître ces êtres de raison pour ce qu'ils peuvent être en soi, c'est-à-dire déterminément, quoique nous puissions les admettre par rapport au monde sensible, et qu'ils y doivent être rattachés par la raison, nous pourrons du moins concevoir cette liaison à l'aide de notions qui expriment leur rapport au monde sensible. Car si nous ne concevons l'être de raison que par des notions intellectuelles pures, nous ne pensons par là rien de réellement déterminé, par conséquent notre notion n'a pas de sens. Mais si nous le concevons par des propriétés qui soient prises du monde sensible, ce n'est plus un être de raison, il est pensé comme un des phénomènes, et appartient au monde sensible. Prenons pour exemple la notion de l'être suprême.

La notion constitutive du *déisme* est une notion toute rationnelle, mais qui ne représente qu'une chose, celle qui contient toute réalité, sans pouvoir en déterminer une seule, parce qu'il faudrait pour cela prendre un exemple du monde sensible, auquel cas je n'aurais jamais affaire qu'à un objet des sens, mais point à quelque chose d'entièrement hétérogène, qui ne peut en aucune façon être un objet des sens. Lui attribuerais-je par exemple l'entendement! Mais je n'ai d'autre notion d'un entendement que de celui qui ressemble au mien, c'est-à-dire auquel des sens doivent fournir des intuitions, et qui s'applique ainsi à les soumettre aux règles de l'unité de conscience. Mais alors les éléments de ma notion seraient toujours dans le phénomène; je serais ainsi forcé par l'insuffisance des phénomènes, de m'élever plus haut, de m'adresser à la notion d'un être qui est indépendant des phénomènes, ou qui s'y trouve mêlé comme à des conditions de sa détermination. Mais si je sépare l'entendement de la sensibilité pour avoir un entendement pur, il ne reste plus que la simple forme de la pensée sans aucune intuition, forme qui ne peut me servir à connaître quoi que ce soit de déterminé, par conséquent aucun objet. Il faudrait à cette fin concevoir un autre entendement, qui perçût les objets dont je n'ai pas la moindre notion, parce que l'entendement humain est discursif, et ne peut connaître que par des notions universelles. Même résultat si j'attribue à l'être suprême une volonté, car je n'ai cette notion qu'à la condition de la tirer de mon expérience interne, qui a pour base ma dépendance quant à la satisfaction où je puis être des objets dont l'existence est pour nous un besoin, par conséquent une sensibilité; ce qui répugne tout à fait à la notion pure de l'être suprême.

Les objections de Hume contre le déisme sont faibles, elles n'atteignent jamais que les arguments, et point du tout la proposition affirmative du Déisme. Mais par rapport au Théisme, qui doit être établi par une détermination plus précise de notre notion, purement transcendante ici, de l'être suprême, elles sont très fortes, et même irréfutables, dans certains cas (en fait, dans tous les cas ordinaires), suivant qu'on forme cette notion. Hume s'attache toujours à ce que, par la simple notion d'un être premier, auquel nous n'attribuons que des prédicats ontologiques (éternité, toute-présence, toute-puissance), nous ne pouvons réellement rien concevoir de déterminé, mais qu'il faut ajouter des propriétés qui peuvent donner la notion *in concreto* : il ne suffit pas de dire qu'il est une cause, il faut ajouter son mode de causalité, si c'est par entendement et par volonté. Et alors commencent les attaques contre la chose même, contre le Théisme, quand, auparavant, l'auteur n'avait renversé que les arguments du Déisme, ce qui n'était pas bien périlleux. Ses arguments dangereux se rapportent tous à l'anthropomorphisme, qu'il tient pour inséparable du Théisme, et qu'il met en contradiction avec lui-même. Mais si on l'abandonne, c'en est fait aussi du Théisme;

il ne reste plus qu'un Déisme dont on ne peut rien faire, qui nous est inutile, et qui ne peut servir de fondement à la religion ni à la morale. Si cette nécessité de l'anthropomorphisme était certaine, en vain les preuves de l'existence d'un être suprême, quelles qu'elles puissent être, seraient accordées, la notion de cet être ne pourrait cependant jamais être déterminée par nous, sans tomber dans une contradiction.

Si à la défense d'éviter tous les jugements transcendants de la raison pure, nous joignons le précepte en apparence contraire de s'élever jusqu'aux notions qui sont en dehors du champ de l'usage immanent (empirique), nous comprendrons que les deux choses sont compatibles, mais sur les *limites* de tout usage permis de la raison; car ces limites appartiennent aussi bien au champ de l'expérience qu'à celui des êtres de raison, et nous apprendrons en même temps par là comment ces idées si remarquables ne servent qu'à la délimitation de la raison humaine, c'est-à-dire d'une part à étendre dans une certaine mesure la connaissance expérimentale, au point que nous n'ayons rien à connaître que le monde, d'autre part cependant à franchir les limites de l'expérience, et à vouloir juger des choses qu'elle ne contient pas, comme choses en soi.

Mais nous restons sur ces limites, si nous restreignons notre jugement au seul rapport que peut avoir le monde à un être dont la notion même est en dehors de toute connaissance dont nous sommes capables dans le monde. Car alors nous n'attribuons à l'être suprême aucune des propriétés *en soi* par lesquelles nous concevons des objets de l'expérience, et nous évitons p là l'aranthropomorphisme *dogmatique*, mais nous les attribuons cependant à son rapport avec le monde, et nous nous permettons un anthropomorphisme *symbolique*, qui n'est, en fait, que dans le langage, et non dans l'objet.

Quand je dis que nous sommes forcés de considérer le monde comme s'il était l'œuvre d'une intelligence et d'une volonté suprême, je ne dis en réalité qu'une chose, c'est ce que le rapport qui existe entre une horloge, un navire, un régiment, et un horloger, un constructeur, un colonel, est le même qui existe entre le monde sensible (ou tout ce qui compose le fondement de cet ensemble de phénomènes) et l'inconnu que je ne connais par conséquent pas en lui-même, mais que je connais cependant par rapport à moi, par rapport au monde, dont je fais partie.

§ LVIII.

Cette connaissance est la connaissance *par analogie*, qui ne signifie pas, comme le mot l'indique ordinairement, une parfaite ressemblance de deux choses, mais une parfaite ressemblance de deux rapports entre choses entièrement dissemblables (1). Grâce à cette

(1) Ainsi, il y a une analogie entre le rapport juridique des actions humaines et le rapport mécanique des forces motrices : je ne puis rien faire à autrui sans lui donner le droit de m'en faire autant sous les mêmes conditions; de même qu'un corps ne peut agir avec ses forces motrices sur un autre, sans faire par là que l'autre corps réagisse sur lui dans la même mesure. Je puis donc, à l'aide de cette analogie, donner une notion

analogie une notion de l'être suprême est cependant déterminée *pour nous* d'une manière suffisante, quoique nous ayons abandonné tout ce qui pouvait la *déterminer* absolument et *en soi* ; car nous pouvons cependant la déterminer par rapport au monde, et par conséquent par rapport à nous; une détermination ultérieure ne nous est pas nécessaire. Les attaques dirigées par *Hume* contre ceux qui veulent absolument déterminer cette notion, en empruntant à cet effet des matériaux d'eux-mêmes et du monde, ne nous regardent pas; aussi ne peut-il nous objecter qu'il ne nous reste rien si nous retranchons de la notion de l'être suprême l'anthropomorphisme objectif.

En effet, si, pour commencer seulement (comme le fait aussi Hume en ses Dialogues, dans la personne de Philon contre Cléanthe), on nous accorde une hypothèse nécessaire, la notion *constitutive du déisme,* celle d'un être primitif, dans laquelle on conçoit cet être par de purs prédicats ontologiques, ceux de substance, de cause, etc. (*ce qu'on doit faire,* parce que la raison, poussée dans le monde sensible par de simples conditions qui sont toujours conditionnées à leur tour, sans quoi elle ne peut avoir aucune satis-

relative de choses qui me sont absolument inconnues. Ainsi, par exemple, le soin du bonheur des enfants $= a$, est à l'amour des parents $= b$, de même que le soin du genre humain $= c$ est à l'inconnu en Dieu $= x$, que nous appelons amour; ce qui ne veut pas dire qu'il y ait ici la moindre ressemblance avec une inclination humaine, mais nous pouvons seulement en comparer le rapport au monde à celui que les choses du monde ont entre elles. La notion de rapport n'est ici qu'une simple catégorie, à savoir, la notion de cause, qui n'a rien à démêler avec la sensibilité.

faction, et, *ce qui peut se faire commodément aussi*, sans tomber dans l'anthropomorphisme, qui transporte des prédicats tirés du monde sensible à un être tout différent du monde, puisque ces prédicats ne sont que de simples catégories qui n'en donnent aucune notion déterminée, mais non plus, par la même raison, aucune notion restreinte aux conditions de la sensibilité) : rien alors ne peut s'opposer à ce que nous attribuions à cet être une *causalité par raison* à l'égard du monde, et à ce que nous nous élevions ainsi au théisme, sans être obligés de lui attribuer cette raison en lui-même, comme une propriété qui lui serait inhérente. Car, en ce qui regarde le *premier* point, c'est l'unique voie possible pour porter au plus haut degré l'usage de la raison, par rapport à toute expérience possible, universellement d'accord avec elle-même dans le monde sensible, tout en admettant même de nouveau une raison suprême comme une cause de toutes les liaisons dans le monde : un tel principe doit toujours lui être avantageux, sans jamais pouvoir lui nuire dans son usage physique. Quant au *second* point, la raison n'est cependant point transportée par là comme qualité à l'être primitif en soi, mais seulement à son *rapport* au monde sensible, et de cette manière se trouve entièrement évité l'anthropomorphisme. Car il ne s'agit ici que de la *cause* de la forme rationnelle, qui se rencontre partout dans le monde, et si la raison est attribuée à l'être suprême, en tant qu'il contient le principe de cette forme rationnelle du monde, ce n'est que par analogie, c'est-à-dire en tant que cette expression montre seulement le rapport de la cause suprême à nous inconnue avec le monde, pour y déterminer raisonnablement toute chose au plus haut degré. De cette manière donc on évite de se servir de la propriété de la raison pour concevoir Dieu ; on ne s'en sert que pour concevoir le monde, comme il le faut bien, si l'on veut avoir le plus grand usage possible de la raison par rapport au monde suivant un principe.

Nous avouons donc que l'être suprême, considéré en lui-même, nous est tout à fait impénétrable, et inconnaissable même *d'une manière déterminée*, ce qui nous empêche, d'après les notions que nous avons de la raison comme cause efficiente (à l'aide de la volonté), d'en faire aucun usage transcendant pour déterminer la nature divine par des propriétés qui cependant sont toujours prises de la nature humaine, et de nous perdre dans de grossières et mystiques notions. Par là nous évitons aussi de noyer la contemplation du monde, d'après des notions de la raison humaine transportées à Dieu, dans des explications hyperphysiques, de détourner cette contemplation de sa fin propre, suivant laquelle elle doit être une étude de la simple nature par la raison, et non une dérivation téméraire des phénomènes physiques, d'une raison suprême. L'expression qui convient à nos faibles notions sera donc : que nous concevons le monde *comme* s'il dérivait, quant à son existence et à ses déterminations internes, d'une raison suprême ; ce qui nous permet, d'une part, de connaître la propriété qui revient au monde même, sans toutefois prétendre déterminer sa cause en elle-même; d'autre part, de placer *dans le rapport* de la cause suprême au monde le principe de cette propriété (de la forme rationnelle dans le monde), sans trouver que le monde y suffise par lui-même (1).

Ainsi disparaissent les difficultés qui semblaient s'opposer au théisme, par le fait que l'on associe au principe de *Hume*, de ne pas transporter l'usage de la raison hors du champ de toute expérience possible, un autre principe entièrement omis par ce philosophe, celui de ne pas considérer le champ de l'expérience possible, comme quelque chose qui se limite soi-même aux yeux de notre raison. La Critique de la raison indique ici la voie moyenne entre le dogmatisme que Hume attaquait, et le scepticisme qu'il voulait introduire ; moyen terme qui diffère d'autres justes milieux que l'on conseille de déterminer pour ainsi dire mécaniquement (un peu de l'un, un peu de l'autre), et par lesquels nul ne connaît le mieux, mais qui peuvent servir à le déterminer suffisamment d'après des principes.

(1) Je dirai : la causalité de la cause suprême est par rapport au monde ce que la raison humaine est par rapport à son œuvre. En quoi la nature de la chose suprême même me reste inconnue; je ne compare que son action à moi connue (l'ordre du monde) et sa régularité avec les effets à moi connus de la raison humaine, et j'appelle, en conséquence, la première une raison, sans pour cela entendre par là ce que j'entends dans l'homme par cette expression, ou sans lui attribuer comme propriété quelque chose qui me soit connu d'ailleurs.

§ LIX.

Je me suis servi au commencement de cette observation de l'image d'une *limite* pour établir les barrières de la raison par rapport à son usage légitime. Le monde sensible ne contient que des phénomènes, qui ne sont pas des choses en soi. Celles-ci (*noumena*) doivent être admises par l'entendement, par la raison précisément qu'il reconnaît les objets de l'expérience pour de simples phénomènes. Notre raison embrasse les deux choses, et l'on se demande de quelle manière elle procède pour limiter l'entendement par rapport aux deux circonscriptions ? L'expérience, qui contient tout ce qui appartient au monde sensible, ne se limite pas elle-même; elle passe d'un conditionné à un autre. Ce qui doit la limiter, doit être entièrement hors d'elle, et c'est le champ des êtres de pure raison. Mais c'est pour nous un espace vide, en tant qu'il se rapporte à la *détermination* de la nature de ces êtres de raison, et, en ce sens, nous ne pouvons pas sortir du champ de l'expérience possible, s'il s'agit de notions dogmatiquement déterminées. Mais comme une limite même est quelque chose de positif, qui ne tient pas moins à ce qu'elle renferme qu'à l'espace qui est en dehors de l'ensemble donné, c'est donc une vraie connaissance positive, à laquelle la raison participe par le fait seul qu'elle s'étend jusqu'à cette limite, de telle sorte cependant qu'elle ne cherche pas à la franchir, parce qu'elle n'aurait devant elle qu'un espace vide où elle peut bien concevoir des formes pour les choses, mais pas de choses en soi. Mais la *limitation* du champ de l'expérience par quelque chose qui lui est d'ailleurs inconnu, est cependant une connaissance qui reste encore à la raison à ce point de vue, parce qu'elle n'est pas renfermée à l'intérieur du monde sensible, et qu'elle n'extravague pas non plus en dehors, mais que, ainsi qu'il convient à une connaissance de limites, elle se borne au rapport de ce qui les dépasse à ce qu'elles renferment.

La théologie naturelle est une notion de cette espèce, qui se rapporte aux limites de la raison humaine, puisqu'elle se voit obligée de s'élever à l'idée d'un être suprême (et, au point de vue pratique, à l'idée d'un monde intelligible), non pas pour déterminer quelque chose par rapport à ce pur être de raison, par conséquent en dehors du monde sensible, mais seulement pour donner suivant des principes la plus grande unité possible (théoriquement et pratiquement) à son propre usage dans ce monde même, et se servir à cet effet du rapport de cette unité à une raison indépendante, comme cause de toutes les liaisons, sans toutefois s'*imaginer* simplement par là un être, mais, — puisqu'en dehors du monde sensible doit nécessairement se trouver quelque chose que l'entendement pur doit seulement concevoir, — pour le *déterminer* uniquement de cette manière, quoique par simple analogie.

Ainsi subsiste notre proposition précédente, qui résume toute la Critique : « Que la raison, avec tous ses « principes *a priori*, ne nous apprend jamais rien de

« plus que les simples objets de l'expérience possible,
« et de ces objets rien de plus encore que ce qui peut
« être connu dans l'expérience. » Mais cette limitation ne l'empêche pas de nous conduire jusqu'aux *limites* objectives de l'expérience, à savoir, le *rapport* à quelque chose qui ne doit pas être l'objet même de l'expérience, mais qui doit être cependant le principe suprême de toute expérience, sans toutefois rien nous apprendre de ce principe en soi, mais seulement par rapport à son propre et parfait usage en vue des fins suprêmes dans le champ de l'expérience possible. Telle est aussi toute l'utilité qu'on peut raisonnablement désirer, et dont il faut savoir se contenter.

§ LX

Nous avons donc exposé longuement, quant à sa possibilité, la métaphysique telle qu'elle est donnée réellement dans les *dispositions innées* de la raison humaine, et même dans ce qui constitue le but essentiel de ses travaux. Cependant, comme nous avons trouvé que l'usage *purement physique* de ces dispositions de notre raison, si elle manque d'une discipline (qui n'est possible que par une critique scientifique) pour la retenir et la fixer dans ses limites, l'enlace dans des raisonnements *dialectiques* transcendants, qui, ou n'ont en leur faveur que l'apparence ou se contredisent même, et qu'en outre cette métaphysique subtile est inutile aux sciences physiques, ou leur est même préjudiciable ; il reste toujours une question digne de nos efforts, celle de trouver les *fins naturelles* auxquelles tendent dans notre raison ces dispositions aux notions transcendantes, puisque tout ce qui est dans la nature doit se rattacher originairement à quelque but d'utilité.

Cette recherche est en fait périlleuse, et j'avoue qu'il n'y a que conjecture dans ce que je puis dire de la manière dont toute chose se rapporte aux fins premières de la nature. Qu'il me soit cependant permis de m'y livrer dans cette seule circonstance, puisque la question ne concerne pas la valeur objective des jugements métaphysiques, mais les dispositions naturelles relatives à ces jugements, et se trouve ainsi placée dans l'anthropologie en dehors du système de la métaphysique.

Si je considère toutes les Idées transcendantales dont l'ensemble constitue le problème propre de la raison naturelle pure, problème qui la force à quitter la simple comtemplation de la nature, à s'élever au-dessus de toute expérience possible, et à réaliser par cet effort la chose (savoir ou sophisme) qui porte le nom de métaphysique; je crois alors m'apercevoir que cette disposition naturelle tend à dégager notre conception des chaînes de l'expérience et à lui faire franchir les barrières de la simple physique, au point de voir au moins ouvert devant elle un champ qui ne contient que des objets d'entendement pur, qu'aucune sensibilité ne peut atteindre, non pas, il est vrai, pour que nous nous en occupions spéculativement (parce que nous ne trouvons pas de fonds où nous puissions poser le pied), mais pour que des principes pratiques qui, sans la rencontre de cette carrière à leur développement nécessaire et leurs aspirations, ne pourraient pas s'étendre à l'universalité dont la raison ne peut se passer au point de vue moral, aient leur empire sur nous.

Je trouve donc que l'Idée *psychologique*, entendant par là la nature pure, et au-dessus de toutes les notions expérimentales de l'âme humaine, si peu déterminée qu'elle soit, montre assez clairement du moins l'insuffisance de ces notions, et me détourne par là du matérialisme comme d'une notion physiologique qui ne peut convenir à aucune explication naturelle, et qui tient en outre la raison trop à l'étroit au point de vue pratique. De même les *Idées cosmologiques*, par l'insuffisance manifeste de toute connaissance naturelle possible à satisfaire la raison dans sa légitime curiosité, nous préservent du naturalisme, qui prétend que la nature se suffit à elle-même. Enfin, comme toute nécessité physique dans le monde sensible est toujours conditionnée, puisqu'elle suppose toujours une dépendance des choses à l'égard d'autres choses, et que la nécessité inconditionnée ne doit être cherchée que dans l'unité d'une cause différente du monde sensible, et que sa causalité, si elle était purement physique, ne pourrait jamais faire concevoir l'existence du contingent, comme en étant l'effet, la raison, grâce à l'*Idée théologique*, s'affranchit du fatalisme, aussi bien que d'une aveugle nécessité physique dans l'enchaînement de la nature même, sans un premier principe, comme aussi dans la causalité de ce principe même, et conduit à la notion d'une cause par liberté, par conséquent d'une Intelligence suprême. Ainsi les Idées transcendantales, sans nous instruire positivement, ont cependant cette utilité, de mettre un terme aux assertions audacieuses et restrictives du champ de la raison, qui constituent le *matérialisme*, le *naturalisme* et le *fatalisme*, et de donner ainsi carrière aux Idées morales en dehors du champ de la spéculation; ce qui expliquerait jusqu'à un certain point, si je ne me trompe, ces dispositions naturelles.

L'utilité pratique que peut avoir une science purement spéculative, étant en dehors des limites de cette science, peut donc être regardée simplement comme un scolie, et, comme tous les scolies, ne constitue pas une partie de la science même. Cependant ce rapport est au moins en deçà des limites de la philosophie, de celle-là surtout qui se tire des sources rationnelles pures, où l'usage spéculatif de la raison en métaphysique doit nécessairement former unité avec l'usage pratique en morale. La dialectique inévitable de la raison pure, considérée en métaphysique comme une disposition naturelle, doit être expliquée autant que possible, non simplement comme une apparence qui doit être dissipée, mais aussi comme une *institution de la nature* par rapport à sa fin, quoique cette tâche, comme surérogatoire, ne soit pas exigée, et avec raison, pour la métaphysique proprement dite.

Quant à un second scolie, mais plus voisin de la matière et de la métaphysique, il faudrait s'en tenir à la solution des questions qui s'étendent dans la Critique (t. II, p. 260–279). Car c'est là que se trouvent exposés certains principes rationnels qui déterminent *a priori* l'ordre physique, ou plutôt l'entendement qui doit en chercher les lois. Ils semblent être constitutifs et législatifs par rapport à l'expérience, quand cependant ils procèdent de la simple raison, qui, à la différence de l'entendement, ne doit pas être considérée comme un principe de l'expérience possible.

Ceux qui voudront examiner la nature de la raison, en dehors même de son usage en métaphysique, et jusque dans les principes universels propres à constituer systématiquement une histoire naturelle en général, auront à voir si cet accord dépend de ce que, tout comme la nature ne tient pas par elle-même aux phénomènes ou à leur source, la sensibilité, mais ne se trouve que dans le rapport de la sensibilité à l'entendement, de même l'unité constante de l'usage de l'entendement, en faveur de toute une expérience possible (en un système), ne peut convenir à cet entendement que par rapport à la raison, et qu'ainsi l'expérience est médiatement soumise à la législation de la raison ; car j'ai bien présenté cette question, dans le livre même, comme importante, mais je n'en ai pas cherché la solution (1).

Je termine donc ainsi la solution analytique de la question principale que j'avais posée : Comment la

(1) Ma résolution constante a toujours été de ne rien négliger dans la critique de ce qui pourrait conduire à sa perfection, la recherche de la nature de la raison pure, si profondément cachée qu'elle puisse être. Libre à chacun de poursuivre aussi loin qu'il le voudra son investigation, quand on aura seulement fait voir ce qui reste encore à faire ; car c'est

métaphysique en général est-elle possible, puisque je me suis élevé des choses où son usage est réellement donné, au moins dans les conséquences, aux principes de sa possibilité ?

SOLUTION DE LA QUESTION GÉNÉRALE DES PROLÉGOMÈNES :

Comment la métaphysique est possible comme science?

La métaphysique, comme disposition naturelle de la raison, est réelle, mais en elle-même (comme le prouve la solution analytique des trois principales questions), elle n'est que dialectique et trompeuse. Si donc nous voulons en tirer les principes, et, dans leur usage, suivre l'apparence, à la vérité naturelle, mais fausse néanmoins, la science n'en pourra jamais sortir; il n'en résultera qu'un vain art dialectique qui donne l'avantage à une école sur une autre, mais où aucune ne peut jamais acquérir un assentiment légitime et durable.

Afin donc qu'elle puisse, comme science, prétendre non seulement à une légitime persuasion, mais à une connaissance et à une conviction, une critique de la raison même doit exposer toute la provision des no-

ce qu'on peut justement attendre de celui qui s'est donné pour tâche de mesurer tout ce champ, afin que d'autres pussent se le partager et le cultiver. C'est également l'objet des deux scolies qui se recommanderaient difficilement aux amateurs, à cause de leur aridité, et qui ne sont par conséquent proposées qu'aux connaisseurs.

tions *a priori*, leur division suivant leurs origines diverses (la sensibilité, l'entendement et la raison), donner en outre une table complète de ces notions, leur analyse avec tout ce qui peut s'ensuivre, mais en cela surtout la possibilité de la connaissance synthétique *a priori*, par le moyen de la déduction des notions, les principes de leur usage, enfin les limites de cet usage, et le tout en un système parfait. La Critique contient donc, et seule elle est dans ce cas, tout le plan bien examiné et prouvé, tous les moyens même d'exécution en soi, d'après lesquels une métaphysique peut être réalisée comme science; elle n'est pas possible par d'autres voies et moyens. On se demande donc ici, non pas tant comment cette œuvre est possible, que la manière de la commencer, et de faire abandonner aux bons esprits un travail jusqu'ici mal entendu et stérile pour une occupation qui ne soit pas trompeuse, et comment une telle association peut être le plus heusement conduite à une fin commune.

Il est certain en tout cas que celui qui a une fois goûté de la Critique, ne peut plus se contenter de tout ce bagage dogmatique, dont il fallait bien qu'il se payât auparavant, parce que sa raison avait besoin de quelque chose, et qu'il ne pouvait rien trouver de mieux pour son usage. La Critique est donc à la métaphysique scolastique ordinaire tout juste comme la *chimie* à l'*alchimie*, ou comme l'*astronomie* à l'*astrologie*. Je garantis que quiconque aura examiné et compris les principes de la Critique, ne fût-ce que dans ses prolégomènes, ne retournera jamais à cettte ancienne et sophistique science d'apparence; il s'élèvera bien plutôt avec une véritable satisfaction à une métaphysique, qui est certainement en sa puissance, qui n'a plus besoin de découvertes préliminaires, et qui peut procurer à la raison un contentement durable. Car un privilége auquel la métaphysique seule entre toutes les sciences possibles peut prétendre avec certitude, c'est d'être exécutée pleinement et à demeure, puisqu'elle ne demande aucun changement, et qu'elle n'est pas susceptible d'augmentation par de nouvelles découvertes, parce qu'ici la raison possède les sources de sa connaissance, non dans les objets et leur intuition (qui ne peut rien lui apprendre de plus), mais en elle-même, et que si elle a exposé déterminément, complétement, et de manière à prévenir tout malentendu, les lois fondamentales de sa faculté, il ne reste plus rien à connaître *a priori* par la raison pure, rien même qu'elle puisse raisonnablement se demander. L'attente assurée d'un savoir ainsi déterminé et achevé, a en soi un attrait particulier, abstraction faite de toute utilité (dont je parlerai cependant tout à l'heure).

Toute science fausse, toute vaine sagesse n'a qu'un temps; elle finit par se détruire elle-même, et sa plus haute culture est en même temps le point de sa décadence. Que ce temps soit venu pour la métaphysique, c'est ce que prouve l'état où elle est tombée chez tous les peuples éclairés, quoiqu'elle ait été cultivée avec le même zèle que toutes les autres sciences. L'ancienne organisation des études universitaires en conserve encore l'ombre; la seule académie des sciences, par des prix qu'elle propose de temps en temps, provoque une recherche ou une autre en métaphysique, mais cette science n'est plus regardée comme l'une des fondamentales, et l'on peut même juger comment un homme d'une haute intelligence qu'on voudrait appeler un grand métaphysicien, prendrait cet éloge, parti d'un esprit bien intentionné, mais difficilement envié de personne.

Mais quoique le temps de la chute de toute métaphysique soit indubitablement arrivé, beaucoup de choses sont encore à désirer cependant pour qu'on puisse dire que le temps de sa résurrection au moyen d'une fondamentale et entière critique de la raison soit arrivé déjà. Toutes les transitions d'une inclination à l'inclination contraire s'opèrent en passant par l'indifférence, et ce moment est le plus périlleux pour un auteur, mais c'est, à mon sens, le plus favorable à la science. Car si par l'entière dissolution des anciennes associations l'esprit de parti se trouve éteint, les intelligences sont dans une excellente disposition pour entendre insensiblement aux propositions d'une association basée sur un autre plan.

Si je dis que j'espère que ces prolégomènes porteront peut-être aux investigations dans le champ de la critique, et offriront à l'esprit général de la philosophie, qui semble manquer d'aliment dans la partie spéculative, un objet d'occupation nouveau et beaucoup plus fécond, c'est que je puis déjà me figurer à l'avance que quiconque a éprouvé de l'impatience et de l'ennui en passant par les voies épineuses où je l'ai conduit dans la Critique me demandera sur quoi je fonde cet espoir? Je réponds : *sur l'irrésistible loi de la nécessité*.

Que l'esprit de l'homme abandonne un jour entièrement les recherches métaphysiques, c'est à quoi il ne faut pas plus s'attendre qu'a ne plus respirer du tout pour ne plus absorber d'air impur. Il y aura donc toujours dans le monde, et ce qui est plus encore, dans chaque homme, surtout chez celui qui réfléchit, une métaphysique qu'à défaut d'une règle publique, chacun se formera à sa manière. Or, si ce qui s'est appelé jusqu'ici métaphysique ne peut satisfaire aucun esprit qui réfléchit, il lui est cependant impossible d'y renoncer entièrement. Une critique de la raison pure même doit donc enfin être *cherchée*, ou, si elle existe, être *étudiée* et soumise à un examen général, parce qu'autrement il n'y a pas moyen de se garantir du besoin pressant qui est encore quelque chose de plus qu'un simple désir de savoir.

Depuis que je connais la Critique je n'ai pas pu ne point me demander, après avoir lu un ouvrage métaphysique qui m'avait intéressé et formé par la détermination de ces notions, par la diversité, l'ordre et la clarté de l'exposition, si *cet auteur avait fait avancer la métaphysique d'un seul pas*. J'en demande pardon aux savants dont les ouvrages m'ont servi à d'autres égards, et ont tous contribué au développement de mes facultés, mais je confesse que je n'ai pu trouver dans leurs travaux ni dans mes faibles essais (auxquels cependant l'amour-propre donne l'avantage) que la science ait par là fait le moindre progrès ; et cela par la raison toute naturelle que la science n'existait pas encore, et qu'elle ne peut être faite partiellement, mais que le germe en doit d'abord être entièrement préformé dans la critique. Mais pour éviter tout malentendu, il faut se rappeler ce qui a été dit précédemment, qu'un traité analytique de nos concepts est sans contredit fort utile à l'entendement, mais que la science (de la métaphysique) ne s'en trouve pas plus avancée, parce que ces analyses des notions ne sont que des matériaux qui doivent enfin servir à la construction de la science. Ainsi l'on peut très joliment décomposer et déterminer les notions de substance et d'accident, ce qui est fort bon comme préliminaire pour un usage futur ; mais si je ne puis absolument pas prouver que dans tout ce qui existe la substance reste, que les accidents seuls changent, la science n'a pas avancé d'un point par toute cette analyse. Or, la métaphysique n'a pu jusqu'ici prouver *a priori* d'une manière satisfaisante ni cette proposition ni la proposition de la raison suffisante, bien moins encore quelque proposition plus composée, appartenant, par exemple, à la Psychologie ou à la Cosmologie, et en général aucune proposition synthétique. Rien donc par toute cette analyse d'effectué, rien d'acquis, point de progrès, et la science, après tant de tumulte et de bruit, en est encore où elle était du temps d'Aristote, quoique les méthodes qui y conduisent, n'eût-on trouvé que le fil conducteur pour les connaissances synthétiques, soient incontestablement supérieures à celles d'autrefois.

Si quelqu'un se croyait offensé par là, il peut facilement détruire cette inculpation ; il n'a qu'à signaler une seule proposition synthétique appartenant à la métaphysique, qu'il ait démontrée dogmatiquement *a priori;* s'il le fait, je lui accorderai qu'il a réellement fait avancer la science, dût cette proposition être d'ailleurs suffisamment établie par l'expérience commune. Aucune demande ne peut être plus équitable et plus modérée, et dans le cas (inévitablement certain) où elle serait sans réponse, rien de plus juste que cette assertion : la métaphysique, comme science, est nulle jusqu'ici.

Je n'ai que deux choses à repousser pour le cas où mon appel serait écouté : le jeu de la *vraisemblance* et de la conjecture, qui conviennent aussi peu à la métaphysique qu'à la géométrie ; la décision par la baguette divinatoire du *sens commun*, qui ne tourne pas pour chacun, mais qui s'accommode aux qualités personnelles.

En ce qui regarde le jeu de la *vraisemblance*, rien ne peut être plus absurde que de vouloir fonder, dans une métaphysique, dans une philosophie par raison pure, ses jugements sur une vraisemblance et une présomption. Tout ce qui doit être connu *a priori* est par là même donné pour apodictiquement certain, et doit, en conséquence, être prouvé de la sorte ; autrement on pourrait aussi bien fonder une géométrie ou une arithmétique sur des conjectures ; car en ce qui regarde le *calculus probabilium* de cette dernière science, il ne contient pas des jugements vraisemblables, mais des jugements tout à faits certains sur le degré de possibilité de quelques cas, sous des conditions uniformes données, qui doivent se rencontrer infailliblement, suivant une règle, dans la somme de tous les cas possibles, quoique cette règle ne soit pas suffisamment déterminée par rapport à chaque cas particulier. Les conjectures ne sont permises que dans la science empirique (à l'aide de l'induction et de l'analogie), de telle sorte cependant que du moins la possibilité de ce que j'admets soit parfaitement certaine.

Quant à l'*appel au bon sens*, c'est encore pis, si cela se peut, lorsqu'il s'agit de notions et de principes, non pas en tant qu'ils doivent être valables par rapport à l'expérience, mais en tant qu'ils doivent être donnés comme valables en dehors même des conditions de l'expérience. Car qu'est-ce que le *bon sens?* C'est le *sens commun* en tant qu'il juge sainement. Et qu'est-ce que le sens commun? C'est la faculté de la connaissance et de l'usage des règles *in concreto*, par opposition avec le *sens spéculatif*, qui est une faculté de connaître les règles *in abstracto*. Ainsi le sens commun entendra à peine la règle que tout ce qui arrive est déterminé par sa cause, mais il ne pourra jamais voir ainsi en général. Il demande donc un exemple tiré de l'expérience, et s'il comprend que cela ne signifie autre chose que ce qu'il a toujours pensé quand sa fenêtre était cassée, ou qu'un meuble lui avait été enlevé, il comprend alors le principe, et l'accorde également. Le sens commun n'a donc d'autre usage que de voir ses règles (quoiqu'elles soient en lui *a priori*) confirmées dans l'expérience; par conséquent les apercevoir *a priori* et indépendamment de l'expérience, est l'affaire de l'entendement spéculatif, et dépasse tout à fait l'horizon du sens commun. Et cependant la métaphysique ne s'occupe que de la dernière espèce de connaissance, et c'est à coup sûr un mauvais signe du sens commun d'en appeler à un garant qui est ici sans jugement, et qu'on dédaigne fort quand on n'est pas poussé à bout, et qu'on peut se tirer seul d'affaire dans sa spéculation.

C'est une défaite ordinaire dont ces faux amis du sens commun (qui le prisent dans l'occasion, mais qui d'ordinaire le méprisent) ont l'habitude de se servir, que de dire : qu'il doit enfin y avoir des propositions immédiatement certaines, et dont non seulement on ne peut donner aucune preuve, mais dont on ne peut non plus rendre raison, parce qu'autrement il n'y aurait pas de terme aux motifs des jugements. Mais ils ne peuvent jamais donner d'autre preuve de ce droit (si l'on excepte le principe de contradiction, mais qui ne suffit pas pour établir la vérité des jugements synthétiques), quelque autre chose d'indubitable qu'ils puissent immédiatement attribuer au sens commun, que des propositions mathématiques, par exemple que deux et deux font quatre, qu'entre deux points la ligne droite est la plus courte, etc. Mais ce sont là des jugements qui diffèrent totalement de ceux de la métaphysique. Car je puis, en mathématiques, exécuter, construire par la pensée même tout ce que je conçois possible par une notion : j'ajoute à deux unités deux autres unités successivement, et je forme ainsi le nombre quatre ; ou je tire par la pensée d'un point à un autre toutes sortes de lignes, et je n'en puis tirer qu'une seule dont toutes les parties (égales ou inégales) se ressemblent. Mais je ne puis tirer de la notion d'une chose, par toute ma faculté pensante, la notion de quelque autre chose dont l'existence est nécessairement liée à la première ; l'expérience doit être consultée, et quoique mon entendement me donne *a priori* (toujours par rapport à l'expérience possible seulement) la notion d'une pareille liaison (de la causalité), je ne puis cependant pas l'exposer en intuition *a priori*, comme les notions mathématiques, ni par conséquent en faire voir la possibilité *a priori;* mais cette notion, avec les principes de son application, a toujours besoin, pour valoir *a priori*, — comme il le faut bien en métaphysique, — d'une justification et d'une déduction de sa possibilité; ce n'est qu'à cette condition qu'on en sait la portée légitime, et si elle ne peut être employée que dans l'expérience ou bien encore en dehors d'elle. On ne peut donc en métaphysique, comme science spéculative de la raison pure, en appeler jamais au sens commun, mais bien, s'il le faut, l'abandonner et renoncer à toute connaissance spéculative pure, qui doit toujours être un savoir, par conséquent à la métaphysique même et à son enseignement (en certaines occasions) ; une foi raisonnable, seule possible à nous, sera estimée suffisante (peut-être plus salutaire encore que le savoir) pour nos besoins. Car alors la face des choses est entièrement changée. La métaphysique doit être une science, non seulement dans son ensemble, mais aussi dans toutes ses parties ; autrement elle n'est rien, parce que comme spéculation de la raison pure, elle ne peut se maintenir que dans les connaissances universelles. Mais en dehors d'elle la vraisemblance et le bon sens peuvent bien encore avoir leur usage utile et régulier, mais suivant des principes tout à fait propres, dont le poids dépend toujours du rapport à la pratique de la vie.

Voilà ce que je crois avoir le droit d'exiger pour qu'une métaphysique soit possible comme science.

APPENDICE

touchant ce qui peut arriver par rapport à la constitution DE LA MÉTAPHYSIQUE COMME SCIENCE.

Aucune des voies suivies jusqu'ici n'ayant abouti, et le but ne pouvant être atteint à moins d'une critique préalable de la raison pure, je crois pouvoir demander que le présent essai soit soumis à un examen précis et circonstancié, à moins qu'on ne préfère renoncer à toute prétention métaphysique, auquel cas, pourvu qu'on soit conséquent, je n'ai rien à dire. En prenant le cours des choses tel qu'il est en réalité, et non tel qu'il devrait être, il y a deux sortes de jugements, *l'un qui précède l'examen*, et tel est, dans l'espèce, celui où le lecteur, partant de sa métaphysique, juge la Critique de la raison pure (qui cependant doit en rechercher la possibilité) ; *l'autre, qui suit l'examen*, et où le lecteur peut momentanément laisser à l'écart les conséquences qui découlent des recherches critiques, parce qu'elles pourraient choquer par trop la métaphysique qu'il se serait faite autrefois, et considérer avant tout les principes d'où ces conséquences peuvent dériver. Si l'enseignement de la métaphysique commune était établi avec certitude (à peu près comme de la géométrie), la première manière de juger pourrait valoir, car si les conséquences de certains principes sont contraires à des vérités établies, ces principes sont faux, et doivent être rejetés sans autre examen. Mais si le bagage de la métaphysique ne se compose pas de propositions (synthétiques) d'une certitude incontestable, et de telle sorte peut-être que bon nombre d'entre elles, qui sont aussi spécieuses que les plus plausibles de toutes, soient néanmoins contradictoires dans leurs conséquences mêmes, mais qu'il soit entièrement impossible d'y trouver aucun critérium certain de la vérité des propositions métaphysiques proprement dites (synthétiques), alors cette première manière de juger n'est pas possible, et l'examen des principes de la Critique doit précéder tout jugement sur sa valeur, quelle qu'elle soit.

ÉPREUVE

D'UN JUGEMENT SUR LA CRITIQUE
avant l'examen.

Un jugement de cette espèce se trouve dans le Journal des Savants de Goetting, appendice du troisième fragment, 13 janvier 1782, p. 40 et suiv.

Lorsqu'un auteur, qui possède bien l'objet de son ouvrage, qui s'est appliqué à faire passer dans l'exécution de son travail le résultat d'une réflexion généralement personnelle, tombe entre les mains d'un censeur qui, de son côté, y voit assez clair pour reconnaître les moments qui sont la raison propre du mérite ou du défaut de l'ouvrage, qui ne s'attache pas aux mots mais va aux choses, et ne s'arrête pas simplement aux principes d'où l'auteur est parti, la sévérité de ce critique peut bien déplaire à l'auteur, mais le public y est insensible, puisqu'il y trouve son profit ; l'auteur lui-même peut être satisfait d'avoir l'occasion de rectifier ou d'éclaircir des assertions examinées d'abord par un connaisseur, et, de cette manière, s'il croit avoir raison au fond, de faire disparaître avec le temps la pierre d'achoppement qui aurait pu nuire par la suite à son ouvrage.

Je me trouve dans une tout autre position avec mon censeur. Il ne semble pas voir du tout de quoi il est précisément question dans la recherche dont je me suis occupé (avec ou sans succès). Que ce soit fatigue et difficulté de réfléchir mûrement d'un bout à l'autre d'un ouvrage de longue haleine, ou humeur chagrine à la vue de la réforme imminente d'une science où il croyait depuis longtemps avoir tout tiré au clair, ou, ce que je répugne à penser, une notion réellement étroite qui l'empêcherait de s'élever jamais au-dessus de sa métaphysique scolastique ; toujours est-il qu'il parcourt avec impétuosité une longue série de propositions auxquelles on ne peut rien comprendre sans connaître ses prémisses, qu'il distribue en tout sens un blâme dont le lecteur aperçoit aussi peu la raison qu'il comprend peu les thèses qui en sont l'objet, et qu'il ne peut par conséquent ni instruire le public, ni me porter le moindre dommage dans le jugement des connaisseurs. Je passerais complétement sous silence cette critique si elle n'était pour moi une occasion de donner quelques explications qui pourraient prévenir en quelques cas un malenténdu dans l'esprit du lecteur de ces prolégomènes.

Afin cependant que le critique saisisse un point de vue sous lequel il puisse présenter le plus clairement possible aux yeux tout l'ouvrage d'une manière défavorable à l'auteur, sans qu'il ait besoin de faire quelque examen particulier, il commence et finit par dire que « cet ouvrage est un système d'idéalisme transcendant, ou, comme il le traduit, d'un idéalisme supérieur (1). »

(1) Non, certes, pas *supérieur*. De hautes tours et les hommes métaphysiquement grands qui leur ressemblent, autour desquels deux il se fait d'ordinaire beaucoup de vent, n'existent pas pour moi. Ma place

Au premier coup d'œil jeté sur ces lignes je vis ce que devait être ce compte rendu ; c'est-à-dire quelque chose de comparable à ce que ferait quelqu'un qui, entièrement étranger à la géométrie, aurait trouvé un Euclide, et chercherait à porter un jugement sur cet ouvrage, et, après avoir rencontré un grand nombre de figures en le parcourant, s'exprimerait à peu près en ces termes : « Ce livre est une instruction systématique en fait de signes ; l'auteur se sert d'une langue à lui pour donner des préceptes obscurs, inintelligibles, qui ne peuvent servir à rien de plus qu'à ce que peut faire tout homme doué naturellement d'un coup d'œil sûr, etc. »

Voyons cependant ce qu'est l'idéalisme qui se trouve répandu dans mon ouvrage, quoiqu'il ne soit pas à beaucoup près l'âme du système.

La thèse de tous les idéalistes avoués, depuis l'école d'Elée jusqu'à Berkeley, se trouve dans cette formule : « Toute connaissance par les sens et l'expérience n'est que pure apparence ; il n'y a de vérité que dans les idées de l'entendement pur et de la raison. »

Le principe qui régit et détermine constamment mon idéalisme, est au contraire que « Toute connais-

est le *bathos* fécond de l'expérience, et le mot transcendantal dont j'ai tant de fois indiqué la signification, et qui n'a pas même été compris par mon censeur (tant il a tout vu légèrement), ne signifie pas quelque chose qui dépasse toute expérience, mais ce qui, tout en la précédant (*a priori*), n'est cependant destiné qu'à rendre possible une connaissance expérimentale. Si ces notions dépassent l'expérience, alors leur usage, qui diffère de l'immanent, c'est-à-dire de celui qui est restreint à l'expérience, prend le nom de transcendant. Toutes les confusions de cette espèce ont été suffisamment prévenues dans l'ouvrage ; mais le censeur trouve son avantage dans les malentendus.

sance des choses par simples notions intellectuelles, ou de raison pure, n'est que simple apparence, et la vérité n'est que dans l'expérience. »

Si c'est précisément là le contraire de l'idéalisme proprement dit, comment donc ai-je été conduit à me servir de cette expression dans un dessein tout opposé, et comment le critique a-t-il pu le trouver partout?

La réponse à cette question tient à ce qu'on aurait pu très facilement apercevoir par l'ensemble de l'ouvrage, si on l'avait voulu. L'espace et le temps, avec tout ce qu'ils contiennent, ne sont ni des choses, ni des propriétés en soi des choses ; elles n'appartiennent qu'à leurs phénomènes ; jusque-là je ne suis d'accord avec les idéalistes que sur un seul point. Mais eux, et surtout *Berkeley*, regardaient l'espace comme une pure représentation, qui, de même que les phénomènes qu'il comprend, ne nous serait connu, avec toutes ses déterminations, qu'au moyen de l'expérience ou de la perception. Je fais voir, au contraire, tout d'abord que l'espace (ainsi que le temps, auquel Berkeley n'a pas fait attention) avec toutes ses déterminations peut être connu de nous *a priori*, parce que l'espace, aussi bien que le temps, est en nous avant toute perception ou expérience, comme forme pure de notre sensibilité, et en rend possible toute intuition, par conséquent aussi tous les phénomènes. D'où il suit que, la vérité reposant sur des lois universelles et nécessaires, comme sur ses critères, l'expérience, chez *Berkeley*, ne peut avoir de critères de la vérité, parce que rien n'est donné par lui pour fondement *a priori* aux phénomènes qui la constituent ; d'où il suivrait qu'elle n'est qu'une vaine apparence. Suivant nous au contraire l'espace et le temps (en liaison avec des notions intellectuelles pures) prescrivent *a priori* à toute expérience possible sa loi, qui donne en même temps le critérium certain pour y distinguer la vérité de l'apparence (1).

Mon prétendu idéalisme (proprement critique) est donc d'un caractère tout à fait propre, tel, c'est-à-dire qu'il ruine l'idéalisme ordinaire ; tel que par lui toute connaissance *a priori*, même celle de la géométrie, en reçoit tout d'abord une réalité objective qui, sans la preuve de mon idéalité de l'espace et du temps, ne peut pas être affirmée, même des réalistes les plus zélés. Dans cet état de choses je voudrais donc, pour prévenir tout malentendu, pouvoir appeler d'un autre nom ma notion, mais je ne puis la changer totalement. Qu'il me soit donc permis de l'appeler désormais, comme on l'a déjà fait plus haut, un idéalisme formel, ou mieux encore un idéalisme critique, pour le distinguer de l'idéalisme dogmatique de *Berkeley*, et de l'idéalisme sceptique de *Descartes*.

Je ne trouve rien de plus à remarquer dans la critique de cet ouvrage. L'auteur juge *en gros* d'un bout

(1) L'idéalisme proprement dit a toujours un but mystique, et ne saurait en avoir un autre ; le mien n'a pour but que de faire comprendre la possibilité de notre connaissance *a priori* touchant des objets de l'expérience ; ce qui est un problème qui n'a pas encore été résolu jusqu'ici, pas même proposé. Par là tombe donc tout l'idéalisme hyperphysique, qui conclut toujours (comme on peut le voir déjà par Platon) de nos connaissances *a priori* (même des connaissances géométriques) à une autre intuition (l'intellectuelle), comme celle des sens, parce qu'on ne peut absolument pas concevoir que des sens doivent percevoir aussi *a priori*.

à l'autre ; manière habilement choisie, parce qu'ainsi on dit ce qu'on sait sans laisser apercevoir ce qu'on ignore : un seul jugement développé, *de détail*, s'il avait porté, comme cela devait être, sur la question principale, aurait peut-être mis à découvert mon erreur, peut-être aussi le degré de connaissance du critique dans cette espèce de recherches. Ce n'a pas été non plus un artifice mal imaginé pour ôter aux lecteurs qui ont l'habitude de ne se faire une notion des livres que d'après les journaux, l'envie de lire de sitôt le livre même, que de débiter d'un seul trait à la suite les unes des autres une multitude de propositions qui, dépourvues de leur liaison avec leurs preuves et leurs explications (surtout quand elles sont aussi opposées que celles-ci à la métaphysique scolastique), doivent nécessairement sembler des absurdités, de fatiguer la patience du lecteur jusqu'au dégoût, et, après m'avoir attribué la proposition sentencieuse que l'apparence constante est la vérité, de finir cependant par cette dure mais paternelle leçon : A quoi donc sert de contredire le langage reçu, à quoi bon, et d'où vient la distinction de l'idéalisme? C'est là un jugement qui finit par faire consister le caractère propre de mon livre (quand il devait être d'abord une hérésie métaphysique) en un simple néologisme, et qui montre clairement que mon prétendu juge n'en a pas entendu la moindre chose, et qu'il ne s'est pas non plus très bien compris lui-même (1).

(1) Le censeur se bat en plus d'un endroit avec son ombre. Quand j'oppose la vérité de l'expérience au rêve, il ne fait pas attention qu'il

Le critique parle cependant comme un homme qui doit se croire des connaissances importantes, supérieures, mais qu'il tient encore en réserve ; car je ne connais rien de nouveau en métaphysique qui puisse justifier un pareil ton. En quoi il a grand tort, puisqu'il prive le monde de ses découvertes. Car il n'est pas douteux que beaucoup d'autres ainsi que moi, n'ont cependant pas su trouver, malgré tout ce qui a été publié de beau depuis longtemps déjà dans cette partie, que la science ait par là fait le moindre progrès. Le monde peut bien ne pas trouver mauvais qu'on aiguise des définitions, qu'on donne des béquilles à des preuves boiteuses, qu'on ajoute aux centons de la métaphysique de nouvelles pièces, ou qu'on en renouvelle la forme, mais il ne le demande pas. Il est rassasié d'assertions métaphysiques : on veut la possibilité de cette science, les sources d'où la certitude en peut être dérivée, et des critères qui permettent de distinguer avec certitude l'apparence dialectique de la raison pure d'avec la vérité. Le critique doit posséder la clef de tout cela, autrement il n'aurait jamais pris un ton si haut.

Mais je soupçonne que le besoin de la science ne lui est peut-être jamais venu dans la pensée, car autre-

ne s'agit pas là du *somnio objective sumpto* de la philosophie de Wolf, qui est purement formel, et où l'on ne considère point la différence du sommeil et de la veille, différence qui ne peut pas même être l'objet d'une étude dans une philosophie transcendantale. Du reste, il dit de ma déduction des catégories et de la table des principes intellectuels, que ce sont « des principes connus de logique et d'ontologie, exprimés en langage idéaliste. » Le lecteur n'a qu'à voir là-dessus ces prolégomènes pour être assuré qu'on ne pouvait porter un jugement plus pitoyable et même plus faux historiquement.

ment il aurait dirigé son jugement sur ce point, et un essai, même défectueux, aurait, dans une occasion si importante, provoqué son attention. S'il en est ainsi, nous voilà redevenus bons amis. Il peut réfléchir aussi profondément sur sa métaphysique qu'il le jugera convenable, personne n'est obligé de l'en empêcher; seulement il ne peut juger de ce qui est en dehors de la métaphysique, sur les sources qui s'en trouvent dans la raison. Que mon soupçon ne soit pas sans fondement, c'est ce qui résulte de ce que mon censeur ne dit pas un mot de la métaphysique de la connaissance synthétique *a priori*, qui était le problème par excellence, de la solution duquel la destinée de la métaphysique est attachée, et qui fait tout l'objet de ma Critique (comme aussi de ces prolégomènes). L'idéalisme sur lequel il s'est achoppé, et auquel il s'est attaché, a été érigé en système (quoiqu'il ait aussi d'autres raisons en sa faveur) comme l'unique moyen de résoudre ce problème; et alors mon censeur aurait dû prouver ou que ce problème n'a pas l'importance que je lui attribue (comme je le fais encore maintenant dans les prolégomènes), ou qu'il ne peut être résolu par ma notion des phénomènes, ou bien encore qu'il peut l'être mieux d'une autre manière; mais rien de tout cela dans son article. Mon censeur n'entend donc rien à mon ouvrage, et peut-être rien encore à l'esprit et à l'essence de la métaphysique même, à moins, ce que je suppose plus volontiers, que sa précipitation de critique, irritée de la difficulté de se faire jour à travers tant d'obstacles, n'ait jeté une ombre fâcheuse sur l'ouvrage qu'il avait sous les yeux, et ne l'ait empêché d'en saisir les points essentiels.

Il s'en faut bien qu'un journal savant, malgré la sévérité et le discernement qui peut présider au choix des collaborateurs, puisse affirmer sa considération, d'ailleurs méritée, dans le champ de la métaphysique aussi facilement que dans d'autres parties. Les autres sciences et connaissances ont leur unité de mesure. Les mathématiques ont la leur en elles-mêmes, l'histoire et la théologie dans les livres profanes ou sacrés, la physique et la médecine dans les mathématiques et l'expérience, la jurisprudence dans les lois, et jusqu'aux affaires de goût dans les modèles de l'antiquité. Mais quand il s'agit de ce qu'on appelle métaphysique, l'unité de mesure est la première chose à découvrir (j'ai essayé de la déterminer, ainsi que son usage). Qu'y a-t-il donc à faire jusqu'à ce qu'elle soit trouvée, alors cependant qu'il faut juger des ouvrages de ce genre? Si ces ouvrages sont dogmatiques, on peut faire ce qu'on voudra; personne en cela ne tranchera du maître sur un autre, sans rencontrer quelqu'un qui rende la pareille. Mais si les ouvrages sont critiques, non à la vérité par rapport à d'autres écrits, mais au regard de la raison même, de telle sorte que l'unité de mesure du jugement ne puisse être prise, mais qu'elle ne soit que cherchée, alors l'objection et le blâme peuvent être permis, mais avec des dispositions à l'accommodement, parce que le besoin est le même de part et d'autre, et que le défaut d'une connaissance forcée ne permet pas une autorité magistralement décisive.

Or, pour rattacher mon apologie à l'intérêt de la philosophie même, je propose un examen décisif sur la manière dont toutes les questions métaphysiques ayant un objet commun doivent être décidées. Ce n'est là d'ailleurs que ce qu'ont fait avec succès les mathématiciens pour donner à leur méthode l'avantage dans une discussion, c'est-à-dire une invitation faite à mon censeur de démontrer à sa manière, mais comme il est de droit, par des principes *a priori*, quelque proposition vraiment métaphysique affirmée par lui, c'est-à-dire une proposition synthétique et procédant de notions *a priori*, ou bien encore une des propositions les plus indispensables, telle, par exemple, que le principe de la permanence de la substance, ou de la détermination nécessaire des événements cosmiques par leur cause. S'il ne le peut pas (en quoi le silence est un aveu), il faut qu'il accorde que, si la métaphysique n'est absolument rien sans une certitude apodictique des propositions de cette espèce, sa possibilité ou son impossibilité doit être décidée d'abord par une critique de la raison pure, ce qui l'oblige par conséquent, ou à reconnaître que mes principes de la Critique sont justes, ou à prouver qu'ils ne le sont pas. Mais comme je prévois que, si peu soucieux qu'il ait été jusqu'ici de la certitude de ses principes, cependant, comme il s'agit d'une épreuve rigoureuse, il n'en trouvera pas un seul dans le domaine entier de la métaphysique avec lequel il puisse marcher hardiment, je veux bien lui faire cette condition généreuse, qu'on ne peut attendre que dans une discussion, à savoir de prendre pour moi l'*onus probandi*, et de s'en exonérer.

Il y a dans ces prolégomènes, et dans ma *Critique*, t. II, p. 84-106, huit propositions toujours opposées entre elles deux à deux, mais dont chacune appartient nécessairement à la métaphysique qu'il est obligé ou d'admettre ou de refuser (quoique aucune d'elles n'ait été admise d'aucun philosophe de son temps). Libre à lui de prendre celle de ces huit propositions qu'il voudra, de l'admettre sans la preuve que j'en donne, de n'attaquer qu'une seule de ces preuves (pour qu'il n'y ait pas perte de temps sans profit pour lui et pour moi), et par là ma preuve du contraire. Mais si je puis néanmoins justifier cette preuve, et faire voir de quelque manière que, suivant des principes que toute métaphysique dogmatique doit nécessairement reconnaître, l'opposée de la proposition adoptée par moi peut n'être pas moins clairement démontrée, il se trouve par là décidé qu'il y a en métaphysique un vice héréditaire, qui ne peut s'expliquer ni se corriger qu'à la condition de s'élever jusqu'au lieu de son origine, la raison pure elle-même, et qu'ainsi ma Critique doit être acceptée, ou remplacée par une meilleure; qu'elle doit au moins être étudiée, seule chose que je demande pour le moment. Si, au contraire, je ne puis justifier ma preuve, et s'il se trouve ainsi fermement établi du côté de mon adversaire une proposition synthétique *a priori* par principes dogmatiques, mon attaque de la métaphysique commune aura donc été sans fondement, et j'offre de reconnaître alors pour légitime le blâme déversé par mon censeur sur ma Critique (quoique ici la conséquence soit loin d'être légitime). Il faudrait pour cela, si je ne me trompe, *procéder ab incognito,* autrement je ne vois pas comment, au lieu d'un problème qui me serait posé par un anonyme, mais cependant pas sans provocation, je ne serais pas honoré ou accablé d'une multitude de questions.

PROPOSITION

POUR UN EXAMEN DE LA CRITIQUE

avec conclusion possible.

Je dois aussi des remercîments au public instruit pour le silence dont il a longtemps honoré ma Critique; c'est une preuve de la suspension du jugement, et, par suite, une présomption que dans un ouvrage qui abandonne toutes les voies battues, et qui se fraie un chemin nouveau, où l'on peut ne pas se retrouver immédiatement, il peut cependant y avoir quelque chose de propre à rendre la vie et la fécondité à une branche importante, mais morte aujourd'hui, de la connaissance humaine, c'est l'attention de ne pas briser et détruire par un jugement précipité une greffe encore tendre. Je ne connais que d'aujourd'hui un exemple d'un jugement ajourné par ces raisons; il se trouve dans le *Journal des Savants* de Gotha. Tout lecteur en remarquera de soi-même la solidité (sans qu'il soit besoin de s'en rapporter à un éloge qui, de ma part, serait suspect). Ce jugement se fonde sur l'idée compréhensive et vraie d'une partie des premiers principes de mon ouvrage.

Je propose donc, puisqu'il est impossible de juger du premier coup dans sa totalité et d'un regard rapide une construction de cette étendue, de l'examiner pièce par pièce pour ainsi dire, en partant des fondements, et de se servir pour cela des présents prolégomènes, comme d'une esquisse générale à laquelle on pourrait à l'occasion comparer l'ouvrage même. Cette demande, si elle ne tenait qu'à l'idée de l'importance attachée par la vanité ordinaire à toutes les productions personnelles, serait présomptueuse, et mériterait de n'être pas écoutée. Mais telle est la situation de toute la philosophie spéculative, qu'elle est sur le point de tomber dans un profond discrédit, malgré l'intérêt constant qu'y attache toujours la raison humaine, qui, toujours trompée, essaie aujourd'hui, quoiqu'en vain, de prendre le parti de l'indifférence.

On ne présume pas que, dans notre siècle de réflexion, peu d'hommes de mérite doivent mettre à profit toute belle occasion de travailler d'ensemble à l'intérêt commun qu'a la raison de s'éclairer indéfiniment, pour peu qu'il y ait d'espoir de réussir. Mathématiques, physique, lois, arts, morale même, etc., ne remplissent pas entièrement l'âme; il y reste toujours une place destinée à la seule raison spéculative pure, et dont le vide nous oblige à chercher dans des balivernes ou œuvres badines, ou dans les écarts de l'imagination, une apparence d'occupation et d'aliment; mais ce n'est là, au fond, qu'une distraction destinée à étouffer le cri importun d'une raison qui demande quelque chose de conforme à sa destinée, où elle trouve une satisfaction propre, et dont elle ne soit pas l'instrument pour d'autres desseins, ou au profit des inclinations. Une étude qui n'a pour objet que le domaine de la raison considérée en elle-même, où toutes les autres connaissances doivent aboutir comme à leurs fins et se réunir en un tout, une pareille étude a donc, comme je le présume avec raison, pour quiconque ne cherche qu'à étendre ses notions, un grand attrait, et je puis bien dire un attrait plus grand que celui qui s'attache à tout autre savoir théorique, que l'on ne changerait pas facilement pour celui-là.

Si je propose ces prolégomènes comme plan et comme fil conducteur de l'examen plutôt que l'ouvrage même, c'est parce que, tout en étant aujourd'hui encore pleinement satisfait de celui-ci, pour ce qui est du contenu, de la disposition des matières, de la méthode et de la forme relativement à chacune des propositions capitales (car il a fallu des années pour que je fusse tout à fait content non seulement du tout, mais quelquefois aussi d'une seule proposition par rapport à ses sources), j'ai pris à tâche de peser chaque proposition et de l'examiner avant de l'établir, et que je ne suis pas tout à fait content de mon exposition dans quelques sections de la théorie élémentaire, par exemple de la déduction des notions intellectuelles ou de celle des paralogismes de la raison pure, parce qu'une certaine diffusion y cause de l'obscurité, et qu'on peut y substituer dans l'examen pour le fond ce que disent ici les prolégomènes par rapport à cette section.

On croit volontiers qu'en fait de persévérance et de travail assidu les Allemands peuvent aller plus loin que d'autres peuples. Si cette opinion est fondée, c'est ici une occasion de conduire à son entier achèvement une œuvre dont l'heureuse issue n'est guère douteuse, et à laquelle tous les hommes qui pensent prennent un égal intérêt, quoiqu'elle n'ait pas encore abouti, et de confirmer cette honorable opinion, alors surtout que la science dont il s'agit est de telle nature qu'elle peut être portée d'un seul coup à la perfection, et recevoir une *constitution définitive*. Elle a, en effet, cet avantage de ne pouvoir absolument pas être étendue ou accrue par de futures découvertes, et de ne pouvoir même pas être changée (je ne parle pas ici de la netteté résultant d'une clarté supérieure ou de l'utilité à tous les points de vue possibles), avantage que ne possède et ne peut posséder aucune autre science, parce qu'aucune ne concerne une faculté de connaître aussi complétement isolée, indépendante de toutes les autres, et sans mélange avec elles. Aussi le moment me semble-t-il encourageant pour moi, puisqu'on ne sait presque pas aujourd'hui en Allemagne de quoi l'on peut s'occuper encore en dehors des sciences utiles, si bien que ce n'est cependant pas un simple jeu; c'est aussi un travail qui doit aboutir à un résultat durable.

Je dois laisser à d'autres d'imaginer les moyens propres à réunir les efforts des savants pour un tel but. Mon opinion n'est cependant pas de demander au premier venu une simple exécution de mes propositions, ou de me bercer de l'espoir qu'elle aura lieu; mais des objections, des répétitions, des restrictions, ou bien encore une confirmation, un complément et une extension, suivant l'occurrence, peuvent y contribuer, pourvu que l'affaire soit examinée en principe. Il est alors inévitable qu'un système, ne fût-il pas le mien, devienne pour la postérité un legs dont elle aura raison d'être reconnaissante.

Il serait trop long de faire voir ce qu'on peut attendre pour une métaphysique, pourvu seulement qu'on soit en règle avec les principes de la critique, et comment en conséquence la métaphysique ne peut paraître amoindrie parce qu'on lui a enlevé ses fausses plumes, mais comment elle peut, à un autre point de vue, sembler enrichie et convenablement dotée; mais d'autres grands avantages, qui devraient résulter de cette reforme, sautent aux yeux. La métaphysique commune avait déjà cette utilité, de rechercher les notions élémentaires de l'entendement pur, pour les éclaircir par l'analyse, et les déterminer par une explication. Elle devenait ainsi une culture de la raison, où celle-ci pouvait bien trouver à s'appliquer ensuite, mais c'était là toute son utilité; car elle détruisait ce mérité en favorisant la présomption par des assertions téméraires, la sophistique par de subtiles faux-fuyants et de vaines apparences, et la sécheresse par la légèreté dans la manière d'aborder les problèmes les plus difficiles avec un peu de scolastique, sécheresse d'autant plus séduisante qu'il lui est plus facile de choisir quelque chose du langage scientifique d'un côté, du langage populaire de l'autre, et d'être ainsi tout à tous, mais dans le fait rien nulle part. La Critique, au contraire, donne à notre jugement l'unité de mesure servant à distinguer avec certitude le savoir véritable du savoir apparent. Cette certitude tient à ce qu'en métaphysique on fait un plein exercice d'un mode de penser dont l'influence salutaire s'étend ensuite à tout autre usage de la raison, et inspire avant tout le véritable esprit philosophique. Ce n'est pas non plus un service de peu d'importance que celui qu'elle rend à la théologie, puisqu'elle l'affranchit du jugement de la spéculation dogmatique, et la met en parfaite sécurité contre toutes les attaques de ces sortes d'adversaires. En effet, la métaphysique commune, tout en promettant à la théologie un grand appui, n'a pu tenir parole, et, en offrant l'assistance de la dogmatique spéculative, n'a fait que se combattre elle-même comme ennemie. Une extravagance qui ne peut se produire dans un siècle éclairé qu'autant qu'elle trouve un asile dans la métaphysique scolastique, sous la protection de laquelle elle peut oser délirer pour ainsi dire avec raison, est chassée de ce dernier refuge par la philosophie critique. Ajoutons qu'il est important pour un professeur de métaphysique de pouvoir dire une fois avec un assentiment général, que ce qu'il expose est en fait une *science*, et de rendre ainsi un véritable service à la république.

SUR

UNE DÉCOUVERTE

D'APRÈS LAQUELLE

TOUTE NOUVELLE

CRITIQUE DE LA RAISON PURE

DOIT ÊTRE RENDUE INUTILE

PAR UNE PLUS ANCIENNE

1790

14

M. *Eberhard* a découvert, comme l'annonce son *Magasin philosophique* (t. I, p. 289), que « la philosophie de *Leibniz* contient aussi bien une critique de la raison, que la nouvelle, tout en introduisant un dogmatisme fondé sur une analyse exacte de la faculté de connaître ; d'où il suit qu'elle renferme tout ce que la dernière contient de vrai, et même davantage, par l'extension fondée du domaine de l'entendement. » Comment donc est-il arrivé que depuis très longtemps déjà on n'ait rien vu de semblable dans la philosophie du grand homme, et dans la philosophie de Wolf, sa fille? C'est ce que M. Eberhard ne dit pas. Mais combien d'interprètes malhabiles voient maintenant avec clarté dans les anciens des découvertes réputées nouvelles, depuis qu'on leur a montré ce qu'ils doivent voir !

Passe encore pour la fausse prétention à la nouveauté, si seulement la critique plus ancienne n'aboutissait pas juste au contraire de la nouvelle; car alors l'*argumentum ad verecundiam* (comme l'appelle Locke), dont se sert aussi prudemment (quelquefois encore en abusant des expressions, comme à la page 298) M. Eberhard, de peur que les siens propres ne soient insuffisants, serait un grand obstacle à l'admission des derniers. Mais il est périlleux d'entreprendre la réfutation des thèses de la raison pure avec des *livres* (qui ne pourraient être tirés d'autres sources que de celles dont nous sommes aussi rapproché que leurs auteurs). Il parle aussi quelquefois (comme à la p. 381 et 393, observ.) comme s'il ne voulait pas se porter garant de Leibniz. Le mieux est donc de mettre cet homme illustre hors de cause, et de prendre les propositions avancées par M. Eberhard comme siennes, et qu'il dirige contre la Critique, pour ses assertions propres ; autrement nous tomberions dans cette fausse position, de courir le danger d'atteindre un grand homme en parant, comme c'est notre droit, les coups qu'on nous porte au nom d'un tiers ; ce qui ne pourrait que nous attirer la défaveur de ceux qui l'honorent.

La première chose à laquelle nous devons faire attention dans ce débat, c'est, suivant l'exemple des juristes dans l'introduction d'une instance, la formule. M. Eberhard (p. 255) s'en explique de la manière suivante : « D'après l'économie de ce journal, il nous est bien permis de suspendre et de continuer nos journées suivant notre bon plaisir, *d'aller en avant et en arrière*, et de pouvoir prendre toutes les directions. » — On peut bien convenir qu'un Magasin renferme dans ses différentes divisions et arrangements des choses fort diverses (comme il arrive dans celui-ci, où une dissertation sur la *vérité logique* est immédiatement suivie d'un mémoire sur la *baleine*, qui est à son tour suivi d'un *poëme*) ; mais M. Eberhard prouvera difficilement par le caractère propre d'un Magasin (qui serait alors un réduit) qu'il est bon de faire entrer pêle-mêle dans une seule et même division des matières tout à fait disparates, surtout, comme c'est ici le cas, s'il s'agit de l'opposition de deux systèmes : en fait, il est loin lui-même de penser ainsi.

Cet assemblage soi-disant sans art de propositions, est en réalité très bien ordonné pour s'emparer du lecteur avant d'avoir établi un critérium de la vérité, avant par conséquent qu'il en ait aucun pour les propositions qui exigent un examen approfondi, et pour prouver ensuite la bonté du critérium qu'il choisira tardivement, non cependant tel qu'il devait être, en partant de sa propriété intrinsèque, mais à l'aide des propositions mêmes auxquelles il l'éprouve (et non qui en sont éprouvées). C'est un ὕστερον πρότερον, artificiel manifestement destiné à esquiver de la belle manière (comme travail étendu et pénible) la recherche des éléments de notre connaissance *a priori* et du principe de sa validité par rapport aux objets avant toute expérience, par conséquent la déduction de leur réalité objective, et à ruiner autant que possible d'un trait de plume la Critique, mais en même temps à faire place à un dogmatisme illimité de la raison pure. On sait en effet que la Critique de l'entendement pur commence par cette recherche, qui a pour but la solution de la question générale : Comment les propositions synthétiques *a priori* sont-elles possibles? Et ce n'est qu'après une explication très pénible de toutes les conditions nécessaires à cet effet, qu'elle peut arriver à cette conclusion : que la réalité objective d'aucune notion ne peut être certaine qu'autant que cette notion peut être exposée en une intuition (toujours sensible pour nous) qui lui corresponde; qu'il ne peut en conséquence y avoir en dehors de l'expérience possible absolument aucune connaissance, c'est-à-dire aucunes notions dont on soit assuré qu'elles ne sont pas vaines. — Le Magasin débute en réfutant cette proposition par la preuve du contraire, à savoir qu'il y a positivement une extension de la connaissance au delà des objets des sens, et finit par examiner la possibilité de cette extension par des propositions synthétiques *a priori*.

La pièce du premier volume du Magasin de M. Eberhard se compose donc de deux actes : dans le premier la réalité objective de nos concepts de l'insensible doit être exposée; dans le second, le problème de la possibilité des propositions synthétiques *a priori* doit être résolu. Car pour ce qui est du principe de la raison suffisante qu'il expose déjà (p. 163-166), il est là pour servir de base dans ce système synthétique à la réalité de la notion; mais il fait déjà partie, de l'aveu même de l'auteur (p. 316), des jugements synthétiques et analytiques qui doivent servir à décider avant tout quelque chose sur la possibilité des principes synthétiques. Tout le reste, quelle qu'en soit la place, consiste à renvoyer à des preuves futures, à faire appel à des preuves antérieures à des citations de Leibniz et à d'autres assertions, à attaquer des expressions, dont le sens est ordinairement faussé, etc. ; juste ce qu'il faut pour surprendre ses auditeurs, suivant le conseil donné par Quintilien à l'orateur, par rapport aux arguments (*si non possunt valere quia magna sunt, valebunt quia multa sunt. — Singula levia sunt et communia, universa tamen nocent, etiamsi non ut fulmine, tamen ut grandine*), qui ne méritent d'être mentionnés que dans un supplément. Il est fâcheux d'avoir affaire à un auteur qui n'a pas d'ordre, et plus fâcheux encore s'il a un désordre artificiel pour faire passer furtivement des propositions superficielles ou fausses.

PREMIÈRE SECTION.

De la réalité objective des notions auxquelles aucune intuition sensible correspondante ne peut être donnée, suivant M. Eberhard.

M. Eberhard procède à cette tâche (p. 157-158) avec une solennité digne de l'importance du sujet : il parle de ses longs travaux, dégagés de toute prévention, en faveur d'une science (la métaphysique) qu'il regarde comme un royaume dont, s'il était nécessaire, une partie considérable pourrait être abandonnée, sans néanmoins cesser d'être encore un pays important ; il parle des fleurs et des fruits que promettent les champs *incontestablement* fertiles de l'ontologie (1), et engage même, par rapport au champ

(1) Ce sont précisément ceux dont les notions et les principes, comme

de la cosmologie, dont la fertilité est contestée, à ne point se décourager ; car, dit-il, « nous pouvons toujours y avancer, nous pouvons toujours essayer de l'enrichir de nouvelles vérités, *sans nous occuper de la valeur transcendantale de ces vérités* (ce qui doit signifier ici de la réalité objective de leurs notions); » puis il ajoute : « C'est même de la sorte que les mathématiciens ont constitué la notation de toutes leurs sciences, *sans dire un seul mot de la réalité de leur objet.* » Il dit,—le lecteur doit bien faire attention,—il dit donc « C'est ce qui se laisse prouver par un exemple remarquable, par un *exemple* trop frappant et trop *instructif* pour que je ne doive pas le consigner ici. » Oui, très instructif ; car jamais exemple ne fut mieux choisi pour avertir de ne pas même s'en rapporter à des arguments tirés de sciences qu'on n'entend pas, pas même à la décision d'autres hommes célèbres, qui n'en ont parlé qu'en passant, parce qu'il faut présumer qu'on ne les entend pas non plus. Car M. Eberhard ne pouvait pas mieux se réfuter lui-même et son projet, que par le jugement attribué à *Borelli* sur les coniques d'*Apollonius*.

Apollonius construit d'abord la notion d'un cône, c'est-à-dire qu'il l'expose *a priori* en intuition (c'est donc la première opération par laquelle le géomètre montre avant tout la réalité objective de sa notion). Il

prétentions à une connaissance des choses en général, ont été contestés et restreints au champ rétréci des objets de l'expérience possible. Refuser de s'occuper de la question concernant le *titulum possessionis*, c'est laisser apercevoir ici un artifice pour dérober aux regards du juge le point précis de la question.

le coupe suivant une règle déterminée, par exemple parallèlement à un côté du triangle qui coupe la base du cône (*conus rectus*) à angle droit par son sommet, et établit en intuition *a priori* les propriétés de la ligne courbe produite par cette section sur la surface de ce cône, et découvre ainsi une notion du rapport des ordonnées de cette surface au paramètre, notion (dans ce cas la parabole), par là donnée en intuition *a priori*. Par conséquent se trouve par là prouvée la réalité objective de cette notion, c'est-à-dire la possibilité qu'il puisse y avoir une chose avec propriétés indiquées, à la seule condition *de pouvoir y soumettre l'intuition correspondante*.—M. Eberhard voulait prouver que l'on peut très bien étendre sa connaissance et l'enrichir de nouvelles vérités, sans s'occuper de savoir auparavant si elle ne se rapporte pas à une notion qui est peut-être tout à fait vide et ne peut absolument pas avoir d'objet (assertion que contredit absolument le sens commun), et s'en rapporte, à l'appui de son opinion, aux mathématiciens. — Mais le malheur a voulu qu'il ne connût pas même *Apollonius*, et qu'il n'ait pas compris *Borelli*, qui commente le procédé des anciens géomètres. Borelli parle de la *construction mécanique* des notions des sections coniques (excepté du cercle) et dit : que les mathématiciens enseignent les propriétés des dernières sans parler des premières ; observation vraie sans doute mais très peu importante ; car l'instruction pour *décrire* une parabole suivant la prescription de la théorie, ne s'adresse qu'à l'artiste, et non au géomètre (1).

(1) Pour garantir contre tout abus l'expression de *construction* des

M. Eberhard aurait pu s'en instruire par le passage qu'il tire lui-même de la remarque de *Borelli,* et qu'il souligne : *Subjectum enim definitum assumi potest, ut affectiones variæ de eo demonstrentur, licet præmissa non sit ars, subjectum ipsum efformandum delineandi.* Mais il serait souverainement absurde de prétendre qu'il veuille dire par là, que le géomètre n'attendait que de cette construction mécanique la preuve de la possibilité d'une telle ligne, par conséquent la réalité objective de sa notion. On pourait plutôt adresser aux modernes un reproche de cette nature, à savoir, de n'avoir pas dérivé les propriétés d'une ligne courbe de sa définition, sans s'être assuré de la possibilité de son objet (car ils en ont parfaitement conscience, ainsi que de la pure construction simplement schématique, et, s'il le faut, exécutent aussi en conséquence la construction *mécanique*), mais de concevoir arbitrairement une telle ligne (par exemple la parabole, par la for-

notions, dont la Critique de la raison pure fait souvent usage, et par laquelle elle a nettement distingué d'abord le procédé de la raison en mathématiques de son procédé en philosophie, voici ce qu'ils font remarquer : En général, toute *exposition* d'une notion par la production (spontanée) d'une intuition correspondante peut s'appeler construction. Si elle a lieu par la simple imagination, suivant une notion *a priori*, elle s'appelle pure (telles sont celles que le mathématicien doit donner pour base à toutes ses démonstrations ; il peut par conséquent démontrer aussi parfaitement dans un cercle qu'il décrit avec sa canne sur le sable, si irrégulière que soit cette figure, les propriétés d'un cercle en général, que si le plus habile ouvrier l'avait gravée sur le cuivre). Mais si la construction est exécutée sur quelque matière, elle pourrait s'appeler empirique. La première peut encore s'appeler *schématique*, la seconde, *technique.* Celle-ci, réelle, mais improprement appelée construction (parce qu'elle n'appartient pas à la science, mais à l'art, et s'exécute à l'aide d'instruments), est donc, ou *géométrique*, par un compas et une règle, ou *mécanique*, et requiert d'autres instruments, comme, par exemple, le tracé des autres sections coniques que le cercle.

mule $ax = y^2$), et de ne pas la présenter d'abord, à l'exemple des anciens géomètres, comme donnée dans la section du cône ; ce qui serait plus conforme à l'élégance de la géométrie, qui a fait plusieurs fois conseiller de ne pas négliger aussi complétement, pour la méthode analytique si puissante d'invention, la méthode synthétique des anciens.

D'après l'exemple, non pas des mathématiciens, mais de cet homme ingénieux qui pouvait tracer des lignes sur le sable, M. Eberhard se met donc à l'œuvre de la manière suivante.

Déjà dans la première partie de son Magasin il avait distingué les principes de la *forme* de la connaissance qui doivent être le principe de contradiction et de la raison suffisante, des principes de la *matière* de la connaissance (suivant lui la représentation et l'étendue), dont il place le principe dans le simple qui les compose ; maintenant que personne ne lui conteste la valeur transcendantale du principe de contradiction, il essaie de prouver d'abord celle du principe de la *raison suffisante*, et par là la réalité objective de cette dernière notion, ensuite la réalité de la notion d'un *être simple*, sans qu'il soit nécessaire, comme le demande la Critique, de la justifier par une intuition correspondante. Car il n'est pas besoin de se demander avant tout si ce qui est vrai est possible, et la logique a de commun avec la métaphysique le principe : *Ab esse ad posse valet consequentia,* ou plutôt elle le lui prête. — Nous suivrons cette division dans l'examen qui va suivre.

A.

Preuve de la réalité objective de la notion de la raison suffisante, suivant M. Eberhard.

Remarquons bien, avant d'aller plus loin, que M. Eberhard entend mettre le principe de la raison suffisante au nombre des principes purement *formels* de la connaissance, et qu'ensuite cependant (p. 160) il se demande comme une question qui sera occasionnée par la Critique : « *S'il a aussi une valeur transcendantale* » (s'il y a en général un principe transcendantal). M. Eberhard ou ne doit avoir aucune notion de la différence d'un principe *logique* (formel) et d'un principe *transcendantal* (matériel) de la connaissance, ou, ce qui est plus vraisemblable, c'est une de ses habiles manœuvres pour mettre à la place de ce qui est la question quelque autre chose qui ne fait question pour personne.

Toute proposition doit avoir une raison, est le principe logique (formel) de la connaissance, qui n'est pas associé, mais subordonné au principe de contradiction (1). *Toute chose doit avoir sa raison,* est

(1) La Critique a remarqué la différence entre les jugements problématiques et les assertoriques. Un jugement assertorique est une *thèse, proposition* (*Satz*). C'est à tort que les Logiciens définissent une proposition en disant que c'est un jugement exprimé par des *mots;* car nous sommes également forcés de nous servir en pensant de mots dans des jugements que nous ne donnons pas pour des *propositions*. Dans la proposition conditionnelle: Si un corps est simple il est immuable, se trouve un rapport de deux jugements dont aucun n'est une proposition; la conséquence de la dernière (du *consequens*), par rapport à la première

le principe transcendantal (matériel) que personne n'a jamais prouvé et ne prouvera jamais par le principe de contradiction (et en général par simples notions, sans rapport à une intuition sensible). On a même dit assez clairement et répété à l'infini dans la Critique qu'un principe transcendantal doit déterminer quelque chose *a priori* sur les objets et sur leur possibilité, et qu'en conséquence, différant en cela des principes logiques (qui font entièrement abstraction de tout ce qui regarde la possibilité de l'objet), il ne concerne pas les simples conditions formelles des jugements. Mais M. Eberhard a voulu (p. 163) subordonner son principe à la formule : *Tout* a une raison ; et comme il a voulu faire passer (ainsi qu'on le voit par l'exemple qu'il rapporte) le principe de causalité, matériel en fait, à l'aide du principe de contradiction, il se sert du mot *tout*, et se garde bien de dire *chaque chose*, parce qu'il eût été trop évident que ce n'est pas un principe formel et logique de la connaissance, mais bien un principe matériel et transcendantal, qui déjà peut avoir sa place en logique (comme tout principe qui repose sur le principe de contradiction).

(*antecedens*), constitue seule la proposition. Le jugement : Quelques corps sont simples peut toujours être contradictoire, mais il peut néanmoins être établi pour voir ce qui s'ensuivrait s'il était enoncé comme assertion, c'est-à-dire comme proposition. Le jugement assertorique : Tout corps est divisible, dit plus que le simple jugement problématique (où l'on conçoit que tout corps *soit* divisible, etc.), et se trouve soumis au principe logique universel des propositions, à savoir que chaque proposition doit être *fondée* (et n'être pas un simple jugement possible), ce qui résulte du principe de contradiction, parce que autrement ce ne serait pas une proposition.

S'il tend à prouver ce principe transcendantal, même par le principe de contradiction, ce n'est pas non plus sans une mûre réflexion et avec un dessein qu'il cacherait volontiers au lecteur. Il veut appliquer la notion de principe (*Grundes*), et par conséquent avec elle aussi furtivement la notion de causalité, à toutes les choses en général, c'est-à-dire en prouver la réalité objective, sans restreindre cette réalité aux objets des sens, et échapper ainsi à la condition qu'ajoute la Critique, à savoir qu'il a encore besoin d'une intuition par laquelle cette réalité soit enfin démontrable. Or il est clair que le principe de contradiction s'applique en général à tout ce qui peut seulement se penser, qu'il y ait là un objet sensible avec intuition possible qui y corresponde, ou que ce ne soit rien de semblable ; parce qu'il s'applique à la pensée en général, sans rapport à un objet. Ce qui ne peut subsister avec ce principe n'est évidemment rien (pas même une pensée). Quand donc M. Eberhard a voulu introduire la réalité objective de la notion de principe ou de raison (*Grundes*) sans se laisser restreindre aux objets de l'intuition sensible, il a du faire servir à cet effet le principe (*das Princip*) qui s'applique à toute pensée en général, la notion de raison (*des Grundes*), mais en la posant aussi de telle sorte que, malgré sa signification purement logique, elle semble cependant comprendre encore les principes réels (par conséquent le principe de causalité). Mais il a supposé au lecteur plus de simplicité dans sa confiance qu'on ne peut lui en attribuer, en ne lui accordant même que le jugement le plus méiocre.

Mais, comme il arrive souvent en fait de ruses, M. Eberhard s'est trouvé pris dans ses propres filets. Il avait d'abord fait tourner la métaphysique sur *deux* pivots : le principe de contradiction et le principe de la raison suffisante ; il reste fidèle à cette assertion, puisqu'il prétend, à la suite de Leibniz (c'est-à-dire d'après la manière dont il l'interprète), qu'il faut compléter le premier par le second dans l'intérêt de la métaphysique. Il dit donc (p. 163) : « La vérité *universelle* du principe de la raison suffisante ne peut être *démontrée* que par celui-ci (le principe de contradiction); » ce qu'il entreprend aussitôt et avec courage. Mais alors il ne fait plus tourner toute la métaphysique que sur *un seul* pivot, quand elle devait tout à l'heure en avoir deux ; car la simple déduction par un seul principe, sans qu'une nouvelle condition d'application survienne le moins du monde, mais au contraire dans toute son universalité, n'est-elle pas un nouveau principe qui complète ce qui manquait au premier !

Mais avant que M. Eberhard établisse cette preuve du principe de la raison suffisante (et par ce moyen la réalité objective de la notion de cause, sans cependant avoir besoin d'autre chose que du principe de contradiction), il exalte l'attente du lecteur par un certain luxe de la division (p. 161-162), et même par une nouvelle comparaison de sa méthode avec celle des mathématiciens, comparaison qui ne lui réussit pas mieux que la première. *Euclide* même doit « avoir, parmi ses axiomes, des propositions qui ont encore besoin de preuve, mais qui peuvent être exposées sans preuves. »

Puis il ajoute, en parlant du mathématicien : « Du moment qu'on lui nie un de ses *axiomes,* tous les théorèmes qu'il en avait fait dépendre tombent inévitablement. Mais *le cas est si rare*, qu'il ne croit pas être obligé d'y sacrifier l'élégante facilité de son exposition, et les *belles proportions* de son système. La philosophie doit être plus complaisante. » Il y a donc aussi en ce moment une *licentia geometrica*, comme il y avait depuis longtemps une *licentia poetica.* Si cependant la *philosophie complaisante* (en matière de *preuve* comme on vient de le dire) l'eût été assez encore pour indiquer un exemple pris d'Euclide, où cet auteur donne comme axiome une proposition *mathématiquement* démontrable ! Car la preuve de ce qui peut être prouvé philosophiquement (par notions), par exemple le tout est plus grand que sa partie, n'appartient pas aux mathématiques, si on les entend suivant l'acception stricte du mot.

Vient ensuite la *démonstration* promise. Heureusement qu'elle n'est pas longue : la solidité en est d'autant plus frappante. Nous la donnerons donc en entier : « Tout a ou n'a pas une raison. Dans le dernier cas quelque chose pourrait donc être possible et concevable, dont la raison ne serait rien. — Mais si de deux choses opposées, l'une pouvait être sans raison suffisante, l'autre des deux opposées pourrait aussi n'avoir pas de raison suffisante. Si, par exemple, une portion d'air pouvait aller à l'est et le vent prendre la même direction, sans que l'air fût plus chaud et plus raréfié à l'est, cette quantité d'air pourrait *aussi bien* aller à l'ouest qu'à l'est; le même air pourrait donc se mouvoir *en même temps* suivant deux directions opposées, à l'est et à l'ouest, et par conséquent à l'est et pas à l'est; c'est-à-dire qu'il pourrait en même temps être et n'être pas quelque chose; ce qui répugne et n'est pas possible. »

Cette preuve par laquelle le philosophe doit se montrer encore plus complaisant en fait de solidité, que le mathématicien lui-même, a toutes les qualités qu'une preuve doit avoir pour servir à montrer en logique — comment on ne doit pas prouver. — En effet, *premièrement* la proposition à démontrer est énoncée d'une manière équivoque, en sorte qu'on peut en faire un principe logique, ou un principe transcendantal, par la raison que le mot *tout* peut signifier chaque *jugement* que nous portons comme proposition sur quoi que ce soit, ou bien encore chaque *chose*. Dans le premier cas (où la proposition doit signifier : toute proposition a sa raison), elle est non seulement vraie d'une vérité *universelle,* mais elle est aussi la conséquence immédiate du *principe de contradiction;* il faudrait une tout autre preuve si par le mot *tout* on entendait chaque *chose*.

Secondement, la preuve manque d'unité. Elle se compose de deux preuves. La première est la preuve connue de Baumgarten, qui ne satisfera plus personne aujourd'hui, qui finit tout à fait à l'endroit où j'ai mis un tiret, excepté qu'il manque la conclusion (ce qui répugne), mais que chacun peut ajouter par la pensée. Suit immédiatement une autre preuve, qui est présentée par le mot *mais*, comme une simple continuation dans l'enchaînement des raisonnements pour arriver à la conclusion de la première. Et cependant si l'on fait abstraction du mot *mais*, on a une preuve qui se suffit. Comme donc elle a plus besoin, pour trouver une contradiction dans la proposition que quelque chose est sans principe, que la première, qui la trouve immédiatement dans ce principe même, elle doit au contraire ajouter encore la proposition qu'alors aussi le contraire de cette chose serait sans raison, pour en faire sortir une contradiction ; ce qui est un tout autre procédé que la preuve de Baumgarten, qui ne devait cependant n'en être qu'une partie.

Troisièmement, le nouveau *tour* que M. Eberhard a voulu donner à sa preuve (p. 161) est très malheureux; car le raisonnement rationnel qu'elle affecte marche sur quatre pieds. — Il revient à la forme syllogistique suivante :

Un vent qui souffle sans raison vers l'est pouvait aussi bien (au lieu de cela) souffler vers l'ouest ;

Or le vent souffle (comme l'adversaire du principe de la raison suffisante le prétend) sans raison vers l'est.

Il peut donc *en même temps* souffler vers l'est et vers l'ouest (ce qui est contradictoire). Il est clair que c'est avec pleine raison que j'ai intercalé dans la majeure les mots : *au lieu de cela ;* car si l'on n'avait pas dans la pensée cette restriction, personne n'accorderait la majeure. Si quelqu'un aventure une certaine somme à un jeu de hasard et qu'il gagne, celui qui veut le détourner du jeu peut bien lui dire qu'il aurait aussi bien pu mal réussir et perdre tout autant, mais seulement à la condition d'avoir, *au lieu* du billet gagnant, un billet perdant, et non pas en ayant du même coup, *en même temps*, un billet perdant et un billet gagnant. L'artiste qui d'un morceau de bois a fait un dieu pouvait aussi bien (au lieu de cela) en faire un banc ; mais il ne s'ensuit pas qu'il ait pu en faire *en même temps* les deux choses à la fois.

Quatrièmement, la proposition même, avec l'universalité absolue de son énoncé, est évidemment fausse, si elle doit s'entendre des choses ; car rien, en conséquence, ne serait absolument inconditionné. Prétendre échapper à cet inconvénient en disant de l'être primitif, qu'il a sans doute une raison de son existence, mais qu'elle est en lui-même, est une contradiction, parce que le principe de l'existence d'une chose, comme principe réel, doit toujours être distinct de cette chose, et celle-ci doit alors être nécessairement conçu comme dépendant d'une autre. Je puis bien dire d'un principe qu'il a en lui-même la raison (logique) de sa vérité, parce que la notion du sujet est quelque autre chose que celle du prédicat, et peut renfermer la raison de celle-ci ; au contraire, si je consens à n'admettre de l'existence d'une chose aucune autre raison que cette chose même, c'est que je veux dire par là qu'elle n'a plus de raison réelle.

M. Eberhard n'a donc rien fait de ce qu'il avait le

dessein de faire sur la notion de causalité, à savoir, d'étendre cette catégorie, et vraisemblablement avec elle toutes les autres, aux choses en général, sans en restreindre la valeur et l'usage *pour la connaissance* des choses aux objets de l'expérience, et il se sert vainement pour cette fin du principe suprême de contradiction. L'affirmation de la Critique subsiste, à savoir, qu'aucune catégorie ne renferme ou ne peut produire la moindre connaissance, si une intuition correspondante, et qui est toujours sensible pour nous autres hommes, ne peut être donnée, et que son usage, sous prétexte de connaissance spéculative des choses, ne peut jamais dépasser les limites de toute expérience possible.

B.

Preuve de la réalité objective de la notion du simple dans les objets d'expérience, d'après M. Eberhard.

M. Eberhard avait parlé d'une notion intellectuelle qui peut être également appliquée (celle de causalité) aux objets des sens, mais comme d'une notion qui, sans être restreinte aux objets des sens, peut s'appliquer aux choses en général, et avait ainsi cru prouver la réalité objective d'une catégorie au moins, celle de causalité, indépendamment des conditions de l'intuition. Il fait maintenant un pas de plus (p. 169-173), et veut même assurer à une notion de ce qui, on en convient, ne peut absolument pas être un objet des sens, à savoir, la notion d'un *être simple*, la réalité objective, et faciliter ainsi l'acheminement aux champs féconds, par lui si haut prisés, de la psychologie et de la théologie, chemin que la tête de Méduse de la Critique voulait faire abandonner à l'une et à l'autre, comme absolument impraticable. Voici sa preuve (p. 169-170) : « Le temps concret (1) ou le temps que nous *sentons* (ce qui veut dire dans lequel nous sentons quelque chose), n'est que la succession de

(1) L'expression d'un temps *abstrait* (p. 170), par opposition à celle-ci du temps *concret*, est tout à fait impropre, et ne doit jamais être permise surtout lorsqu'il s'agit de la plus grande précision logique, quoique cet abus ait été autorisé par les nouveaux logiciens. On n'abstrait pas une *notion* comme signe (idée) commun, mais dans l'*usage* d'une notion, on fait abstraction de ce qu'elle comprend sous elle. Les chimistes sont seuls en possession d'abstraire, quand ils séparent un liquide d'autres matières, pour l'avoir séparément. Le philosophe fait abstraction, abstrait *de* quelque chose à quoi il ne veut pas avoir égard dans un certain usage de la notion. Celui qui veut esquisser des règles d'éducation peut le faire de telle sorte qu'il mette en principe soit la simple notion d'un enfant (*in abstracto*) ou celle d'un enfant citoyen (*in concreto*), sans parler de la différence de l'enfant abstrait et de l'enfant concret. Les distinctions d'abstrait et de concret ne regardent que l'usage des notions, et non les notions elles-mêmes. L'omission de cette précision scolastique fausse souvent le jugement sur un objet. Quand je dis : le temps ou l'espace abstraits ont telles ou telles propriétés, c'est comme s'ils tenaient originairement aux objets des sens, comme la couleur rouge à la rose, au cinabre, etc., et qu'ils n'en pussent être séparés que logiquement. Mais si je dis : dans le temps et l'espace considérés *in abstracto*, c'est-à-dire avant toutes conditions empiriques, on remarque telles ou telles qualités, je me tiens du moins pour libre encore de considérer ces qualités comme susceptibles d'être connues indépendamment de l'expérience (*a priori*) ce que je ne suis pas libre de faire si je considère le temps comme indépendant de l'expérience (*a priori*). Je puis, dans le premier cas, juger, du moins essayer de juger par principes, *a priori*, du temps et de l'espace purs, à la différence de ces deux choses déterminées empiriquement, puisque je fais abstraction de tout ce qui est empirique, ce qui m'est impossible dans le second cas, si j'ai abstrait ces notions mêmes (comme on dit) de l'expérience seule (comme dans l'exemple précédent de la couleur rouge). Aussi ceux qui veulent échapper avec leur savoir d'apparence à un examen précis, sont obligés de se réfugier sous des expressions qui peuvent faire passer inaperçue cette vaine science.

nos représentations ; car la succession dans le mouvement se réduit à la succession des représentations. Le temps concret est donc quelque chose de composé, ses éléments simples sont des représentations. Comme toutes les choses finies sont dans un état de changement perpétuel (comment peut-il dire ceci *a priori* de toutes les choses *finies* et seulement des phénomènes ?) ; alors ces éléments ne peuvent jamais être sentis, le sens intime ne peut jamais les sentir changées ; elles sont toujours senties comme quelque chose qui précède et qui suit. Comme en outre le flux des changements de toutes les choses finies est un flux *constamment* (ce mot a été souligné par l'auteur même) ininterrompu, aucune partie *sensible* du temps n'est la plus petite ou parfaitement simple. Les éléments simples du temps concret sont donc *entièrement* en dehors de la sphère de la sensibilité. — Mais au-dessus de la sphère de la sensibilité s'élève l'entendement, puisqu'il découvre le simple *inimaginable,* sans lequel l'image de la sensibilité n'est pas non plus possible par rapport au temps. Il reconnaît donc qu'à l'image du temps appartient d'abord quelque chose d'objectif, ces représentations indivisibles élémentaires, qui, jointes aux principes subjectifs qui sont dans les limites de l'esprit fini, donnent à la sensibilité l'image du temps concret. Car à cause de ces limites ces représentations ne peuvent pas être simultanées, et, à cause de ces mêmes limites, elles ne peuvent être distinguées dans l'image. » A la page 171 il s'agit de l'espace : « La grande homogénéité de l'autre forme de l'intuition, de l'espace, avec le temps, nous dispense de répéter, par son analyse, tout ce qu'il a de commun avec l'analyse du temps, — premiers éléments du composé, avec lequel l'espace existe simultanément, sont tout juste comme les éléments du temps, simples et en dehors du domaine de la sensibilité; ce sont des êtres de raison, inimaginables; mais ils n'en sont pas moins de vrais objets; c'est tout ce qu'ils ont de commun avec les éléments du temps. »

M. Eberhard a choisi ses preuves, sinon avec un bonheur particulier pour la force logique, du moins avec mûre réflexion, et une habileté convenable à son dessein; et quoiqu'il ne découvre pas précisément ce dessein, par des raisons faciles à pénétrer, il n'est cependant ni difficile ni superflu, pour l'appréciation qui en doit être faite, d'en exposer le plan. Il veut prouver la réalité objective de la notion d'êtres simples, comme êtres intellectuels purs, et il la cherche dans les *éléments* de ce qui est l'objet des sens; tentative en apparence irréfléchie et contraire au but proposé. Mais il avait de bonnes raisons pour cela. S'il eût voulu faire sa preuve d'une manière générale en partant de simples notions, comme on prouve d'ordinaire la proposition, que les principes premiers du composé doivent nécessairement se chercher dans le simple, on le lui aurait accordé, mais en ajoutant que ceci peut bien valoir de nos Idées quand nous voulons concevoir des choses en elles-mêmes, et dont nous ne pouvons recevoir la moindre connaissance, mais nullement des objets des sens (des phénomènes), qui sont les seuls objets que nous puissions connaître, et qu'ainsi la réalité objective de cette notion n'est pas du tout prouvée. Il dut donc chercher, même involontairement, ces êtres de raison dans les objets des sens. Comment donc s'est-il tiré de là? Il a dû donner à la notion du non sensible, par un tour qu'il déguise mal à propos au lecteur, une autre signification que celle qu'elle reçoit non seulement de la Critique, mais de tout le monde en général. Tantôt il s'agit par là de ce qui, dans la représentation sensible, n'est plus senti avec conscience, mais dont l'entendement néanmoins reconnaît l'existence; telles sont les particules des corps, ou bien encore des déterminations de notre faculté représentative, qu'on ne conçoit pas clairement à l'état de séparation; tantôt (surtout s'il faut que ces particules soient conçues précisément comme simples) il s'agit de l'inimaginable, dont aucune image n'est possible, qui ne peut être représenté sous aucune forme sensible (p. 171), par aucune figure. — Si jamais on peut reprocher avec raison à un écrivain la falsification d'une notion (non la confusion, qui peut aussi avoir lieu sans préméditation), c'est bien ici. Car par non sensible on n'entend jamais dans la Critique que ce qui ne peut absolument pas être contenu, pas même quant à la plus petite partie, dans une intuition sensible; et c'est tromper sciemment le lecteur novice, que de lui présenter en place quelque chose d'un objet des sens, parce qu'il ne s'en fait aucune image (par quoi il faut entendre une intuition, qui contient en soi une diversité dans de certains rapports, par conséquent une forme). Après avoir produit cette illusion (pas très fine) aux yeux du lecteur, il croit lui avoir montré (sans qu'il remarque la contradiction) que le proprement simple, conçu par l'entendement dans les choses qui ne se trouvent que dans l'Idée, est dans les objets des sens, et lui avoir par là exposé en une intuition la réalité objective de la notion. — Il s'agit maintenant d'examiner cette preuve en détail.

La preuve se fonde sur deux données : la *première,* que le temps et l'espace concrets se composent d'éléments simples; la *seconde* que ces éléments ne sont cependant rien de sensible, mais des êtres de raison. Ces données sont en même temps deux erreurs : la première parce qu'elle est contraire aux mathématiques, la seconde parce qu'elle est en contradiction avec elle-même.

En ce qui regarde la première de ces erreurs, nous pourrons être bref. Quoique M. Eberhard ne paraisse pas avoir une connaissance spéciale des mathématiques (bien qu'il en parle souvent), il comprendra cependant bien la preuve que donne *Keil* dans son *Introductio in veram physicam*, par la simple division d'une ligne droite en une infinité d'autres, et il verra par là qu'elle ne peut avoir d'éléments simples, d'après le seul principe de géométrie : que par deux points donnés on ne peut faire passer qu'une seule droite. Cette preuve peut encore être variée de plusieurs manières, et comprendre aussi la preuve de l'impossibilité d'admettre des parties simples dans le temps, si l'on met en principe le mouvement d'un point dans une ligne. — Pas moyen d'échapper en disant que le temps concret et l'espace concret ne sont pas soumis à ce que les mathématiques démontrent de leur espace (et de leur temps) abstrait, comme d'un être d'imagination. Car outre que de cette manière la physique en beaucoup de cas (par exemple dans les lois de la chute des corps) doit craindre de tomber dans l'erreur si elle se règle exactement sur les théories apodictiques de la géométrie, on prouve apodictiquement aussi que toute chose dans l'espace, que tout changement dans le temps, pourvu qu'ils occupent une partie de l'espace et du temps, sont précisément divisés en autant de choses et en autant de changements qu'il y a de divisions dans l'espace et le temps qu'ils occupent. Pour résoudre le paradoxe qu'on sent ici (puisque la raison, qui a besoin de donner à tout composé pour base dernière le simple, s'oppose par conséquent à ce que les mathématiques démontrent dans l'intuition sensible), on peut et l'on doit aussi reconnaître que l'espace et le temps sont de simples choses de raison, des êtres imaginaires; non pas qu'ils soient produits par l'imagination, mais en ce sens que l'imagination doit les donner pour base à toutes ses compositions et fictions, parce qu'ils sont la forme essentielle de notre sensibilité et de la réceptivité des intuitions par lesquelles en général des objets nous sont donnés, et dont les conditions universelles doivent nécessairement être aussi des conditions *a priori* de la possibilité de tous les objets des sens, comme phénomènes, et par conséquent s'accorder avec eux. Le simple, dans la succession comme dans l'espace, est donc absolument impossible; et si parfois Leibniz s'est exprimé de manière à ce qu'on pût quelquefois interpréter sa doctrine de l'être simple comme s'il avait entendu que la matière en fût composée, il est plus raisonnable de l'entendre, toutes les fois que les expressions le permettent, comme si, par simple, il concevait non une *partie* de la matière, mais le fondement tout à fait impercevable et à nous inconnu du phénomène que nous appelons matière (fondement qui peut bien être aussi quelque chose de simple, si la matière qui constitue le phénomène est un composé); ou, si les expressions ne s'y prêtent pas, on doit se refuser aux décisions de Leibniz même. Il n'est pas en effet le premier grand homme, pas plus qu'il ne sera le dernier, qui doive s'accommoder de cette liberté d'autrui dans l'examen.

Le second vice est une contradiction si évidente que M. Eberhard doit nécessairement l'avoir remarquée; mais il l'a déguisée de son mieux pour la rendre imperceptible : elle consiste à dire que le tout d'une intuition empirique est dans la sphère de la sensibilité, mais que les éléments de cette intuition sont complétement en dehors. Il ne veut donc pas que l'on donne par un raisonnement subtil (en quoi il se rapprocherait très fort de la Critique) le simple comme fondement des intuitions dans l'espace et le temps, mais il veut qu'on le trouve dans les représentations élémentaires de l'intuition sensible même (quoique sans conscience claire), et il demande que le composé de ces éléments soit un être sensible, mais que ses parties, loin d'être des objets des sens, ne soient que des êtres de raison. « Ce quelque chose d'instinctif ne manque pas aux éléments du concret (de même qu'à ceux de l'espace concret), » dit-il p. 170; quoique « ils ne puissent (p. 171) être perçus sous aucune *forme* sensible). »

Qu'est-ce d'abord qui a porté M. Eberhard à un si singulier et si visiblement absurde embrouillement? Il a vu lui-même que s'il ne donnait pas à une notion une intuition correspondante, la réalité objective était parfaitement irréalisable. Or, comme il voulait assurer cette réalité à certaines notions rationnelles, comme ici à la notion d'un être simple, et de telle sorte que cet être ne fût pas comme un objet dont (ainsi que l'affirme la Critique) on ne peut absolument avoir aucune autre connaissance; et comme en ce cas l'intuition dont la possibilité tient à la pensée de cet objet insensible devait passer pour simple phénomène, ce que la Critique ne voulait pas non plus accorder, il a dû composer l'intuition sensible de parties qui ne sont pas sensibles, ce qui est une évidente contradiction (1).

(1) Il faut bien remarquer ici qu'il veut maintenant avoir fait consister la sensibilité, non dans la simple confusion des représentations, mais aussi en ce qu'un *objet* soit donné aux sens (p. 299), tout comme s'il avait par là établi quelque chose à son avantage. Il avait (p. 170) imputé a représentation du temps à la sensibilité, parce que ses parties simples, cause des limites de l'esprit humain, ne peuvent pas être discernées

Comment M. Eberhard se tire-t-il de cette difficulté? Par un jeu de mots qui présentent au premier aspect un double sens. Une partie *non sensible* est tout à fait en dehors de la sphère de la sensibilité ; or est non sensible ce qui ne peut jamais être senti *séparément*; et ce qui est simple, dans les choses comme dans les représentations, est dans ce cas. Le second mot, qui doit faire des parties d'une représentation sensible ou de son objet un être de raison, est le simple *inimaginable*. Cette expression semble lui plaire beaucoup, car il en use très souvent par la suite. N'être pas sensible et cependant constituer une partie du sensible, lui semble à lui-même trop fortement *contradictoire* pour que la notion du non sensible passe par ce moyen à l'intuition sensible.

Une partie *non sensible* indique ici une partie d'une intuition empirique, c'est-à-dire de la représentation de laquelle on n'a *pas conscience*. M. Eberhard ne veut pas sortir des mots; car s'il en avait donné la dernière explication, il aurait avoué que pour lui la sensibilité n'est autre chose que l'état confus des représentations dans le divers de l'intuition. Si, au contraire, le mot sensible est employé dans l'acception propre, il est évident que quand aucune partie simple d'un objet des sens n'est sensible, cet objet, comme tout, ne peut abso-

(cette représentation est donc confuse). Ensuite (p. 299), il veut cependant rendre cette notion plus stricte, afin d'échapper aux objections fondées qui l'attendent; il ajoute donc cette condition, qui est précisément toute à son désavantage, parce qu'il avait voulu montrer des êtres simples comme êtres de raison, et qu'il introduit ainsi une contradiction dans sa propre affirmation.

lument pas être senti; et réciproquement, si quelque chose est un objet des sens et de la sensation, toutes les parties simples doivent l'être également, quoique la représentation puisse manquer de clarté. Mais il est évident aussi que cette obscurité des représentations partielles d'un tout, en tant que l'entendement voit qu'elles doivent néanmoins être contenues dans le tout et dans son intuition, ne peut les faire placer en dehors de la sphère de la sensibilité et les convertir en des êtres de raison. Les petites paillettes de *Newton*, dont les particules colorées des corps se composent, n'ont pu encore être découvertes par aucun microscope, mais l'entendement n'en connaît (ou n'en présume) pas seulement l'existence; nous jugeons aussi qu'elles sont réellement représentées dans notre intuition empirique, quoique sans conscience. Mais il n'est venu dans la pensée d'aucun de ses partisans de dire pour cela qu'elles ne sont absolument pas sensibles, et de les donner pour des êtres de raison. Or, entre d'aussi petites parties et des parties simples, il n'y a d'autre différence que celle du degré dans la division. Toutes les parties doivent nécessairement être des objets des sens, si le tout doit l'être.

Mais qu'aucune image d'une partie simple n'ait lieu, quoique cette partie soit une partie d'une image, c'est-à-dire d'une intuition sensible, ce n'est pas une raison de la faire passer dans la sphère du sursensible. Des êtres simples doivent sans doute (comme la Critique le fait voir) être conçus en dehors des limites du sensible, et aucune image, c'est-à-dire aucune intuition, ne peut correspondre à leur notion; mais alors on ne peut pas non plus les compter comme parties du sensible. Si cependant (contre toutes les preuves des mathématiques) on le fait, il s'ensuit qu'aucune image ne leur correspond, mais pas du tout que leur représentation soit quelque chose de sur-sensible, car elle est une sensation simple, par conséquent un élément de la sensibilité, et l'entendement ne s'élève pas plus par là au-dessus de la sensibilité que s'il les avait conçus composés. En effet, la dernière notion n'est que la négation de la première, et l'une et l'autre sont également des notions intellectuelles. Il ne se serait élevé au-dessus de la sensibilité qu'autant qu'il aurait tout à fait banni le simple de l'intuition sensible et de ses objets, et qu'avec la divisibilité de la matière à l'infini (comme les mathématiques l'exigent) il eût ouvert une échappée de vue sur le monde en petit; mais il aurait précisément conclu de l'insuffisance de ce principe d'explication interne du composé sensible (auquel manque la complète division, à cause de l'absence totale du simple) à quelque chose *en dehors* du champ complet de l'intuition sensible, qui n'est par conséquent pas conçu comme une partie de cette intuition, mais comme *sa* raison à nous inconnue, et qui ne se trouve qu'en Idée. Mais alors aurait eu lieu inévitablement l'aveu qui répugne si fort à M. Eberhard, qu'on ne peut avoir la *moindre connaissance* de ce simple insensible.

Pour échapper à cet aveu, il a fallu introduire dans la prétendue preuve une rare équivoque. Le passage où il est dit « que le flux des changements de *toutes les choses finies* est un flux *toujours* incessant,—qu'aucune partie *sensible* n'est la plus petite possible, ou parfaitement simple, » est le langage même des mathématiciens. Mais aussi dans ces mêmes changements sont cependant des parties simples, dont l'entendement toutefois n'a connaissance que parce qu'ils ne sont pas sensibles. Si une fois elles s'y trouvent, alors cette *lex continui* du flux des changements est fausse; les changements ont lieu par soubresauts, et de ce qu'ils ne sont pas sentis, comme M. Eberhard le dit faussement, c'est-à-dire de ce qu'ils ne sont pas perçus avec conscience, leur loi spécifique d'*appartenir* comme parties à une intuition sensible purement empirique ne disparaît point. M. Eberhard a-t-il dû se faire une notion bien nette de la *continuité*?

En un mot, la Critique avait dit que si l'on ne donne pas à une notion l'intuition correspondante, sa réalité objective n'apparaît jamais. M. Eberhard a voulu prouver le contraire, et se fonde sur quelque chose notoirement faux, à savoir que l'entendement connaît dans les choses, comme objets de l'intuition dans l'espace et le temps, le simple; ce que nous pouvons lui accorder. Mais alors loin d'avoir réfuté les exigences de la Critique, il les a remplies à sa manière. Car elle ne demandait autre chose, sinon que la réalité objective fût prouvée dans l'intuition; mais alors une intuition correspondante est donnée à la notion, ce qui est justement ce que demandait la Critique, et ce qu'il voulait réfuter.

Je ne m'arrêterais pas longtemps à une chose si claire si elle n'emportait avec soi une preuve incontestable que M. Eberhard n'a pas le moins du monde entendu le sens de la Critique dans la distinction du sensible et du non sensible, ou, s'il l'aime mieux, qu'il a mal entendu cette différence.

C.

Méthode pour passer du sensible au non sensible, suivant M. Eberhard.

La conséquence des preuves précédentes, surtout de la dernière, est, d'après M. Eberhard, celle-ci (p. 262) : « La vérité serait donc que l'espace et le temps ont en même temps des raisons objectives et subjectives, ce qui aurait été prouvé apodictiquement. Il serait prouvé que leurs *derniers principes objectifs* sont des choses en soi. » Tout lecteur de la Critique avouera que ce sont là mes propres assertions, et que M. Eberhard avec ses preuves apodictiques (on peut voir par ce qui précède comment elles le sont) n'a donc *rien* affirmé *contre la Critique*, mais que ces raisons objectives, à savoir les choses en soi ne doivent être cherchées ni dans l'espace ni dans le temps, mais bien dans ce que la Critique appelle leur substratum externe ou sursensible (noumène). C'est là de ma part l'assertion dont M. Eberhard entendait prouver la contre-partie; ce qu'il n'a jamais fait nettement, pas même ici dans la conclusion.

Il dit (p. 258, n° 3 et 4) : « L'espace et le temps ont, indépendamment des principes subjectifs, des principes *objectifs* encore, qui ne sont pas des phénomènes, mais de véritables choses susceptibles d'être connues ; leurs dernières *raisons* sont des choses en soi (p. 259); » toutes choses affirmées littéralement et même à plusieurs reprises par la Critique. D'où vient donc que M. Eberhard, qui voit d'ailleurs assez clairement ce qui est à son avantage, n'a pas aperçu cette fois ce qui tourne contre lui? Nous avons affaire à un homme rusé qui ne voit pas quelque chose parce qu'il ne veut pas le faire voir. Il a voulu positivement que le lecteur ne pût pas voir que ses *raisons* (*Grunde*) objectives, qui ne doivent pas être des phénomènes, mais des choses en soi, sont simplement des *parties* (simples) des phénomènes ; car on aurait alors aperçu bien vite l'insuffisance d'une pareille explication. Il se sert donc du mot *raisons*, parce que des parties sont aussi des raisons de la possibilité d'un composé, et il parle ainsi le même langage que la Critique, à propos des derniers principes qui ne sont pas des phénomènes. Mais s'il avait parlé sincèrement des parties des phénomènes, qui ne sont cependant pas des phénomènes, de quelque chose de sensible dont les parties ne sont cependant pas sensibles, l'absurdité eût sauté aux yeux (alors même qu'on eût laissé passer la supposition de parties simples). Mais le mot raison couvre tout ceci; car le lecteur inconsidéré croit entendre par là quelque chose de tout différent de ces intuitions, comme le veut la Critique, et croit avoir trouvé une démonstration de la faculté de connaître le sursensible par l'entendement même dans les objets des sens.

Pour comprendre cette illusion, le lecteur doit se rappeler ce que nous avons dit de la déduction d'Eberhard en matière d'espace et de temps, comme aussi de la connaissance sensible en général. Suivant lui, quelque chose n'est connaissance sensible et l'objet du phénomène de cette connaissance qu'autant que la représentation de cette chose renferme des parties qui, pour me servir de son expression, ne sont pas *sensibles*, c'est-à-dire qui ne sont perçues avec conscience dans l'intuition. Elle cesse tout à coup d'être sensible, et l'objet n'est plus connu comme phénomène, mais comme chose en soi; en un mot, ce n'est plus qu'un simple noumène dès que l'entendement aperçoit ou découvre les premières raisons (ou fondements, *Gründe*) du phénomène, qui en doivent être, suivant lui, les parties propres. Il n'y a donc entre une chose comme phénomène et la représentation du noumène qui lui sert de fondement, d'autre différence que celle qui existe entre une troupe d'hommes que j'aperçois dans le lointain, et ces mêmes hommes si j'en suis assez près pour pouvoir les compter; à part cela cependant qu'il affirme que *nous ne pouvons jamais nous approcher assez du tas*, ce qui, du reste, n'établit aucune différence dans les choses, mais seulement dans le degré de notre faculté perceptive, qui reste ici toujours la même quant à l'espèce. Si telle est réellement la différence qu'établit à si grands frais la Critique dans son esthétique, entre la connaissance des choses comme phénomènes et la notion de ce qu'elles sont comme choses en soi, cette différence ne serait qu'une simple puérilité, et une aussi longue réfutation ne mériterait même pas un autre nom. Mais la Critique (pour ne donner qu'un seul exemple entre beaucoup d'autres), prouve qu'il y a dans le monde corporel, comme ensemble de tous les objets des sens extérieurs, partout même des choses composées, mais que le simple ne s'y trouve point. Elle fait voir en même temps que la raison, quand elle conçoit un composé de substances comme une chose en soi (sans le rapporter à la propriété particulière de nos sens), doit le concevoir absolument comme formé de substances simples. En dehors de ce que l'intuition des objets suppose nécessairement avec soi dans l'espace, la raison ne peut et ne doit rien concevoir de simple *qui serait en eux;* d'où il suit qu'alors même que nos sens seraient doués d'une pénétration infinie, il leur serait cependant tout à fait impossible d'approcher même de plus près du simple, et bien moins encore de l'atteindre, parce qu'il ne s'y trouve point. Pas d'autre issue alors que de confesser que les corps ne sont pas des choses en soi, et que la représentation sensible que nous rapportons au nom des choses corporelles n'est que le phénomène de quelque chose qui, comme chose en soi, peut seulement contenir le simple (1), mais nous est

(1) Se représenter un objet comme simple est un concept purement négatif, inévitable à la raison, parce qu'il contient seul l'inconditionné de tout composé (comme chose, non comme simple forme), dont la possibilité est toujours conditionnée. Cette notion n'est donc pas une partie extensive de la connaissance, mais elle indique simplement un quelque chose en tant qu'il doit différer des objets des sens (qui contiennent tous une composition). Quand donc je dis : ce qui est la *raison* de la possibilité du composé, qui par conséquent peut seul être conçu comme non

tout à fait inaccessible, parce que l'intuition sous laquelle seulement il nous est donné ne nous fait pas connaître les propriétés qui lui conviennent en soi, mais seulement les conditions subjectives de notre sensibilité sous lesquelles seules nous pouvons en avoir une représentation intuitive. — D'après la Critique, tout dans le phénomène même est encore phénomène, aussi loin que l'entendement peut en pousser la division, et peut prouver la réalité des parties à la claire perception desquelles les sens n'atteignent plus; tandis que, suivant M. Eberhard, elles cessent alors d'être des phénomènes, et sont la chose même.

Comme le lecteur ne pourrait peut-être pas croire que M. Eberhard ait proclamé arbitrairement une interprétation vicieuse aussi attaquable de la notion du sensible, que la Critique qu'il voulait réfuter a donnée, ou même qu'il ait dû avoir établi une notion aussi insignifiante et aussi complétement inutile en métaphysique, de la différence des êtres sensibles et des êtres intelligibles, que la simple forme logique du

composé, est le noumène (car il ne se trouve pas dans le sensible), je ne dis point par là que le corps comme phénomène ait pour fondement un agrégat *d'autant d'êtres simples*, comme êtres purs de raison; mais je dis que personne absolument ne peut savoir si le sursensible, qui sert de *substratum* au phénomène est, comme chose en soi, encore composé, ou s'il est simple, et que c'est une représentation tout à fait abusive de la doctrine des objets des sens, commes simples phénomènes, auxquels on doit donner pour base quelque chose de non sensible quand on imagine ou qu'on essaie d'imaginer quelque autre chose qu'on croira pouvoir servir à diviser le *substratum* sursensible de la matière suivant ses monades, comme je partage la matière même; car alors la monade (qui n'est que l'*Idée* d'une condition non conditionnée encore du composé) est placée dans l'espace, où elle cesse d'y être un noumène, et se trouve elle-même composée à son tour.

mode de représentation, nous tenons à ce qu'il puisse s'assurer par lui-même de l'opinion de l'auteur sur ce point.

Après avoir pris la peine inutile de prouver ce dont personne ne doute (p. 271-272), et s'être étonné en passant, mais naturellement, que l'Idéalisme critique ait pu ne pas apercevoir qu'une chose telle que la réalité objective d'une notion, réalité qui ne peut être prouvée particulièrement que dans les objets de l'expérience, peut cependant se prouver universellement, c'est-à-dire des choses en général, et qu'une telle notion n'est pas sans une réalité objective quelconque (quoiqu'il soit faux de conclure que cette réalité soit aussi prouvée par là pour des notions de choses qui ne peuvent être un objet de l'expérience), il ajoute aussitôt : « Je dois donner ici un exemple de la juste application duquel nous ne pourrons être convaincus que plus tard. Les sens et l'imagination de l'homme, *dans son état présent*, ne peuvent se faire une image exacte d'un polygone de mille côtés, c'est-à-dire une image telle, par exemple, que cette figure puisse être distinguée d'une autre qui n'aurait que neuf cent quatre-vingt-dix-neuf côtés. Mais dès que je sais qu'une figure a mille côtés, mon entendement peut alors lui attribuer différents prédicats, etc. Comment donc prouver que l'entendement ne peut absolument rien affirmer ni rien nier d'une chose en soi, parce que l'imagination ne s'en peut faire aucune image, ou parce que nous ne connaissons pas toutes les déterminations qui appartiennent à son individualité? »

Il s'explique ensuite (p. 291-292) sur la différence établie par la Critique entre la sensibilité dans le sens logique et dans le sens transcendantal, de la manière suivante : « Les objets de l'entendement sont *inimaginables*, ceux de la sensibilité au contraire sont *imaginables* ; » et il cite d'après Leibniz (1) un exemple de l'éternité, dont nous ne pouvons nous faire aucune image, mais bien une idée intellectuelle, et en même temps aussi l'exemple précédent du chiliogone, dont il dit : « Les sens et l'imagination de l'homme, *dans son état présent*, ne peuvent se faire aucune image précise qui serve à le distinguer d'un polygone de 999 côtés. »

Or, on ne peut désirer une preuve plus claire que celle ici donnée par M. Eberhard, je ne veux pas dire de l'interprétation arbitraire de la Critique, car elle n'est pas à beaucoup près assez spécieuse pour faire illusion à ce point, mais d'une entière ignorance de la question dont il s'agit. Un pentagone est, suivant lui, un être sensible, tandis qu'un chiliogone est déjà un simple être de raison, quelque chose de non sensible (ou, comme il s'exprime, d'inimaginable). Je crains que l'ennéagone ne soit déjà à moitié chemin du

(1) Le lecteur fera bien de ne pas imputer sans examen à Leibniz tout ce que M. Eberhard fait découler de sa doctrine. Leibniz voulait réfuter l'empirisme de Locke. Les exemples pris des mathématiques étaient tout à fait propres à ce dessein, c'est-à-dire à prouver que les dernières connaissances *a priori* s'étendent beaucoup plus loin que ne peuvent le faire des notions d'origine expérimentale, et de défendre par là l'origine des premières connaissances *a priori* contre les attaques de Locke. Mais il n'eut jamais la pensée d'affirmer que les objets cessent par là d'être des objets de l'intuition sensible, et supposent comme fondement une autre espèce d'êtres.

sensible au sursensible ; car si l'on ne compte pas successivement les côtés sur ses doigts, on en déterminera difficilement le nombre à la simple vue. La question était de savoir : si nous pouvons espérer d'avoir une connaissance de ce qui ne peut avoir aucune intuition correspondante. La Critique a répondu *négativement* par rapport à ce qui ne peut être un objet des sens, parce que la réalité objective de la notion exige toujours une intuition, et qu'une intuition humaine, celle même qui est donnée en mathématiques, n'est que sensible. M. Eberhard répond au contraire par l'*affirmative*, et atteste mal à propos le mathématicien, qui toujours démontre tout en intuition, comme si celui-ci, sans donner à sa notion une intuition *rigoureusement* correspondante par l'imagination, pouvait déterminer l'objet de la notion par l'entendement avec différents prédicats, et par conséquent le *connaître* sans la condition dont nous venons de parler. Quand donc Archimède circonscrivit et inscrivit au cercle un polygone de 96 côtés, pour prouver que le cercle est plus petitque la première de ces figures et de combien, qu'il est plus grand que la seconde, soumit-il, oui ou non, à sa notion de polygone régulier une intuition ? Il la prit inévitablement pour principe, non parce qu'il traçait réellement la figure polygonale (ce qui serait une prétention inutile et absurde), mais parce qu'il pouvait déterminer d'une manière aussi approximative qu'il le voulait, la règle de la construction de son concept, par conséquent sa capacité, sa grandeur, et par conséquent donner cet objet en intuition, conformément à la notion. De cette manière il prouva la réalité de la règle même, et par là même celle de cette notion pour l'usage de l'imagination. S'il eût eu à trouver comment un tout peut être composé de monades, il eût avoué, parce qu'il savait qu'il n'avait pas à chercher dans l'espace de pareils êtres de raison, que l'on n'en peut absolument rien dire, parce que ce sont des êtres sursensibles, qui ne peuvent s'offrir qu'en pensée, et jamais, comme tels, en intuition. — Mais M. Eberhard, voyant que ces êtres ne sont trop petits que pour le degré de pénétration de nos sens, ou leur multiplicité en une représentation intuitive donnée trop grande pour le degré actuel de l'imagination et pour sa faculté compréhensive, veut qu'ils soient des objets *non sensibles* dont nous devons savoir plusieurs choses par l'entendement. Ce que nous voulons bien permettre encore, parce qu'une telle notion du non sensible n'a rien de commun avec celle qu'en donne la Critique, et comme elle emporte déjà une contradiction dans l'expression même, elle aura difficilement des conséquences.

On voit clairement par ce qui a été dit jusqu'ici, que M. Eberhard cherche la matière de toute connaissance dans les sens ; ce qui est bien son droit. Mais il veut aussi étendre cette matière à la connaissance du sursensible. Il emploie, pour franchir cette difficulté, le principe de la raison suffisante, que non seulement il prend dans son universalité indéterminée, mais où il exige une tout autre espèce de distinction entre le sensible et l'intellectuel, que celle qu'il veut bien reconnaître, puisqu'il distingue aussi avec intention, dans sa formule, le sensible d'avec le principe de causalité, afin de se mettre ainsi sur la voie dont il a besoin (1). Mais ce pont ne suffit pas; car on ne peut construire sur l'autre rive avec aucuns matériaux de la représentation sensible. Notre architecte se sert, à la vérité, de ces matériaux, parce que (comme tout homme) il n'en a pas d'autres; mais le simple, qu'il croit d'abord avoir trouvé comme partie de la représentation sensible, il le lessive et le purifie de cette souillure au point de se persuader qu'il l'a *démontré dans* la matière, quand il n'aurait jamais été trouvé dans la représentation sensible par la simple perception. Et cependant cette représentation partielle (le simple) est bien enfin réellement dans la matière, comme objet des sens, suivant l'hypothèse; et malgré cette démonstration, il reste toujours le petit scrupule de savoir comment on doit assurer la réalité à une

(1) Le principe que toutes choses ont leur raison, ou, en d'autres termes, que tout n'existe que comme conséquence, c'est-à-dire dépend, quant à sa détermination, de quelque autre chose, vaut sans exception de toutes choses comme phénomènes dans l'espace et dans le temps, mais nullement des choses en soi, en vue desquelles cependant M. Eberhard a donné cette universalité à la proposition. Mais l'énoncer aussi généralement comme principe de causalité : Tout ce qui existe a une cause, c'est-à-dire n'existe que comme effet, eût été encore moins favorable à son dessein, parce qu'il se proposait précisément de prouver la réalité de la notion d'un être primitif, qui ne dépend plus d'aucune cause. On se voit donc forcé de se cacher derrière des expressions qui se laissent tourner à volonté. C'est ainsi qu'à la page 259 il se sert du mot principe, de manière à faire croire qu'il signifie quelque chose de distinct des sensations, quand cependant il signifie cette fois simplement les sensations partielles, que l'on appelle aussi habituellement, dans un sens logique, des principes de la possibilité d'un tout.

notion que l'on n'a établie que dans un objet sensible, si cette notion doit indiquer un être qui ne peut en aucune façon tomber sous les sens (ni être une partie homogène d'un objet sensible). Il est en effet permis de douter si, après avoir enlevé au simple toutes les propriétés en vertu desquelles il peut être une partie de la matière, il reste en général quelque chose que ce soit qui puisse s'appeler une chose possible. L'auteur aurait donc prouvé par cette démonstration la réalité objective du simple, comme partie de la matière, par conséquent comme un objet qui n'appartient qu'à l'intuition sensible et à une expérience *possible en soi*, mais nullement la réalité de tout objet, même d'un objet sursensible en dehors d'une expérience possible en soi ; ce qui était cependant la question.

Dans tout ce qui suit (p. 263-306), et qui est destiné à confirmer ce qui précède, on ne trouve, comme il est facile de le prévoir, autre chose qu'une interprétation forcée des propositions de la Critique, mais par dessus tout un sens faux, donné aux propositions logiques qui ne concernent que la forme de la pensée (sans considérer un objet quelconque), de manière à les confondre avec des propositions transcendantales (comme l'entendement emploie les premières, tout à fait purement et sans avoir besoin d'une autre source que lui-même, pour la connaissance des choses *a priori*). Par le premier de ces procédés, il commet entre autres abus celui de donner aux raisonnements de la Critique une forme syllogistique (p. 270). Il me fait raisonner ainsi : « Toutes les représentations qui ne sont pas des phénomènes sont vides des formes de l'intuition sensible (expression malheureuse, qui ne se trouve nulle part dans la Critique, mais qui peut subsister). — Or toutes les représentations des choses en soi sont des représentations qui ne sont pas des phénomènes (ce qui est également dit contre l'usage de la Critique, puisque cela signifie que ce sont des représentations *de choses* qui ne sont pas phénoménales). — Donc elles sont absolument vides. » Il y a ici quatre notions principales, et j'aurais dû, comme il le dit, conclure ainsi : donc ces représentations sont vides des formes de l'intuition sensible. »

Or cette dernière conclusion est réellement celle-là seule qu'on peut tirer de la Critique, et la première a été imaginée et ajoutée par M. Eberhard. Mais viennent ensuite, d'après la Critique, les épisyllogismes suivants, par lesquels enfin cette conclusion dernière se trouve dégagée, à savoir : des représentations qui sont vides des formes de l'intuition sensible, sont vides de toute intuition (car toute notre intuition est sensible). — Or les représentations des choses en soi sont vides, etc. — Donc elles sont vides de toute intuition. Et, pour finir : des représentations qui sont vides de toute intuition (auxquelles, comme notions, ne peut être donnée aucune intuition correspondante), sont absolument vides (sans connaissance de leur objet). — Or des représentations de choses qui ne sont pas des phénomènes sont vides de toute intuition. — Donc elles sont absolument vides (en fait de connaissance).

De quoi doit-on douter chez M. Eberhard, de l'intelligence ou de l'équité?

Nous ne pouvons donner ici que quelques échantillons de tout son peu de compréhension du vrai sens de la Critique, et du peu de solidité de ce qu'il prétend pouvoir mettre à la place de cet ouvrage, en faveur d'un meilleur système ; car l'adversaire même le plus résolu de M. Eberhard se lasserait à rechercher quelque unité dans ses objections, et à vouloir trouver quelque enchaînement logique ou un accord entre ses antithèses.

Après s'être demandé (p. 275) : « Qui (qu'est-ce qui) donne à la sensibilité sa matière, à savoir les sensations? » il croit avoir démonté la Critique, puisqu'il dit (p. 276) : « Nous pouvons choisir ce que nous voudrons, — nous arrivons toujours aux *choses en soi.* » Or c'est précisément l'affirmation constante de la Critique ; avec cette différence seulement qu'elle place ce principe de la matière des représentations sensibles non plus dans des choses, comme objets des sens, mais dans quelque chose de sursensible qui leur sert *de fondement* et dont nous ne pouvons avoir aucune connaissance. Elle dit : Les objets, comme choses en soi, *donnent* la matière des intuitions empiriques (elles contiennent le principe déterminant de la faculté représentative, conformément à la sensibilité), mais elles n'en *sont* pas la matière.

Là-dessus on demande comment alors l'entendement travaille cette matière (qu'elle vienne d'où que ce soit). La Critique prouve dans la Logique transcendantale que le fait a lieu par la subsomption des intuitions sensibles (pures ou empiriques) aux catégories, notions de choses en général qui doivent être entièrement fondées dans l'entendement pur *a priori*. M. Eberhard fait entrevoir un système opposé, lorsqu'il dit (p. 276-279) : « Nous ne pouvons pas avoir de notions universelles que nous n'ayons *tirées* des choses que nous avons perçues par les sens, ou de celles dont nous avons conscience dans notre âme propre. » Puis, dans le même paragraphe, il indique avec précision comment se fait cette séparation de l'individuel. C'est le premier acte de l'entendement. L'autre consiste (p. 279) à composer avec cette matière sublimée, des notions. Grâce à l'*abstraction*, l'entendement est donc parvenu (des représentations des sens) aux catégories; et maintenant il s'élève des catégories et des parties essentielles des choses à leurs attributs. Aussi, dit-on (p. 278), « L'entendement, aidé de la raison, obtient de nouvelles notions composées, comme il *s'élève* de lui-même par l'abstraction à des notions toujours plus générales et plus simples, jusqu'aux notions du *possible* et du *fondé*, etc. »

Cette ascension (si toutefois l'on peut appeler ascension ce qui n'est que l'acte de faire abstraction de quelque chose d'empirique dans l'usage expérimental de l'entendement, puisque alors l'intellectuel, que nous avons nous-mêmes auparavant déposé *a priori*, d'après la propriété naturelle de notre entendement, à savoir les catégories, persiste) est purement *logique*, et n'aboutit qu'à des règles plus générales, mais dont l'usage ne sort pas de la sphère de l'expérience possible, parce que ces règles sont précisément abstraites de l'usage de l'entendement en matière expérimentale, où est donnée une intuition sensible qui correspond aux catégories. — Pour qu'il y eût ascension *réelle* véritable, c'est-à-dire à un autre genre d'êtres que ceux qui peuvent en général être donnés aux sens, même aux plus parfaits, il faudrait une autre espèce d'intuition, que nous avons appelée intellectuelle (parce que ce qui appartient à la connaissance et qui n'est pas sensible, ne peut avoir un autre nom ni une autre signification), intuition pour laquelle non seulement nous n'aurions plus besoin des catégories, mais qui, grâce à cette propriété, ne ferait plus aucun usage de l'entendement. Qui pourrait nous inspirer un pareil entendement intuitif, ou, s'il est en nous à l'état latent, qui pourrait nous le faire connaître ?

Pour cela, M. Eberhard possède encore un moyen. Car « Il y a (p. 280-281) aussi des *intuitions qui ne sont pas sensibles* (mais qui ne sont pas non plus des intuitions de l'entendement), une autre intuition que la sensible dans l'espace et le temps. — Les premiers éléments du temps concret et les premiers éléments de l'espace concret ne sont plus des phénomènes (objets de l'intuition sensible). » Ils sont donc les vraies choses, les *choses en soi*. Cette intuition non sensible, il la distingue de la sensible (p. 299), en ce qu'elle est celle dans laquelle quelque chose est représenté, confusément ou *obscurément* par les *sens*, » tandis qu'il définit (p. 295) l'entendement la « faculté de la connaissance claire. » — La différence de son intuition non sensible d'avec la sensible consiste donc en ce que les parties simples du temps et de l'espace concrets sont représentées d'une manière confuse dans l'intuition sensible, et qu'elles le sont clairement dans l'intuition non sensible. De cette manière se trouve naturellement rempli le vœu de la Critique par rapport à la réalité objective de la notion de l'être simple, puisqu'à cette notion est donnée une intuition correspondante (seulement elle n'est pas sensible).

C'était donc *monter* pour tomber d'autant plus bas, car si ces êtres simples étaient subrepticement introduits dans l'intuition même, alors leurs représentations étaient établies comme contenues dans l'intuition empirique, et l'intuition restait en elles ce qu'elle était par rapport au tout, c'est-à-dire sensible. La conscience d'une représentation n'en fait pas une différence dans la propriété spécifique; car elle peut se rencontrer dans toutes les représentations. La conscience d'une intuition empirique s'appelle perception. De ce que ces prétendues parties simples ne sont pas *perçues*, elles ne perdent point du tout leur qualité de choses absolument susceptibles d'intuition, par exemple si nos sens étaient assez perçants, ou notre imagination assez puissante, pour percevoir en elles, par suite de la clarté de cette représentation (1), quelque chose de non sensible [dans l'état présent]. Le lec-

(1) Car il y a aussi une *clarté* dans l'intuition, par conséquent aussi dans la représentation de l'individuel, et non simplement des choses dans

teur se demandera peut-être à cette occasion pourquoi, si M. Eberhard s'élève au-dessus de la sphère de la sensibilité (p. 169), il emploie toujours l'expression de non sensible, et pas plutôt celle de *sursensible*. Ce n'est pas sans de bonnes raisons; car la dernière ferait évidemment voir qu'il ne pouvait pas faire sortir le sursensible de l'intuition sensible, par la raison qu'elle est sensible. Mais le non sensible n'indique qu'un simple défaut (par exemple de la conscience de quelque chose dans la représentation d'un objet des sens), et le lecteur ne s'aperçoit pas aussi bien qu'on cherche à lui faire accepter par

le général (p. 295), clarté qui peut être appelée *esthétique*, et qui diffère entièrement de la clarté logique (comme si un sauvage de la *Nouvelle-Hollande* venait à rencontrer pour la première fois une maison et en était assez près pour en distinguer toutes les parties, sans cependant en avoir la moindre notion), mais ne peut assurément figurer dans un manuel de logique. Ce qui fait qu'il n'est pas permis d'admettre, comme on le demande dans l'intérêt de la thèse, de définir l'entendement : la faculté de la connaissance *claire*, au lieu de le faire comme la Critique, où l'entendement est donné *comme faculté de connaître par des notions*. Cette dernière définition est donc la seule juste, parce que l'entendement y est aussi présenté comme une faculté transcendantale des notions (catégories) qui ne proviennent originairement que d'elle seule, tandis que la première n'indique au contraire que la faculté purement logique de donner en tout cas aux représentations des sens de la clarté et de la généralité, une simple représentation claire, et par l'abstraction de leurs caractères. Mais il importe fort à M. Eberhard d'échapper aux recherches critiques les plus importantes, en donnant à ses définitions des caractères équivoques. Telle est aussi l'expression (p. 295 et ailleurs) d'une connaissance des *choses universelles;* expression scolastique tout à fait à rejeter, qui peut ranimer la dispute des nominalistes et des réalistes, et qui, bien qu'on la trouve dans plusieurs manuels de métaphysique, n'appartient point à la philosophie transcendantale, mais seulement à la logique, puisqu'elle n'indique aucune différence dans la qualité des choses, mais seulement dans l'usage des notions, suivant qu'elles sont appliquées en général ou en particulier. Cette expression, avec celle d'*inimaginable*, sert à fixer le regard du lecteur, comme si on pensait par là une espèce d'objets, par exemple les éléments simples.

là une représentation d'objets réels d'une autre espèce. Il en est de même avec l'expression de choses générales (au lieu de prédicats généraux des choses), dont nous parlerons plus tard, et par laquelle le lecteur croit devoir entendre un genre particulier d'êtres, ou de l'expression de jugements *non identiques* (au lieu de synthétiques). Il y a beaucop d'art dans le choix de ces expressions indéterminées, dans le dessein de faire prendre au lecteur des pauvretés pour des choses importantes.

Si donc M. Eberhard a bien expliqué la notion leibnizo-wolfienne de la sensibilité de l'intuition, en disant qu'elle ne consiste que dans la confusion du divers des représentations sensibles, tandis que ces représentations se rapportent néanmoins à des choses en soi, mais dont la claire connaissance repose sur l'entendement (qui connaît les parties simples dans cette intuition), la Critique n'a donc rien imputé faussement à cette philosophie, et il ne reste plus qu'à décider si elle a également raison de dire : le point de vue adopté par la même philosophie pour caractériser la sensibilité (comme une faculté particulière ou réceptivité) est faux (1). Il confirme la justesse de l'interprétation de la notion de sensibilité, attribuée dans la

(1) M. Eberhard injurie et s'échauffe d'une manière plaisante (p. 298) à propos de la témérité d'un tel blâme (auquel il substitue par distraction une expression vicieuse). S'il arrivait à quelqu'un de blâmer Cicéron de n'avoir pas écrit en bon latin, quelque *Scioppius* (d'un zèle grammatical connu) le rappellerait vivement, mais avec justice, au devoir du respect, car c'est seulement de Cicéron (et de ses contemporains) que nous pouvons apprendre *en quoi consiste le bon latin*. Mais si quelqu'un croyait

Critique à la philosophie de Leibniz, en disant (p. 303), qu'il fait consister la raison subjective des phénomènes, comme représentations confuses, dans l'*impuissance* de distinguer tous les caractères (représentations partielles de l'intuition sensible) ; et (p. 377) blâmant la Critique de ne pas avoir donné cette raison, il ajoute : il consiste dans les bornes du sujet. En dehors de ces raisons subjectives de la forme logique de l'intuition, il y a aussi des raisons *objectives;* c'est ce qu'affirme la Critique ; et en cela elle ne contredit pas Leibniz. Mais que si ces raisons objectives (les éléments simples) sont comme parties dans les phénomènes mêmes, et ne sont pas perçus comme tels, à cause tout simplement de la confusion, mais qu'ils ne puissent qu'y être démontrés, qu'ils doivent s'appeler intuitions sensibles, et cependant pas simplement sensibles, mais qu'elles doivent aussi et par cette dernière raison, s'appeler *intellectuelles,* c'est évidemment une contradiction, et la notion leibnizienne de la sensibilité et des phénomènes est inexplicable. M. Eberhard a donc donné une interprétation tout à fait fausse de l'opinion de Leibniz, ou cette opinion doit être rejetée sans hésiter. De deux choses l'une : ou l'intuition est quant à l'objet entièrement intellectuelle, c'est-à-dire que nous percevons les choses comme elles sont en elles-mêmes, et alors la sensibilité ne consiste que dans la confu-

trouver une faute dans la philosophie de Platon ou de Leibniz, il serait ridicule de prétendre qu'il ne doit rien avoir à blâmer dans Leibniz. En effet, personne ne peut ni ne doit apprendre de Leibniz ce qui est *philosophiquement juste ;* la pierre de touche qui est à la portée de chacun est la commune raison humaine, et il n'y a pas d'*auteur classique* en philosophie.

sion inséparable d'une telle intuition collective ; — ou bien elle n'est pas intellectuelle, et nous n'entendons par là que la manière dont nous sommes affectés par un objet tout à fait inconnu en soi, et alors la sensibilité consiste si peu dans la confusion que l'intuition aurait plutôt le plus haut degré de clarté, et, en tant que des parties simples s'y trouvent, gagner proportionnellement en distinction et en clarté ; mais il n'y aurait jamais autre chose absolument que de simples phénomènes. Mais les deux choses ne peuvent être conçues ensemble dans une seule et même notion de la sensibilité. Par conséquent la sensibilité, telle que M. Eberhard en attribue la notion à Leibniz, se distingue de la connaissance intellectuelle ou par la simple forme logique (la confusion), tandis que, quant à la matière, elle ne contient que de pures représentations intellectuelles des choses en soi ; ou bien elle s'en distingue aussi d'une manière transcendantale, c'est-à-dire quant à l'origine et à la matière, puisqu'elle ne tient pas de la qualité des objets en soi, mais ne comprend que la manière dont le sujet est affecté, quelle qu'en soit du reste la clarté. Le dernier cas est celui de l'affirmation de la Critique, à laquelle on ne peut opposer la première opinion sans faire consister la sensibilité dans la seule confusion des représentations, confusion qui affecterait l'intuition donnée.

On ne saurait mieux exposer que le fait sans le vouloir M. Eberhard, la différence infinie entre la théorie de la sensibilité, comme mode particulier d'intuition, qui a sa forme déterminable *a priori* suivant des principes universels, et la théorie qui admet cette intuition comme une appréhension purement empirique des choses en elles-mêmes, appréhension qui ne se distingue d'une intuition intellectuelle (comme intuition sensible) que par le défaut de clarté de la représentation. On ne peut en effet tirer du *défaut de faculté*, de l'*impuissance*, et des *limites* de la vertu représentative (expressions littérales dont se sert M. Eberhard lui-même) aucune extension de la connaissance, aucune détermination positive des objets. Le principe donné doit être lui-même quelque chose de positif, qui constitue le substratum de ces propositions, mais qui n'ait qu'une valeur purement subjective, et ne s'entend des objets qu'autant qu'ils ont un caractère phénoménal. Si nous passons à M. Eberhard ses parties simples des objets de l'intuition sensible, et si nous convenons qu'il fait comprendre comme il peut leur union, d'après son principe de la raison [suffisante], comment et par quel raisonnement veut-il donc tirer de ses notions de monades et de leur représentation par des forces, cette représentation de l'espace, à savoir, qu'il a trois dimensions comme espace plein, en même temps que de ses trois sortes de limites, dont deux même sont encore des espaces, la troisième, celle du point, est la limite de toutes les limites? Ou comment entend-il raisonner par rapport aux objets du sens intime pour trouver la condition qui sert de base à ce sens, à savoir le temps, comme quantité, mais en partant uniquement d'une mesure et comme d'une grandeur fixe (comme est aussi l'espace) par ses éléments simples, que, suivant lui, le sens perçoit mais pas séparés, que l'entendement au contraire réunit par la pensée? Comment enfin faire sortir de ses bornes, de la non-clarté, et par conséquent de simples défauts, une connaissance positive, contenant les conditions des sciences qui, entre toutes les autres, sont de nature à s'étendre le plus *a priori* (la géométrie et la physique générale ? Il doit tenir toutes ces propriétés pour fausses et purement fictives (comme directement contraires à ces parties simples qu'il admet); ou bien il en doit chercher la réalité objective, non dans les choses en soi, mais dans les choses comme phénomènes, c'est-à-dire quand il cherche la forme de leur représentation (comme objets de l'intuition sensible) dans le sujet et dans sa réceptivité, c'est-à-dire dans sa qualité d'être susceptible d'une représentation immédiate d'objets donnés, forme qui permet de concevoir *a priori* (avant déjà que les objets soient donnés) la possibilité d'une connaissance diverse des conditions sous lesquelles seules des objets peuvent se présenter aux sens. Voyons maintenant ce que dit M. Eberhard (p. 370) : « M. Kant n'a pas dit ce qu'est le principe subjectif dans les phénomènes. — Ce sont les limites du sujet. » (Telle est sa détermination, à lui.) Qu'on lise et qu'on juge.

M. Eberhard est *incertain* (p. 391) si « par forme de l'intuition sensible j'entends les bornes de la faculté de connaître par laquelle le divers est converti en *figure* du temps et de l'espace, ou ces figures mêmes en général. » — « Celui qui les regarde comme *pri-*

mitives (*ursprünglich*), non comme innées dans leurs *principes,* se forge une *qualitatem occultam.* Mais s'il adopte une des deux explications précédentes, sa théorie se trouve comprise, ou totalement, ou en partie dans celle de Leibniz.» Puis (p. 378) il demande un renseignement sur cette *forme des phénomènes*, « qu'elle soit, dit-il, polie ou raboteuse. » C'est surtout de ce dernier ton qu'il parle dans ce paragraphe. Je m'en tiens au premier, le seul qui convienne à des raisons victorieuses.

La Critique n'admet absolument point de *représentations* innées; elle les considère toutes, qu'elles se rapportent à l'intuition ou aux notions intellectuelles, comme *acquises*. Mais il y a aussi une acquisition primitive (comme disent les professeurs de droit naturel), par conséquent aussi de ce qui n'existait pas encore auparavant, par conséquent de ce qui n'a fait partie d'aucune chose avant cette action. Telle est, comme le dit la Critique, *premièrement* la forme des choses dans l'espace et dans le temps, *secondement* l'unité synthétique du divers dans les notions; car ni l'une ni l'autre de ces deux choses n'est tirée des objets, qui ne les contiennent point, par notre faculté de connaître; elles en sont au contraire produites *a priori*. Mais il doit cependant y avoir dans le sujet une raison qui fait que les représentations pensées se forment ainsi et pas autrement, et peuvent en outre se rapporter à des objets qui ne sont pas encore donnés, et cette raison du moins est *innée*. Comme M. Eberhard remarque lui-même que pour avoir le droit d'user du mot *implanté* (incréé, *anerschaffen*), il faut supposer l'existence de Dieu déjà prouvée, pourquoi donc s'en sert-il dans une Critique qui n'a d'autre objet que les premiers fondements de toute connaissance, de préférence à la vieille expression d'*inné* (*Angebornen*) ? M. Eberhard dit (p. 390) : «Les raisons des images [ou figures] universelles, encore indéterminées, d'espace et de temps ont été créées avec l'âme. » Mais à la page suivante on doute de nouveau si par forme de l'intuition (il fallait dire : la raison de toutes les formes de l'intuition) j'entends les *bornes* de l'intelligence ou ces *images* mêmes. On ne comprend pas comment il a pu penser à la première supposition, même en doutant, puisqu'il doit bien savoir qu'il a voulu substituer ce mode d'explication de la sensibilité à celui qui a été donné par la Critique. Quant au second doute, à savoir si les formes de l'intuition ne sont pas dans ma pensée, les images indéterminées du temps et de l'espace même, il est facile à expliquer, mais il ne peut être approuvé. Car où ai-je jamais dit que les intuitions d'espace et de temps qui seules rendent des images possibles, soient elles-mêmes des images (qui supposent toujours une notion, dont elles sont l'exposition, par exemple la figure indéterminée de la notion de triangle, pour laquelle ne sont donnés ni le rapport des côtés ni les angles)? Il s'est tellement habitué au jeu trompeur d'employer l'expression *figurée,* au lieu de *celle* de *sensible*, qu'elle le suit en toute occasion. Le fondement de la possibilité de l'intuition sensible n'est rien de ces deux choses ; il n'est ni *bornes* de l'intelligence, ni une *image ;* c'est la simple réceptivité propre de l'esprit lorsqu'il est affecté de quelque chose (dans la sensation), c'est-à-dire sa capacité de recevoir une représentation, en conséquence de sa propriété subjective. Ce premier principe formel, par exemple, de la possibilité d'une intuition de l'espace, est seul inné, et avec la représentation de l'espace même. Toujours en effet il faut des impressions pour que l'intelligence ait la représentation d'un objet (représentation qui est toujours une action propre). Ainsi se forme l'*intuition* formelle qu'on nomme espace, comme représentation originairement acquise (de la forme des objets extérieurs en général), dont cependant le principe (comme simple réceptivité) est inné, et dont l'acquisition précède de beaucoup la *notion* déterminée de choses qui sont d'accord avec cette forme; l'acquisition de celle-ci est *acquisitio derivativa*, puisqu'elle suppose déjà des notions transcendantales, universelles de l'entendement, notions qui ne sont pas non plus innées (1), mais acquises, et dont l'*acquisitio*, comme celle de l'espace, est également *originaria*, et ne suppose d'inné que les conditions subjectives de la spontanéité de la pensée (conformité avec l'unité de l'apperception). Nul ne peut hésiter sur la signification du principe de la possibilité d'une intuition sensible pure, si ce n'est celui qui a peut-être parcouru la Critique à l'aide d'un dictionnaire, mais qui ne l'a pas méditée.

Ce qui suit peut donner une idée du peu d'intelli-

(1) On pourra juger d'après cela dans quel sens Leibniz prend le mot inné, quand il l'emploie en parlant de certains éléments de la connaissance. Un traité d'*Hissmann* dans le *Mercure allemand*, octobre 1777, peut faciliter cette tâche.

gence qu'a M. Eberhard des propositions les plus claires de la Critique, ou bien de son dessein de les mal entendre.

On a dit dans la Critique que la simple catégorie de la substance (comme toute autre) ne contient absolument rien de plus que la fonction logique par rapport à laquelle un objet est conçu comme déterminé, et par conséquent qu'aucune connaissance de l'objet n'est absolument produite par cela seul, pas plus que par le moindre prédicat (synthétique) *tant que nous ne lui soumettons pas une intuition sensible* ; d'où nous avons conclu que, ne pouvant absolument pas juger des choses sans le secours des catégories, une connaissance du *sursensible* (toujours, bien entendu, dans le sens théorique) est absolument impossible. M. Eberhard prétend (p. 384-385) qu'on peut acquérir cette connaissance de la catégorie pure de la substance, même sans le secours de l'intuition sensible : « c'est la *force* qui opère les accidents. » Or la force elle-même n'est autre chose qu'une catégorie (ou son prédicable), à savoir la force de la *cause* dont j'ai de même affirmé que la valeur objective ne peut pas plus être démontrée sans intuition sensible à elle soumise que l'on ne peut démontrer celle de la notion de substance. Or il fonde aussi cette preuve de fait (p. 385) sur l'exposition dans l'intuition sensible (interne) des accidents, par conséquent aussi de la force, qui en est le principe, car il rapporte en fait la notion de cause à une série d'états de l'âme, dans le temps, à une série de représentations successives, ou de degrés de représentations, dont le principe est contenu « dans la chose complétement déterminée quant à tous ses changements présents, passés et futurs ; » et, dit-il, « cette chose est une force par la raison qui fait qu'elle est une substance. » Mais la Critique ne demande pas non plus autre chose que l'*exposition* de la notion de force (notion, soit dit en passant, toute différente de celle dont on voulait garantir la réalité, à savoir celle de substance) (1) en *intuition* sensible interne, et la réalité objective d'une substance, comme être sensible, se trouve assurée par là. Mais il s'agissait de savoir si cette réalité peut être démontrée de la notion de force, comme pure catégorie, c'est-à-dire encore sans application aux objets d'une intuition sensible, par conséquent comme valable également pour les êtres sursensibles, c'est-à-dire pour les purs êtres de raison : car puisque toute conscience repose sur des conditions de temps, par conséquent

(1) La proposition : la chose (la substance) est une force, au lieu de cette autre toute naturelle : la substance *a* une force, est une proposition qui répugne à toutes les notions ontologiques, et très préjudiciable, par ses conséquences, à la métaphysique. Car c'en est fait par là de la notion de substance, c'est-à-dire de la notion d'inhérence en un sujet, au lieu de laquelle alors on a la notion de dépendance à l'égard d'une cause : juste ce que Spinoza voulait lorsqu'il fit de la dépendance de toutes les choses du monde par rapport à leur premier être, à leur cause commune, un rapport d'inhérence, en convertissant cette force efficiente universelle même en une substance. En sorte que toutes les choses ne furent plus que des accidents de cette substance. Une substance a bien encore, indépendamment de son rapport comme *sujet* aux accidents (et à leur inhérence), un rapport encore à ces mêmes accidents, comme une *cause* à des effets ; mais le premier de ces rapports n'est pas le même que le second. La force n'est pas ce qui contient le principe de l'existence des accidents (car ce principe est contenu par la substance) : c'est la notion du simple rapport de la substance aux accidents, en tant qu'elle en contient le principe, et ce rapport est tout différent du rapport d'inhérence.

aussi toute suite du passé, du présent et de l'avenir, doit tomber avec la loi entière de la continuité de l'état changé de l'âme, et il ne reste rien par quoi l'accident puisse avoir été *donné*, et qui puisse servir d'appui (*Belage*) à la notion de force. Si donc, en conséquence de la demande, il supprime la notion d'homme (qui contient déjà la notion d'un corps), ainsi que la notion de représentation dont l'existence est déterminable dans le temps, par conséquent tout ce qui contient des conditions de l'intuition soit externe soit interne (car il doit le faire s'il veut assurer la réalité de la notion de substance et celle de cause comme catégories pures, c'est-à-dire comme notions qui peuvent en tout cas servir aussi à la connaissance du sursensible), il ne lui reste alors de la notion de substance que celle d'un quelque chose dont l'existence doit être conçue comme celle d'un sujet, mais non comme celle d'un simple prédicat d'un autre; il ne lui reste de la notion de cause que celle d'un rapport de quelque chose à quelque autre chose dans l'existence, d'après lequel, si je pose la première, la seconde est aussi déterminée et nécessairement posée. De ces notions des deux choses, il ne peut donc absolument tirer aucune connaissance de la chose ainsi déterminée; il ne peut pas même savoir si une pareille détermination est seulement possible, c'est-à-dire s'il peut y avoir quelque chose où elle se rencontre. Il ne s'agit pas maintenant de savoir si *par rapport aux principes pratiques a priori*, quand la notion d'une chose (comme noumène) est mise en principe, les catégories de substance et de cause ne reçoivent pas une réalité objective par rapport à la détermination *pratique* de la raison. En effet la possibilité d'une chose qui peut exister simplement comme sujet, sans être toujours de nouveau prédicat d'autre chose, ou la possibilité de la propriété d'avoir à l'égard de l'existence d'autre chose le rapport de principe, et non réciproquement le rapport de conséquence, à l'égard de ces mêmes choses, doit, à la vérité, servir à prouver par une intuition correspondant à ces notions la connaissance théorique de cette chose, parce que cette intuition n'a de réalité objective qu'à cette condition, et qu'autrement aucune connaissance d'un pareil objet ne serait possible. Mais si ces notions ne sont pas constitutives, si elles ne doivent donner que des principes purement régulateurs de l'usage de la raison (comme c'est toujours le cas avec l'Idée d'un noumène), alors elles peuvent aussi n'être que de simples fonctions logiques, qui ont pour les notions de chose dont la possibilité est indémontrable un usage pratique pour la raison, et même un usage indispensable, parce qu'alors elles valent non comme principes objectifs de la possibilité des noumènes, mais comme principes subjectifs (de l'usage théorique, ou pratique de la raison) par rapport aux phénomènes. — Cependant, comme on l'a dit, il n'est jamais question en ce cas que de principes constitutifs de la connaissance des choses, et s'il est possible, d'un objet quelconque, par le fait que je n'en parle que par des catégories, sans les établir par une intuition (qui est toujours sensible en nous), sans obtenir une connaissance, comme le croit M. Eberhard, qui, malgré toute la fécondité qu'il attribue après tant d'autres aux arides déserts de l'ontologie, n'en a rien pu tirer.

SECONDE SECTION.

Solution du problème : Comment les jugements synthétiques sont-ils possibles? suivant M. Eberhard.

Cette question, considérée dans sa généralité, est la pierre d'achoppement où tous les dogmatistes en métaphysique doivent inévitablement se briser, mais dont, par cette raison, ils se tiennent éloignés le plus qu'ils peuvent, car je n'ai encore rencontré aucun adversaire de la Critique qui ait entrepris d'en donner une solution générale. M. Eberhard, appuyé sur ses principes de contradiction et de la raison suffisante (qu'il ne présente cependant que comme une proposition analytique), s'y hasarde ; avec quel succès c'est ce que nous ne tarderons pas à voir.

M. Eberhard n'a aucune notion claire, paraît-il, de ce que la Critique appelle dogmatisme. Ainsi, parlant (p. 262) d'une preuve apodictique qu'il croit avoir donnée, il ajoute : « Si celui-là est dogmatique, qui admet avec certitude des choses en soi, nous sommes obligés, coûte que coûte, de confesser que nous sommes dogmatiques. » Un peu plus loin (p. 289) il dit que la philosophie de Leibniz n'est pas moins une critique de la raison que celle de Kant, puisqu'elle fonde son dogmatisme sur une analyse exacte des facultés de connaître, en se demandant ce qui est possible par chacune d'elles. » Or si elle fait réellement cela, elle ne renferme pas de dogmatisme dans le sens où notre Critique prend toujours ce mot.

Par *dogmatisme* en métaphysique cette Critique entend : une confiance générale aux principes de cette prétendue science, *sans* critique préalable de la faculté même de connaître, en ne se préoccupant que de son succès. Elle entend par *scepticisme* une défiance générale contre la raison pure sans critique préalable, en vue seulement de l'inexactitude de ses assertions (1). La critique (*die Kriticismus*) de la méthode en tout ce qui appartient à la métaphysique (le doute suspensif ou méthodique) est, au contraire, la maxime d'une défiance universelle à l'égard de toutes les propositions synthétiques de cet ordre, tant qu'un principe

(1) Le succès dans l'usage des principes *a priori* est leur constante confirmation dans leur application à l'expérience; car alors on passe presque au dogmatique sa preuve *a priori*. Mais l'insuccès dans le même usage, insuccès qui occasionne le scepticisme, n'a lieu que dans les cas seulement où des preuves *a priori* peuvent être demandées, parce que l'expérience ne peut rien confirmer ni contredire à cet égard, et consiste en ce que des preuves *a priori* d'égale force établissant les thèses opposées, sont contenues dans la raison commune de l'humanité. Les premières ne sont également que des principes de la possibilité de l'expérience et se trouvent dans l'Analytique. Mais comme elles peuvent être facilement prises pour des principes qui s'étendent au-delà des seuls objets de l'expérience, si la Critique n'en a pas soigneusement déterminé d'abord la portée, il en résulte un dogmatisme par rapport au sursensible. Les secondes se rapportent aux objets, non plus, comme les premières, au moyen de notions intellectuelles, mais par des Idées qui ne peuvent jamais être données dans l'expérience. Or, comme les preuves en vue desquelles les principes qui ne se rapportent qu'à des objets de l'expérience ont été conçus, doivent nécessairement se contredire en pareil cas, alors si l'on passe à côté de la critique, qui peut seule déterminer les limites, doit surgir non seulement un scepticisme par rapport à tout ce qui est conçu par les seules Idées de la raison, mais aussi une défiance contre toute connaissance *a priori*, défiance qui finit par introduire une doctrine de doute métaphysique universelle.

universel de leur possibilité n'a pas été reconnu dans les conditions essentielles de notre intelligence.

On ne s'affranchit donc pas du reproche fondé de dogmatisme en faisant appel, comme il arrive ici (p. 262), à de prétendues preuves apodictiques de ses assertions métaphysiques; car leur défaut de portée est si ordinaire, alors encore qu'aucun vice sensible ne s'y rencontre (ce qui n'est certainement pas le cas ci-dessus), et les preuves du contraire leur sont si souvent opposées avec non moins de clarté, que le sceptique, ne sût-il absolument qu'alléguer contre l'argument, a cependant bien le droit d'y opposer son *non liquet*. Seulement si la preuve roule sur des matières où une critique parvenue à maturité a fait voir auparavant d'une manière sûre la possibilité de la connaissance *a priori* et ses conditions universelles, le métaphysicien, qui est toujours aveugle dans toutes ses preuves, s'il manque de cette critique, peut se disculper de dogmatisme, et le canon de la critique pour cette espèce d'appréciation est contenu dans la solution générale du problème : *Comment une connaissance synthétique a priori est-elle possible*. Tant que ce problème n'a pas été résolu, tous les métaphysiciens ont encouru le reproche d'aveugle dogmatisme ou de scepticisme, si grande et si juste que puisse être d'ailleurs leur réputation pour des mérites d'une autre nature.

M. Eberhard n'est pas de cet avis. Il fait comme si une pareille invitation, justifiée par tant d'exemples dans la Dialectique transcendantale, n'avait jamais été faite aux dogmatiques, et admet comme décidée, longtemps avant la Critique de notre faculté de juger synthétiquement *a priori,* une proposition synthétique toujours fort contestée, à savoir : que le temps et l'espace, et les choses qu'ils contiennent se composent d'éléments simples, sans même qu'il s'occupe du moindre examen critique préalable de la possibilité d'une pareille détermination du sensible par des idées du sursensible, examen qui devait cependant lui sembler nécessaire par la contradiction des mathématiques, et qui donne dans son propre procédé le meilleur exemple de ce que la Critique appelle le dogmatisme qui doit toujours être rejeté de toute philosophie transcendantale, et dont la signification cette fois, je l'espère, ne lui échappera point, puisqu'il s'agit de son propre exemple.

Avant donc d'aborder la solution de ce problème principal, il est absolument nécessaire d'avoir une notion claire et déterminée de ce que la Critique entend en général *d'abord* par jugement synthétique, à la différence des jugements analytiques; *secondement* de ce qu'elle entend par l'expression de jugements synthétiques *a priori*, à la différence des jugements empiriques du même genre. Le premier point a été établi par la Critique aussi clairement et répété aussi souvent qu'on peut le désirer. Les jugements synthétiques sont ceux par le prédicat desquels j'attribue *plus* au sujet du jugement que ce que je pense dans la notion dont j'énonce le prédicat ; ce prédicat ajoute par conséquent à la connaissance de ce que contenait la première notion. Pareille chose n'a pas lieu dans les

18

jugements analytiques, qui ne font autre chose que de représenter et d'énoncer *clairement* comme appartenant à la notion donnée ce qui y était déjà réellement conçu et contenu. — Le second point, à savoir qu'est-ce qu'un *jugement a priori* par opposition à un jugement empirique, ne souffre ici aucune difficulté, parce que c'est là une différence depuis très longtemps connue et nommée en logique, et qui ne se presente pas comme la première (du moins suivant M. Eberhard) sous un *nouveau nom*. Il n'est cependant pas inutile de remarquer ici, dans l'intérêt de M. Eberhard, qu'un prédicat qui est attribué à un sujet par une proposition *a priori* en est affirmé comme lui appartenant *nécessairement* (comme inséparable de la notion de ce sujet). On dit de ces prédicats qu'ils font partie de l'essence (de la possibilité interne de la notion, *ad essentiam* (1) *pertinentia*). Toutes les propositions qui ont une valeur *a priori* doivent donc en contenir de semblables. Les autres prédicats, qui sont séparables de la notion [du sujet] (sans qu'elle en souffre), s'appellent des caractères non essentiels (*extraessentialia*). Les premiers appartiennent donc à l'essence [de la notion] ou comme partie constitutive (*ut constitutiva*), ou comme y ayant leur raison et en découlant (*ut rationata*). Les premiers sont des parties essentielles (*essentialia*), qui par conséquent ne contiennent pas de prédicat susceptible d'être dérivé d'un

(1) Afin d'éviter dans ce mot jusqu'à l'ombre d'une *définition en cercle*, on peut employer, au lieu de l'expression *ad essentiam*, les mots suivants, qui sont ici les équivalents: *ad internam possibilitatem pertinentia.*

autre, contenu dans la même notion, et leur ensemble constitue l'essence logique (*essentia*); les seconds sont des propriétés (*attributa*). Les caractères extraordinaires sont ou internes (*modi*), ou de rapport (*relationes*), et ne peuvent servir de prédicats *a priori*, parce qu'ils sont séparables de la notion du sujet, et par conséquent n'y tiennent pas nécessairement. — D'où il est clair que si l'on n'a pas déjà donné tout d'abord quelque critérium d'une proposition synthétique *a priori*, et qu'on dise que son prédicat est un attribut, on ne l'aura distingué en aucune façon de la proposition analytique. En effet, de ce qu'on dit que c'est un attribut, on n'affirme rien, sinon qu'il peut être dérivé de l'essence, comme en étant la conséquence nécessaire; mais on laisse tout à fait indécise la question de savoir si la liaison est analytique, suivant le principe de contradiction, ou synthétique, suivant quelque autre principe. Ainsi, dans la proposition : Tout corps est divisible, le prédicat est un attribut, parce qu'il peut être dérivé, comme conséquence nécessaire, d'une partie essentielle de la notion du sujet, à savoir de l'étendue. Mais c'est un attribut qui peut être représenté comme appartenant, d'après le principe de contradiction, à la notion de corps; ce qui fait que la proposition, tout en énonçant un attribut à l'égard du sujet, est cependant analytique. Au contraire, la permanence est aussi un attribut de la substance, car elle en est un prédicat absolument nécessaire, mais qui n'est pas contenu dans la notion de la substance même, et qui par conséquent n'en peut être tiré par aucune analyse (suivant le principe de la contradiction). La proposition : Toute substance est permanente est donc une proposition synthétique. Quand donc on dit d'une proposition : elle a pour prédicat un attribut du sujet, personne ne sait encore si elle est analytique ou synthétique; il faut donc ajouter : elle contient un attribut synthétique, c'est-à-dire un prédicat nécessaire (quoique dérivé), par conséquent connaissable *a priori*, un prédicat en un jugement synthétique. Suivant M. Eberhard, les jugements synthétiques *a priori* peuvent donc être définis : des jugements qui énoncent des attributs synthétiques des choses. M. Eberhard se jette dans cette tautologie pour dire, si c'est possible, non seulement quelque chose de mieux et de plus déterminé sur la propriété des jugements synthétiques *a priori*, mais aussi pour montrer en même temps par leur définition leur principe général, qui sert à reconnaître leur possibilité; ce que la Critique n'a pu faire qu'avec des peines infinies. Suivant lui (p. 315) : « Les jugements analytiques sont ceux dont le prédicat énonce l'essence, ou quelques parties essentielles du sujet; tandis que les jugements synthétiques (p. 316), quand ils sont des vérités nécessaires, ont des attributs pour prédicats. » Il présentait par le mot attribut les jugements synthétiques comme des jugements *a priori* (à cause de la nécessité de leurs prédicats), mais aussi comme des jugements qui énoncent les *rationata* de l'essence, non l'essence même ou quelqu'une de ses parties; il donne par conséquent le principe de la raison suffisante comme la condition sous laquelle seule ils peuvent être affirmés du sujet. Il compte bien qu'on ne remarquera pas que ce principe ne peut être ici qu'un principe logique, qui ne signifie qu'une chose, à savoir que le prédicat n'est déduit, il est vrai, que médiatement, — mais toujours néanmoins en vertu du principe de contradiction, — de la notion du sujet ; déduction qui, malgré l'affirmation d'un attribut, peut cependant être analytique, et par conséquent n'avoir pas le cachet d'une proposition synthétique. Il s'est bien gardé de dire qu'il faut un attribut synthétique pour que la proposition dont cet attribut sert de prédicat puisse être elle-même synthétique. Il devait cependant bien se rappeler que cette restriction est nécessaire, parce que autrement la tautologie serait évidente, et qu'il produisait ainsi une chose qui pourrait sembler neuve et importante à des yeux inexercés, mais qui n'est, dans le fait, qu'une fumée facile à reconnaître.

On voit donc aussi ce que signifie son principe de la raison suffisante, qu'il a présenté plus haut de façon à faire croire (surtout d'après l'exemple du jugement qu'il y donne) qu'il l'a entendu d'un principe réel, puisque principe et conséquence diffèrent réellement l'un de l'autre, et que la proposition qui les unit est de cette manière une proposition synthétique. Point du tout. Il s'est plutôt préoccupé dès ce moment-là de l'usage qu'il en devait faire plus tard, et l'a énoncé avec cette indétermination, afin de pouvoir lui donner, à l'occasion, le sens nécessaire, et de pouvoir ainsi le faire servir quelquefois de principe pour les jugements analytiques, sans toutefois que le lecteur s'en aperçût. La proposition : Tout corps est divisible, est-elle donc moins analytique parce que son prédicat ne peut être dérivé que de ce qui appartient immédiatement à la notion (de la partie essentielle), c'est-à-dire de l'étendue? Si d'un prédicat qui, d'après le principe de contradiction, est immédiatement reconnu dans une notion, un autre prédicat est déduit tout en l'étant également de la notion d'après le principe de contradiction, le premier est-il donc moins dérivé suivant le principe de contradiction que le dernier?

En attendant c'en est donc fait d'abord de l'espoir d'expliquer des propositions synthétiques *a priori* par des propositions qui ont pour prédicats des attributs de leur sujet, si l'on ne veut pas ajouter, en ce qui regarde ces prédicats, *qu'ils sont synthétiques*, et tomber ainsi dans une évidente tautologie. En second lieu on met des limites au principe de la raison suffisante, s'il doit servir de principe particulier, en ce sens qu'il ne puisse être employé comme tel dans la philosophie transcendantale qu'autant qu'il autorise une liaison synthétique des notions. Que l'on juge maintenant de l'exclamation de l'auteur lorsqu'il dit (p. 317) : « Déjà donc nous avons déduit la différence des jugements analytiques et des jugements synthétiques, et cela en *indiquant d'une manière très précise leur ligne de démarcation* (que les premiers ne se rapportent qu'aux essences, les seconds aux attributs) du principe de division le plus fécond et le plus lucide (ce qui fait allusion à ces champs féconds de l'ontologie vantés plus haut), et avec la *parfaite certitude* que la division a complétement *épuisé* leur principe de division. »

Toutefois, dans ce champ de triomphe, M. Eberhard ne semble pas si entièrement certain de la victoire qu'il veut bien le dire. Car (p. 318) après avoir admis pour tout à fait décidé que Wolf et Baumgarten avaient connu depuis longtemps et nettement indiqué, quoiqu'en d'autres termes, ce que la Critique a mis en circulation sous un autre nom, il retombe tout à coup dans l'incertitude sur les prédicats dont je puis parler dans les jugements synthétiques, et soulève une telle nuée de distinctions et de classifications des prédicats qui peuvent se présenter dans les jugements, que la chose dont il s'agit en est comme obscurcie et ne peut plus être vue ; le tout pour prouver que j'aurais *dû définir* les jugements synthétiques, les *a priori* surtout, *autrement* que je ne l'ai fait. Il n'y est pas du tout question non plus de ma manière de résoudre la question : Comment ces jugements sont-ils possibles, mais seulement de savoir ce que j'*entends* par là, et que si j'y fais entrer telle espèce de prédicats, la définition (p. 319) se trouve trop large, que si j'y fais entrer telle autre, elle est (p. 320) trop étroite. Mais il est clair que si une notion ne résulte que d'une définition, il est impossible qu'elle soit trop étroite ou trop large, puisqu'elle ne signifie alors rien de plus ni rien de moins que ce qu'en dit la définition. Tout le défaut qu'on pourrait y trouver serait qu'elle contînt quelque chose d'inintelligible, qui par conséquent n'emporte aucune lumière et n'est pas propre à définir. Le plus habile dans l'art d'obscurcir ce qui est clair ne peut donc rien alléguer contre cette définition des jugements synthétiques donnés par la Critique : ce sont des jugements dont le prédicat contient plus qu'il n'est réellement pensé par la notion du sujet ; en d'autres termes, des propositions par le prédicat desquelles est ajouté à la pensée du sujet quelque chose qui n'y était pas contenu ; tandis que les jugements *analytiques* sont ceux dont le prédicat ne contient tout juste que ce qui est conçu dans la notion du sujet de ces jugements. Or si le prédicat des propositions de la première espèce, quand les propositions sont *a priori*, peut être un attribut (du sujet du jugement), ou si l'on sait quelque chose autrement, cette détermination ne peut ni ne *doit* entrer dans la définition, quoique l'attribut fût démontré du sujet, comme l'a fait d'une manière si instructive M. Eberhard ; cela fait partie de la déduction de la possibilité de la connaissance des choses par une espèce de jugement qui ne peut avoir lieu que *d'après* la définition. Mais il la trouve inintelligible, trop large ou trop étroite, parce qu'elle ne cadre pas avec sa détermination soi-disant plus précise du prédicat de cette espèce de jugements.

Pour obscurcir le plus possible une chose très claire et très simple, M. Eberhard emploie toutes sortes de moyens, mais qui produisent un effet tout contraire à celui qu'il se proposait.

Il dit (p. 308) : « Toute la métaphysique ne contient, comme M. Kant le dit, *que des jugements analytiques*, » et il cite à l'appui de sa prétention un passage des *Prolégomènes*, p. 25). Il explique cet endroit comme si je le disais *en général* de la métaphysique, quand, en réaité, il n'y est absolument question que de la métaphysique *du passé, en tant que ses propositions reposent sur des preuves valables*. Car lorsqu'il est question de la métaphysique en soi, je dis, p. 36 des Prolégomènes, que « les jugements *proprement métaphysiques* sont tous synthétiques. » Même pour ce qui est de la métaphysique, telle qu'elle a été faite jusqu'ici, il est dit aussi dans les Prolégomènes, immédiatement après le passage cité, « qu'elle présente *encore des propositions synthétiques, qu'on lui accorde volontiers,* mais qu'elle n'a jamais prouvées *a priori*. » Il n'est donc pas dit dans le passage en question que l'ancienne métaphysique ne contienne aucune proposition synthétique (car elle en contient à l'excès), et qu'il y en ait dans le nombre de tout à fait vraies (à savoir celles qui sont les principes d'une expérience possible) ; mais seulement qu'elle n'en a *prouvé* aucune par principes *a priori*. Pour réfuter cette assertion, M. Eberhard n'aurait eu qu'à me citer une seule proposition de ce genre apodictiquement établie, car il ne réfutera réellement pas mon assertion par le principe de la raison suffisante avec sa preuve (p. 163-164 de son Magasin). Il a également supposé (p. 314) que j'affirme « que les mathématiques sont la seule science qui renferme des jugements synthétiques *a priori*. » Il n'a pas cité le passage où j'aurais dit cela ; mais la seconde partie de la principale question transcendantale, à savoir comment une physique pure est possible (Proleg., p. 71 jusqu'à 124), aurait dû infailliblement lui montrer que j'ai précisément dit le contraire, s'il n'eût pas mieux aimé voir tout l'opposé. Il me fait dire (p. 318) que « à l'exception des jugements mathématiques, les jugements empiriques sont seuls synthétiques, » quand cependant la Critique (p. 198–277) établit tout un système de principes métaphysiques et même *synthétiques,* et l'établit par preuves *a priori*. Mon assertion était que cependant ces principes ne sont que des principes de la *possibilité de l'expérience*. De ce « qu'ils ne sont que des *jugements d'expérience*, » par conséquent de ce que j'appelle un principe de l'expérience, il en fait une conséquence de l'expérience. Ainsi tout ce qui passe de la Critique entre ses mains est d'abord altéré et défiguré, pour le faire ensuite apparaître sous un faux jour.

Un autre artifice encore, pour n'avoir pas même de fixité dans son opposition, c'est qu'il présente ses antithèses dans des expressions très générales et aussi abstraitement qu'il le peut, et qu'il se garde bien de donner un exemple où l'on puisse sûrement s'assurer de ce qu'il veut dire. C'est ainsi qu'il divise (p. 318) les attributs, suivant qu'ils peuvent être connus *a priori* ou *a posteriori*, et qu'il dit qu'*il lui semble* que j'entends par mes jugements synthétiques « seulement les vérités qui ne sont pas absolument nécessaires, et que la dernière espèce de jugements des vérités absolument nécessaires, est celle dont les prédicats nécessaires ne peuvent être connus de l'entendement humain qu'*a posteriori.* » Il me semble au contraire que par ces mots j'ai dû dire quelque autre chose que ce qu'il a dit réellement; car à les prendre tels qu'il nous les présente, ils contiennent une flagrante contradiction. Des prédicats qui ne peuvent être connus qu'*a posteriori* et qui sont cependant reconnus nécessaires, des attributs de telle nature qu' « on ne peut pas (p. 321) les tirer de l'essence du sujet, » sont, d'après la définition même que M. Eberhard a donnée précédemment de ces derniers, tout à fait inconcevables. Si donc il fallait attacher quelque sens à ces mots, et s'il fallait répondre à l'objection tirée par M. Eberhard de cette distinction pour le moins inintelligible, contre l'utilité de la définition des jugements synthétiques donnés par la Critique, il devrait alors donner au moins un exemple de cette singulière espèce d'attributs; autrement il m'est impossible de répondre à une objection qui ne m'offre aucun sens. Il évite tant qu'il peut de prendre des exemples tirés de la métaphysique; il s'attache aussi constamment que possible à ceux des mathématiques, en les appropriant de son mieux aux besoins de sa cause. Il veut en effet échapper à ce reproche, que *jusqu'ici* la métaphysique n'a pu démontrer en aucune manière ses propositions synthétiques *a priori* (parce qu'elle veut prouver par leurs notions qu'elles ont une valeur pour les choses en soi), et il choisit toujours, en conséquence, des exemples dans les mathématiques, dont les propositions sont établies sur des preuves strictes, parce qu'elles posent en principe l'intuition *a priori*. Mais cette intuition, il ne peut absolument point la faire valoir comme condition essentielle de la possibilité de *toutes* les propositions synthétiques *a priori*, à moins de renoncer du coup à tout espoir d'étendre sa connaissance jusqu'à l'insensible, auquel ne correspond aucune intuition possible ; et alors c'en est fait de la culture des champs de la psychologie et de la théologie, qui cependant devaient être rendus si féconds. Si donc il n'est pas possible de rendre hommage à ses lumières, ou à l'intelligence, ou à la bonne volonté qu'il a mises à donner un éclaircissement en un point controversé, il faut cependant rendre cette justice à sa prudence, de n'avoir négligé aucun avantage, même ceux qui n'étaient qu'apparents.

Mais si comme par hasard M. Eberhard rencontre un exemple tiré de la métaphysique, il lui en arrive toujours malheur, à tel point même qu'il prouve tout juste le contraire de ce qu'il avait voulu établir. Il avait voulu prouver plus haut qu'il doit y avoir, outre le principe de contradiction, un autre principe encore, celui de la possibilité des choses ; et cependant il dit que ce second principe doit être déduit de celui de contradiction, comme il essaye de l'en déduire en effet. Maintenant il dit (p. 319) : « la proposition : Tout ce qui est nécessaire est éternel, toutes les vérités nécessaires sont des vérités éternelles, est *évidemment une* proposition *synthétique* ; et cependant elle peut être connue *a priori*. » Mais elle est *évidem-*

ment analytique, et l'on peut voir suffisamment par cet exemple quelle fausse notion se fait M. Eberhard de cette différence des propositions qu'il prétendait, cependant, qu'il prétend toujours connaître par principe. Car il n'ira pas sans doute jusqu'à regarder une vérité comme une chose qui existe dans le temps, et dont l'existence est ou éternelle ou passagère. Il est nécessaire et éternel que tous les corps soient étendus, qu'ils existent ou non, que l'existence en soit passagère ou longue, ou même qu'ils existent dans tous les temps, c'est-à-dire éternellement. La proposition veut seulement dire qu'ils ne dépendent pas de l'expérience (qui doit être rapportée à quelque temps), qu'ils ne sont par conséquent assujettis à aucune condition de temps, c'est-à-dire qu'ils sont connaissables *a priori* comme vérités; ce qui revient exactement à dire qu'ils sont connaissables comme vérités nécessaires.

Il en est de même de l'exemple cité (p. 325) où il faut remarquer également un exemple de son exactitude dans la manière d'alléguer des propositions de la Critique, lorsqu'il dit : « Je ne vois pas comment on veut contester à la métaphysique tout jugement synthétique. » Or la Critique, loin d'avoir fait cela, a bien plutôt (comme on l'a dit précédemment) exposé tout un système, et en réalité un système complet de pareils jugements comme principes vrais; seulement elle a fait voir en même temps que tous ces principes réunis n'expriment que l'unité synthétique de la diversité de l'intuition (comme condition de la possibilité de l'expérience), et ne sont par le fait applicables qu'aux objets, en tant qu'ils peuvent être donnés en intuition. L'exemple métaphysique qu'il donne maintenant des propositions *a priori*, quoique avec cette restriction prudente (si la métaphysique prouve une telle proposition), à savoir, « toutes les choses finies sont muables et la chose infinie est immuable, » est dans les deux cas *analytique*. Car en réalité, c'est-à-dire *quant à l'existence*, est muable ce dont les déterminations peuvent se succéder dans le temps. Il n'y a par conséquent d'immuable que ce qui ne peut exister que dans le temps. Mais cette condition n'est pas nécessairement attachée à la notion d'une chose finie en général (qui n'a pas toute réalité); elle n'est liée qu'à une chose comme objet de l'intuition sensible. Or, puisque M. Eberhard entend affirmer ses propositions *a priori* comme si elles étaient indépendantes de cette dernière condition, sa proposition que : Tout le fini comme tel (c'est-à-dire par sa simple notion, par conséquent aussi comme noumène) est muable, est fausse. La proposition : Tout ce qui est fini est muable à ce titre, ne devrait donc être entendue que de la détermination de sa notion, par conséquent *logiquement*, puisque par muable on pense ce qui n'est pas constamment déterminé par sa notion, par conséquent ce qui peut être déterminé de toutes sortes de manières opposées. Mais alors la proposition : que des choses *finies*, c'est-à-dire toutes, à l'exception de celle qui est souverainement réelle (*allerrealesten*) sont muables logiquement (par rapport à la notion que l'on peut s'en faire), est une proposition analytique; car il est indifférent de dire : Je pense une chose finie par le fait qu'elle n'a pas toute réalité, et de dire : Par cette notion que j'en ai, n'est point décidée la question de la réalité ou du *nombre* de réalités que je dois lui attribuer; c'est-à-dire que je puis lui rapporter tantôt ceci, tantôt cela, et, sans préjudice pour sa notion de fini (*Endlicheit*), changer sa détermination de toutes sortes de manières. De la même façon, c'est-à-dire logiquement, l'essence infinie est immuable, parce que si j'entends par cette essence ce qui, en vertu de sa notion, ne peut avoir pour prédicat que la réalité, par conséquent ce qui est déjà universellement déterminé par cette notion (bien entendu par rapport aux prédicats dont nous avons la certitude qu'ils sont véritablement réels ou non), un autre prédicat ne peut être mis à la place d'aucun prédicat unique de cet être, sans préjudice pour sa notion. Mais il résulte aussi de là, que la proposition est purement analytique, qui n'attribue à son sujet aucun autre prédicat que celui qui peut en être tiré par le principe de contradiction (1). Si l'on joue avec les simples notions, de la réalité objective desquelles on n'a pas à s'occuper, on peut alors obte-

(1) Au nombre des propositions qui n'appartiennent qu'à la logique, mais qui, par l'équivoque de leur expression, se glissent parmi celles qui appartiennent à la métaphysique, et sont ainsi réputées synthétiques, tout analytiques qu'elles sont, doit être comptée la suivante : *Les essences des choses sont immuables*, c'est-à-dire qu'on ne peut rien changer dans ce qui appartient essentiellement à leur notion, sans faire aussitôt disparaître cette notion même. Cette proposition, qui se lit dans la Métaphysique de Baumgarten, § 132, et même dans la section du muable et de l'immuable, où (comme de raison) un *changement* est défini par l'existence des déterminations successives d'une chose (leur succession), par conséquent par leur suite dans le temps, est conçue comme si on énonçait par là une loi de la nature, qui *étendit* notre notion des objets sensibles (surtout quand

nir sans peine beaucoup de ces extensions illusoires de la science sans avoir besoin de l'intuition; mais il en est tout autrement dès qu'on se propose l'accroissement de la connaissance de l'objet. C'est aussi une extension purement apparente de la connaissance que cette proposition : L'essence infinie (prise dans cette acception métaphysique) n'est pas en elle-même muable *realiter*, c'est-à-dire que ses déterminations ne s'y succèdent pas dans le temps (par la raison que son existence, comme simple noumène, ne peut se concevoir sans contradiction dans le temps); ce qui est également une proposition purement analytique, si l'on suppose les principes synthétiques d'espace et de temps, comme des intuitions formelles des choses, comme des phénomènes : car étant identique avec la proposition de la Critique : *La notion de l'être souverainement réel n'est pas la notion d'un phénomène,* et ne pouvant étendre, comme proposition synthétique, la connaissance de l'être infini, elle exclut plutôt de sa notion toute extension en la privant de l'intuition. — Il est encore à remarquer que M. Eberhard en posant les propositions ci-dessus, ajoute prudemment : « Si

il s'agit de l'existence dans le temps). Aussi, les élèves croient avoir appris par là quelque chose d'important, et, de ce que les essences des choses sont immuables, rejettent sans autre examen l'opinion de quelques minéralogistes, suivant laquelle la silice se transformerait peu à peu en argile. Mais cette sentence métaphysique est une pauvre proposition identique, qui n'a rien à démêler absolument avec l'existence des choses et leurs changements possibles ou impossibles, mais qui appartient exclusivement à la logique, et qui prescrit quelque chose que personne ne peut avoir la pensée de nier sans cela, à savoir que si je veux maintenir la notion d'un seul et même objet, je n'y dois rien changer, c'est-à-dire que je ne dois pas en affirmer le contraire de ce que j'en pense par cette notion.

la métaphysique peut les démontrer. » J'ai fait voir immédiatement la raison par laquelle la métaphysique a coutume de faire illusion, comme si cette raison emportait avec soi une proposition synthétique. Elle est aussi la seule qui puisse permettre d'employer en deux sens différents les mêmes déterminations (comme celle d'immuable) d'abord en les rapportant à l'essence logique (de la notion), ensuite en les rapportant à l'essence réelle (de la nature de l'objet). Le lecteur peut donc ne faire aucune attention à des réponses dilatoires (qui finiront cependant par toucher notre cher Baumgarten, puisque lui aussi prend une notion pour une chose), et juger immédiatement.

On voit, par tout ce qu'il dit sous ce numéro, que M. Eberhard ou n'a pas la moindre notion des jugements synthétiques *a priori,* ou, ce qui est plus vraisemblable, qu'il cherche à la rendre à dessein si confuse que le lecteur ne sache plus que penser de ce qu'il peut saisir, pour ainsi dire, avec les mains. Les deux seuls exemples métaphysiques qu'il pourrait cependant faire passer volontiers comme synthétiques, quoique, vus de près, ils soient analytiques, sont : Toutes les vérités nécessaires sont *éternelles* (il aurait pu également se servir ici du mot *immuables*), et l'Être nécessaire est *immuable*. La disette d'exemples, quand cependant la Critique lui en offrait une multitude de synthétiques, est facile à expliquer. Il lui fallait pour ses jugements des attributs qu'il pût démontrer comme attributs du sujet en partant de la simple notion de ce sujet. Or comme ce n'est pas le cas si le prédicat est synthétique, il a dû s'en choisir un où l'on se soit ordinairement joué déjà en métaphysique, en le considérant tantôt au point de vue logique par rapport à la notion du sujet, tantôt au point de vue réel, par rapport à l'objet, tout en croyant y trouver la même signification, c'est-à-dire la notion du muable et de l'immuable. Ce prédicat, si l'on place l'existence de son sujet dans le temps, donne sans doute un attribut du temps et un jugement synthétique; mais alors aussi il suppose une intuition sensible et la chose même, quoiqu'à titre de phénomène seulement. Mais il ne remplissait point la condition des jugements synthétiques. Au lieu donc d'employer le prédicat *immuable* en parlant des choses (dans leur existence), on s'en sert en parlant des notions des choses, parce que alors l'immutabilité est sans contredit un attribut de tous les prédicats en tant qu'ils appartiennent nécessairement à une certaine notion, que du reste quelque objet corresponde à cette notion même, ou qu'elle soit vide ou sans objet. — Il avait déjà joué ce jeu-là avec le principe de la raison suffisante. On devait penser qu'il exposait une proposition métaphysique qui décide quelque chose *a priori* des réalités, et c'est une proposition toute logique, qui ne dit que ceci : pour qu'un jugement soit synthétique, il doit être représenté non seulement comme possible (problématique), mais encore comme fondé (analytiquement ou synthétiquement, peu importe). La proposition métaphysique de la *causalité* était tout à fait à sa main ; mais il se garde bien d'y toucher (car l'exemple qu'il en allègue ne convient pas à l'universalité de ce prétendu principe suprême de tous les jugements synthétiques). La cause : c'est qu'il voulait faire passer une règle logique, d'un caractère tout analytique, et distinct de toute qualité des choses, pour le seul principe naturel dont la métaphysique ait à s'occuper.

M. Eberhard doit avoir fini par craindre que le lecteur ait pu entrevoir l'illusion ; c'est pour cette raison qu'il dit à la fin de ce nº (p. 331) que « la question de savoir si un jugement est analytique ou synthétique , est une question sans conséquence par rapport à sa vérité logique, » afin que le lecteur n'en entende plus parler. Mais c'est en vain. Le simple bon sens doit tenir fermement à la question dès qu'une fois elle lui a été présentée clairement. Que je puisse étendre ma connaissance au delà d'une notion donnée, c'est ce que m'apprend l'extension journalière de mes connaissances par l'expérience toujours croissante. Mais si l'on dit que je puis les étendre au delà des notions données, même sans le secours de l'expérience, c'est-à-dire que je puis juger synthétiquement *a priori*, et qu'on ajoute qu'il faut nécessairement pour cela quelque chose de plus que d'avoir ces notions, qu'il faut en outre un *principe* pour ajouter avec vérité à ce que je pense déjà par ces notions, je me moquerais de celui qui me dirait que cette proposition : Je dois avoir en dehors de ma notion quelque raison encore d'affirmer autre chose que ce qu'elle renferme, est le principe même qui suffit déjà pour cette extension, puisque je ne puis concevoir ce plus, que je pense *a priori* comme faisant partie de la notion d'une chose, quoique cependant pas contenu en elle, que comme un *attribut.* Car je veux savoir quelle est la raison qui, en dehors de ce qui est essentiellement propre à ma notion et que je savais déjà, me fait connaître quelque chose de plus, et même nécessairement, comme attribut afférent à une chose, mais qui n'est cependant pas contenu dans la notion de cette chose. Or, je trouve que l'extension de ma connaissance par l'expérience repose sur l'intuition empirique (des sens), dans laquelle je trouve beaucoup de choses qui correspondaient à ma notion, mais qui pouvaient aussi m'apprendre quelque chose de plus qui n'était pas encore pensé dans cette notion comme réuni à cela. Je comprends donc facilement, pourvu que l'on me conduise à ce point, que si ma connaissance doit être agrandie, s'élever *a priori* au-dessus de ma notion, il faudra une intuition pure *a priori* pour cette notion nouvelle, comme il a fallu une intuition empirique pour la première. Seulement je ne sais où je trouverai cette intuition pure *a priori*, ni de quelle manière m'en expliquer la possibilité. Si maintenant la Critique m'apprend à laisser de côté tout ce qu'il y a d'empirique ou de sensiblement réel dans l'espace et le temps, à nier toutes choses quant à leur représentation empirique, et si je trouve que l'espace et le temps, pareils à des êtres individuels subsistent, que leur intuition précède toutes les notions qui s'y rattachent, et les notions des choses qu'ils contiennent, je ne puis alors concevoir la propriété de ces espèces de représentations primitives que comme des formes purement subjectives (mais positives) de ma sensibilité (et nullement comme un simple défaut de clarté des représentations par elle), non comme des formes des *choses elles-mêmes,* par conséquent comme des formes seulement des objets de toute intuition sensible, c'est-à-dire encore comme des formes des simples phénomènes. On voit donc clairement par là, non seulement de quelle manière des connaissances synthétiques *a priori* sont possibles, tant en mathématiques qu'en physique, puisque ces intuitions *a priori* rendent cette extension *possible*, et que l'unité synthétique que l'entendement doit toujours donner à leur diversité, pour en concevoir un objet, doit la rendre *réelle;* mais on voit en même temps et nécessairement que l'entendement, ne pouvant pas non plus percevoir par lui-même, ces propositions synthétiques *a priori* ne peuvent pas dépasser les limites de l'intuition sensible : toutes les notions qui dépassent ce champ doivent être vides et sans objet qui leur corresponde, puisque, pour obtenir de pareilles connaissances, il faut que je nie quelque chose de la provision qui me sert à la connaissance des objets des sens, ce qu'il n'est jamais nécessaire de faire par rapport aux objets sensibles, ou que j'affirme autre chose que ce qui peut jamais être affirmé de ces mêmes objets, et que j'essaie ainsi de me faire des notions qui, toutes exemptes de contradiction qu'elles sont, n'en restent pas moins parfaitement vides *pour moi*, parce que je ne puis jamais savoir si en général elles ont un objet correspondant.

Le lecteur, qui peut comparer maintenant ce qu'a dit ici M. Eberhard avec l'éloge qu'il fait (p. 316) de son exposition des jugements synthétiques, peut juger aussi *lequel* de nous deux met dans le commerce un verbiage sans consistance, au lieu d'une connaissance solide.

Le même caractère des jugements synthétiques se retrouve encore lorsqu'il dit (p. 316) « qu'ils ont pour attributs, dans les vérités *éternelles*, des attributs du sujet, dans les *vérités temporaires* des propriétés contingentes ou des rapports ; » après quoi il compare (p. 317) avec ce principe de division *si fécond* et si lumineux (p. 317) la notion que donne la Critique de ces mêmes jugements, à savoir que ce sont ceux dont le principe n'est pas le principe de contradiction ! « Mais quel est-il donc ? » demande malgré lui M. Eberhard ; à quoi il répond par sa découverte (qu'il prétend tirée des écrits de Leibniz), à savoir le principe de la raison suffisante, qui est par conséquent, avec le principe de contradiction (pivot des jugements *analytiques*), l'autre pivot de l'entendement humain, à savoir pour ses jugements *synthétiques*.

On voit maintenant, par ce que j'ai reproduit en guise de résumé très succinct de la partie analytique de la critique de l'entendement, que cette critique expose le principe des jugements synthétiques en général, principe qui résulte nécessairement de leur définition, avec toute l'étendue désirable, à savoir : *qu'ils ne sont pos-*

sibles que sous la condition d'une intuition soumise à la notion du sujet, intuition qui, s'ils sont des jugements d'expérience, est empirique, et qui, s'ils sont des jugements synthétiques *a priori*, est une intuition pure *a priori*. Tout lecteur doit aisément apercevoir les conséquences de cette proposition, non seulement pour la détermination des limites de l'usage de la raison humaine, mais encore par rapport à l'intelligence de la véritable nature de notre sensibilité (car cette proposition peut être démontrée indépendamment de la dérivation des représentations de l'espace et du temps, et par là servir de preuve à l'idéalité du temps, avant même que nous l'ayons déduite de la propriété interne du temps).

Que l'on compare maintenant avec cela le prétendu principe qui emporte avec la détermination donnée par M. Eberhard de la nature des propositions synthétiques *a priori* : « Ce sont des propositions qui expriment d'une notion d'un sujet ses attributs, » c'est-à-dire des attributs qui leur appartiennent nécessairement, mais seulement à titre de conséquences; et parce qu'ainsi considérés ils doivent être rapportés à quelque principe, leur possibilité est concevable par le principe du principe [ou de la raison] (*durch das Princip des Grundes*). Mais on se demande à bon droit si cette raison de leur prédicat doit être cherchée dans le sujet d'après le principe de contradiction (auquel cas le jugement, malgré le principe de la raison, ne serait jamais qu'analytique), ou s'il ne pourrait pas être dérivé de la notion du sujet, auquel cas l'attribut est seulement synthétique. Ni le nom d'un attribut ni le principe de la raison suffisante ne distinguent donc les jugements synthétiques des jugements analytiques; mais si les premiers sont regardés comme des jugements *a priori*, on ne peut, d'après cette dénomination, dire autre chose sinon que leur prédicat a de quelque façon sa *raison* nécessaire dans l'essence de la notion du sujet, qu'il est par conséquent un attribut; mais pas uniquement en conséquence du principe de contradiction. Mais d'où vient que, comme attribut synthétique, étant uni à la notion du sujet, il n'en peut cependant pas être tiré par l'analyse? c'est ce qui ne peut se déduire ni de la notion d'attribut, ni du principe : qu'il y a de cela quelque raison ; la détermination de M. Eberhard est donc entièrement vaine. La Critique au contraire indique clairement cette raison de la possibilité, en disant que ce doit être l'intuition pure soumise à la notion du sujet, et cette intuition seule, qui permet d'unir un prédicat synthétique *a priori* à une notion.

Ce qui est ici décisif, c'est que la Logique ne peut absolument donner aucun éclaircissement sur la question : Comment les propositions synthétiques *a priori sont-elles possibles?* Si elle voulait dire : dérivez de ce qui constitue l'essence de votre notion les prédicats suffisamment déterminés par là (qui sont alors des attributs), nous serions aussi avancés qu'auparavant. Comment dois-je commencer pour m'élever au-dessus de ma notion au moyen de cette notion même, et pour en dire plus qu'elle ne fournit à ma pensée? Le problème ne sera jamais résolu si l'on n'envisage les conditions de la connaissance, comme le fait la Logique, que du côté de l'entendement. La sensibilité, même comme faculté d'une intuition *a priori*, doit y être prise en considération, et celui qui croit trouver une satisfaction dans les classifications que la Logique donne des notions (puisque, comme de juste, elle les considère en faisant abstraction de tous leurs objets) perdra son travail et sa peine. M. Eberhard estime au contraire qu'à ce point de vue, et d'après les indications qu'il tire de la notion des attributs (et du principe qui appartient exclusivement à ces jugements synthétiques *a priori*, le principe de la raison suffisante), la Logique est si féconde et si encourageante en ce qui regarde la solution des ténébreuses questions de la philosophie transcendantale, qu'il va (p. 322) jusqu'à esquisser une nouvelle table de la division des jugements pour la Logique (mais où l'auteur de la Critique ne peut accepter la place qui lui est assignée). Il y a été conduit par une division prétendue nouvelle des jugements par *Jacques Bernoulli*, et rapportée à la p. 320. Ne pourrait-on pas dire avec raison de cette invention logique ce qu'on disait un jour dons un journal scientifique : *Malheureusement* pour N..., encore un nouveau thermomètre d'inventé! car tant qu'il faudra se contenter des deux points fixes de la division de la glace fondante et de l'eau bouillante, sans pouvoir déterminer le rapport de la chaleur dans l'un des deux avec la chaleur absolue, il est bien indifférent que l'intervalle soit partagé en 80 ou en 100 degrés, etc. Tant donc qu'on ne saura pas en général comment des attributs (synthétiques, s'entend), qui ne peuvent cependant pas être tirés de la notion du sujet même, parviennent à être des prédicats nécessaires de ce même sujet (p. 322, I, 2), ou peuvent être reçus comme tels avec le sujet, toute cette division systématique, qui doit en même temps donner la possibilité des jugements (ce qu'elle peut néanmoins dans un très petit nombre de cas) est un fardeau entièrement inutile pour la mémoire, et trouveraient difficilement place dans un nouveau système de Logique, de même que la simple Idée des jugements synthétiques *a priori* (que M. Eberhard appelle très improprement des jugements *non essentiels*) n'appartiennent point du tout à la Logique.

Encore un mot sur cette assertion avancée par M. Eberhard et par d'autres, que la distinction des jugements en synthétiques et en analytiques n'est pas nouvelle, qu'elle était connue depuis fort longtemps (et probablement abandonnée à cause de son inutilité). Il peut ne convenir que médiocrement à celui qui n'a pour but que la vérité, lors surtout qu'il fait usage d'une distinction d'une nature au moins *négligée* jusqu'ici, de rechercher si elle a déjà été faite par quelqu'un. Et tel est le sort ordinaire de tout ce qu'il y a de nouveau dans les sciences, quand on n'y peut rien opposer, qu'on le trouve du moins connu depuis longtemps des anciens. Mais si cependant d'une observation nouvellement mise en lumière jaillissent tout à coup des conséquences intéressantes, qui n'auraient pas pu rester inaperçues, si cette observation avait déjà été faite autrefois, un soupçon sur la justesse et l'importance de cette distinction, soupçon capable d'en entraver l'usage, devrait encore s'élever. Mais si cette division est mise hors de doute, et s'il en est de même de la nécessité avec laqu elle se pressent visiblement ces conséquences, on peut alors admettre avec la plus grande vraisemblance qu'elle n'avait pas encore été faite.

Or, si la question : Comment une *connaissance a priori* est-elle possible? avait été soulevée et traitée, surtout depuis *Locke*, quoi de plus naturel qu'après y avoir aperçu nettement la différence de l'analytique et du synthétique, on se fût aussitôt posé la question particulière et restreinte : Comment des jugements synthétiques *a priori* sont-ils possibles? Car du moment que ces questions auraient été soulevées, tout le monde aurait vu que le sort de la métaphysique, son maintien ou sa chute, dépendait de la manière dont le dernier problème serait résolu; tout procédé dogmatique se serait appliqué à ce point jusqu'à ce qu'on eût obtenu une réponse satisfaisante à ce problème unique; la Critique de la raison pure serait devenue la solution en présence de laquelle la plus forte trompette des assertions dogmatiques n'aurait pu s'élever. Or, comme il n'en a rien été, il faut bien que ce soit parce que la distinction en question de la différence des jugements n'avait jamais été bien connue. Le résultat eût été inévitablement le même, si l'on avait fait consister cette différence dans celle des prédicats, comme le fait

M. Eberhard, suivant qu'ils sont des attributs de l'essence et des parties essentielles du sujet, et qu'on l'eût ainsi ramenée à la logique, quoique cette science n'ait jamais à s'occuper de la possibilité de la connaissance quant à la matière, mais simplement quant à la forme, en tant qu'elle est une connaissance *discursive*, et qu'elle doive laisser exclusivement à la philosophie transcendantale le soin de rechercher l'origine de la connaissance, mais *a priori*, des objets. La division dont il s'agit n'eût pu également recevoir une clarté et une utilité positive si, au lieu des expressions d'analytiques et de synthétiques, elle eût eu le tort de prendre celles d'*identiques* et de *non identiques*. Cette dernière n'indique point en effet un mode particulier de possibilité d'unir ainsi des représentations *a priori;* au lieu que l'expression de *jugement synthétique* (par opposition à celle d'analytique) emporte immédiatement avec elle l'indication d'une *synthèse a priori* en général, et doit naturellement provoquer une recherche qui n'a plus rien de logique absolument, mais qui est déjà transcendantale, à savoir : s'il n'y a pas des notions (catégories) qui n'expriment que l'unité *synthétique* pure d'une diversité (dans une intuition quelconque) à l'égard d'un objet en général, et qui servent de fondement à toute connaissance de cet objet; et (puisque ces notions ne concernent que la pensée d'un objet en général) s'il n'y aurait pas aussi pour une connaissance synthétique de cette espèce, une manière également supposée *a priori* dont l'objet doit être donné, à savoir une forme de son intuition;

car l'attention dirigée sur ce point convertirait inévitablement cette question de logique en une question transcendantale.

Ce n'était donc point une vaine subtilité, mais un pas de plus vers la connaissance réelle, que de faire connaître *avant tout* la différence des jugements qui ne reposent que sur le principe d'identité ou de contradiction d'avec ceux qui ont encore besoin d'un autre principe, par la dénomination de jugements analytiques, en opposition avec les jugements synthétiques. Car l'expression de synthèse montre clairement que quelque chose autre que la notion donnée comme substratum doit encore intervenir pour qu'il me soit possible de m'élever au-dessus de cette notion avec mes prédicats. Elle dirige par conséquent sa recherche de la possibilité d'une synthèse des représentations au profit de la connaissance en général, recherche qui doit bientôt aboutir à reconnaître comme conditions indispensables une *intuition* pour la connaissance, et une intuition pure pour la connaissance *a priori*. Cette direction n'eût pu être fournie par la dénomination de *non identique* donnée aux jugements synthétiques ; elle n'en peut pas non plus être la conséquence. Il suffit, pour s'en assurer, d'examiner les exemples produits jusqu'ici pour prouver que la distinction dont il s'agit est déjà toute comprise, quoique sous d'autres expressions, dans une philosophie connue. Le premier (cité par moi-même, mais seulement comme quelque chose de semblable à cela) est de *Locke*, qui fait consister les connaissances appelées par lui de coexistence et de relation, la première dans des jugements d'expérience, la seconde dans des jugements moraux; mais il ne nomme pas le synthétique des jugements en général. Il n'a non plus tiré de cette différence des propositions de l'identité absolument aucune règle générale pour la connaissance pure *a priori*. L'exemple tiré de *Reusch* ne sert qu'à la logique, et indique seulement les deux manières différentes d'élucider des notions données, sans s'occuper de l'extension de la connaissance, surtout *a priori*, par rapport aux objets. Le troisième reproduit de *Crusius* des propositions purement métaphysiques, qui ne peuvent être prouvées par le principe de contradiction. Personne n'a donc compris cette distinction dans sa généralité par rapport à une critique de la raison en général; car autrement les mathématiques, si riches en connaissances synthétiques *a priori*, auraient dû être citées en première ligne; et le contraste qu'elles auraient formé avec la philosophie pure, qui est au contraire si pauvre de propositions de cette espèce (quand elle est si riche en propositions analytiques), aurait inévitablement porté à la recherche de la possibilité des premiers. Libre à chacun cependant de juger s'il est assuré d'avoir jamais eu sous les yeux quelque part ailleurs cette différence en général, et de l'avoir trouvée dans d'autres auteurs, et si par cette raison seule il ne négligera pas cette investigation comme superflue, et son but comme atteint depuis longtemps.

* * *

Ces éclaircissements sur une prétendue critique de la raison, qui n'aurait été qu'une critique plus ancienne et favorable aux grandes prétentions de la métaphysique, mais rajeunie, doivent suffire pour le moment, et pour toujours. Il en ressort assez clairement que si quelque chose de semblable a jamais existé, il n'était du moins pas réservé à M. Eberhard de le voir, de l'entendre, ou de pourvoir en quelque point, quoique de seconde main, à ce besoin de la philosophie. — Les hommes laborieux qui se sont efforcés jusqu'ici par leurs objections d'affermir dans sa voie l'œuvre critique, n'entendront pas cette unique dérogation à mon principe (de m'abstenir de toute discussion de forme), comme si leurs arguments ou leur autorité philosophique m'avaient semblé d'une moindre importance : Il y avait lieu, cette fois seulement, de faire remarquer un certain procédé qui a quelque chose de caractéristique, qui semble être propre à M. Eberhard, et mériter attention. Du reste la Critique de la raison pure est en état, grâce à sa solidité intrinsèque, de faire elle-même son chemin, s'il y a lieu. Elle ne disparaîtra pas, si elle parvient un jour à s'établir, sans du moins avoir provoqué un système plus ferme de la philosophie pure, que ce qui en a paru jusqu'ici. Si cependant l'on veut en faire l'essai, la marche actuelle des choses donne suffisamment à connaître que l'accord apparent qui règne encore à présent parmi les adversaires de la Critique, n'est qu'une discorde cachée, puisqu'ils sont en complète dissidence sur le principe par lequel ils voudraient la remplacer. Ce serait donc un spectacle amusant et instructif tout à la fois, si, oubliant pour quelque temps leur hostilité contre leur ennemi commun, ils essayaient de s'entendre d'abord sur le principe qu'ils veulent lui opposer ; ils en viendraient aussi peu à bout que celui qui pensait à faire un pont le long du torrent, au lieu de le jeter par-dessus.

Avec l'anarchie qui règne inévitablement dans le monde philosophique, parce qu'il reconnaît pour unique souveraine une chose insensible, la raison, il a toujours été nécessaire de rassembler une multitude turbulente autour de quelque grand homme, pris comme centre de réunion. Mais il y avait une difficulté de s'*entendre* pour ceux qui n'y apportaient pas leur propre entendement, ou qui répugnaient à s'en servir, ou qui, s'ils n'étaient pas dans l'un de ces deux cas, s'étaient posés comme s'ils n'avaient dû faire servir l'entendement d'un autre qu'à l'appui du leur. Cette difficulté a toujours été jusqu'ici un obstacle à une constitution durable ; elle la rendra encore longtemps très difficile.

La métaphysique de M. de *Leibniz* avait trois points principaux : 1° le principe de la raison suffisante, en tant qu'il devait faire voir simplement l'insuffisance du principe de contradiction pour la connaissance des vérités nécessaires ; 2° la monadologie ; 3° la théorie de l'harmonie préétablie. Ces trois points lui ont suscité beaucoup d'adversaires qui ne l'ont pas compris, mais (ainsi que le dit dans une certaine circonstance un grand appréciateur et digne panégyriste de Leibniz) il a été maltraité de ses prétendus *adeptes* et interprètes, comme déjà il était arrivé à des philosophes de l'antiquité qui auraient pu dire : Dieu nous garde seulement de nos amis ; pour ce qui est de nos ennemis nous en faisons notre affaire.

I. Est-il bien sûr que *Leibniz* ait voulu entendre son principe de la raison suffisante objectivement (comme loi naturelle), lorsqu'il y attachait une grande importance comme à une nouvelle acquisition pour la philosophie? Il est si universellement reconnu et si évidemment clair (sauf les restrictions convenables), que la tête la plus sotte ne pourrait s'imaginer avoir fait en cela une nouvelle découverte; aussi a-t-il été accueilli, par des adversaires qui l'avaient mal entendu, avec dérision. Mais ce principe n'était pour Leibniz qu'un principe purement objectif, qui n'avait de rapport qu'à une critique de la raison. Que signifie en effet que : il doit y avoir d'autres principes que le principe de contradiction? Ceci précisément : que par le principe de contradiction on ne peut connaître que ce qui est déjà dans la notion de l'objet ; que si l'on doit affirmer de cet objet quelque autre chose encore, il faut que quelque chose s'ajoute à cette notion, et que la manière dont cette addition est possible exige la recherche d'un principe différent de celui de contradiction; c'est-à-dire que ces deux sortes de jugements doivent avoir leur raison particulière. Et comme les propositions de la dernière espèce (maintenant du moins) s'appellent synthétiques, Leibniz n'a voulu dire autre chose, sinon qu'il faut ajouter au principe de contradiction (comme principe des jugements analytiques) un autre principe encore, à savoir celui des jugements synthétiques. C'était à coup sûr une nouvelle et remarquable invitation à faire des recherches encore à instituer dans la métaphysique (et qui ont été faites réellement depuis peu). Si maintenant son partisan donne cette indication d'un principe particulier encore à chercher alors pour le principe même (déjà trouvé) de la connaissance synthétique, qui aurait été l'objet de la prétendue découverte de Leibniz, ne l'expose-t-il pas au ridicule en croyant lui faire un compliment?

II. Est-il bien croyable que Leibniz, un si grand mathématicien! ait voulu composer les corps de monades (ainsi que l'espace, de parties simples)? Il ne pensait pas au monde corporel, mais à son substratum impossible à connaître pour nous, au monde intelligible, qui ne consiste que dans une simple Idée de la raison, et où nous sommes assurément forcés de concevoir tout ce que nous y pensons à titre de substance composée, comme consistant dans des parties simples. Aussi semble-t-il attribuer, avec Platon, à l'esprit humain une intuition intellectuelle première, quoique maintenant obscurcie, de ces réalités sursensibles; mais il n'en rapporte rien aux réalités sensibles, qu'il tient pour des choses relatives à une espèce d'intuition propre dont nous ne sommes capables que pour des connaissances à nous possibles, pour de simples phénomènes dans le sens le plus strict du mot, pour des formes (spécifiquement propres) de l'intuition. Sa définition de la sensibilité comme d'une sorte de représentation confuse ne doit pas nous empêcher de considérer ainsi la chose; il faut plutôt la remplacer par une autre plus convenable, puisque autrement son système ne serait pas d'accord dans toutes ses parties. Il est difficile de faire un mérite aux leibniziens de supposer, pour l'honneur de leur maître, qu'il ait commis à dessein et par une habile prévision (comme des imitateurs, pour mieux ressembler à leur original, copient jusqu'à ses gestes vicieux ou ses fautes de langage) une pareille faute. Le terme d'innées dont il se sert en parlant de certaines notions pour exprimer une *faculté fondamentale* par rapport au principe *a priori* de notre connaissance, terme qu'il n'emploie que contre Locke, qui n'admet que des notions d'origine sensible, serait également mal entendu, s'il était pris à la lettre.

III. Est-il possible de croire que Leibniz, avec son harmonie préétablie entre l'âme et le corps, ait dû avoir entendu un assortiment de deux êtres tout à fait indépendants l'un de l'autre par nature, et qui ne devaient pas être en commerce mutuel par leurs propres forces? Ce serait précisément proclamer l'idéalisme; car pourquoi, en général, admettre des corps s'il est possible d'envisager tout qui se présente dans l'âme comme un effet de ses propres forces, qu'elle exercerait aussi à l'état de complet isolement? Une âme et le substratum des *phénomènes* que nous appelons corps, substratum qui nous est tout à fait inconnu, sont à la vérité des êtres entièrement différents, mais ces *phénomènes* mêmes comme simples formes de leur intuition, fondées sur la propriété du sujet (de l'âme), sont de pures représentations ; et alors se conçoit fort bien le commerce entre l'entendement et la sensibilité dans un même sujet, d'après certaines lois *a priori*, et en même temps la dépendance naturelle et nécessaire de la sensibilité à l'égard des choses extérieures, sans les livrer à l'idéalisme. La Critique a donné pour fondement de cette harmonie entre l'entendement et la sensibilité, en tant qu'elle rend possible la connaissance des lois naturelles universelles *a priori*, que sans la sensibilité aucune expérience n'est possible, que par conséquent les objets (étant en partie d'accord, d'après l'intuition, avec les conditions formelles de notre sensibilité d'une part, et d'autre part, d'après la liaison du divers, avec les principes de la coordination dans la conscience, comme condition de la possibilité d'une connaissance) ne seraient point du tout saisis par nous dans l'unité de la conscience, par conséquent ne seraient rien pour nous. Mais nous n'avons cependant pu dire pourquoi nous avons précisément cette espèce de sensibilité et cette nature intellectuelle, par l'union desquelles une expérience est possible, pas plus que nous n'avons pu donner la raison pour laquelle ces deux facultés, quoique sources parfaitement hétérogènes de connaissance, sont cependant d'un accord constant et parfait pour rendre possible une connaissance expérimentale en général, mais surtout (comme la Critique du *jugement* l'a fait remarquer) pour rendre possible une expérience de la nature sous l'empire de ses lois diverses *particulières* et purement empiriques, dont l'entendement ne nous apprend rien *a priori*, comme si la nature avait été faite à dessein pour notre faculté perceptive; c'est ce dont nous n'avons pu rendre compte (et ce qui n'est donné à personne de faire). Leibniz en appelait la raison, surtout par rapport à la connaissance des corps, et parmi ces corps le nôtre avant tout, comme principe moyen de ce rapport, une *harmonie préétablie*. Mais évidemment il n'avait pas bien expliqué ni même voulu expliquer par là cet accord, mais seulement montré et voulu montrer que nous devons par ce moyen concevoir une certaine finalité dans l'arrangement que la cause suprême fait de nous-mêmes aussi bien que des choses hors de nous. Cet arrangement est même comme en germe dans la création (déterminé à l'avance), non comme une prédétermination des choses qui se trouvent en dehors les unes des autres, mais seulement des facultés de l'âme en nous, de la sensibilité et de l'entendement, d'après la propriété particulière de l'une par rapport à l'autre, ainsi qu'il est dit dans la Critique lorsqu'elle enseigne qu'elles doivent être *a priori* en rapport mutuel dans l'âme pour la connaissance des choses. Que ce soit là son opinion véritable, quoique peu clairement développée, c'est ce qui peut se conclure de ce qu'il étend cette harmonie préétablie bien au-delà de l'union de l'âme et du corps, à savoir encore entre le royaume de la *nature* et le royaume de la *grâce* (le royaume des fins par rapport à la fin dernière, c'est-à-dire l'homme sous l'empire des lois morales). L'harmonie entre les conséquences tirées de nos notions de la nature et celle qui se déduit de la notion de liberté, par conséquent de deux facultés toutes différentes, doit alors être conçue (comme la morale l'exige en réalité) sous l'empire de principes entièrement hétérogènes *en nous*, et non pas deux espèces de choses différentes, *en dehors l'une de l'autre*, qui seraient en harmonie. Mais, comme la Critique l'enseigne, cette harmonie ne peut absolument pas être déduite de la propriété des êtres cosmiques; elle ne peut être conçue qu'à l'aide d'une cause cosmique intelligente, comme un accord du moins contingent pour nous.

Ainsi donc la Critique de la raison pure pourrait bien être l'apologie propre de *Leibniz*, même contre des partisans qui le louent en termes peu honorables. Elle peut l'être encore pour divers philosophes plus anciens, auxquels tel historien de la philosophie, malgré tous les éloges qu'il leur donne, ne fait débiter que des non-sens. Il n'aperçoit pas leur dessein, parce qu'il néglige la clef de toutes les interprétations des produits de la raison pure par simples notions, la critique de la raison même, et ne peut voir dans ce qu'ils ont voulu dire que l'étymologie de ce qu'ils ont dit.

SUR LA QUESTION

PROPOSÉE PAR L'ACADÉMIE DES SCIENCES DE BERLIN

pour l'année 1791 :

QUELS SONT
LES PROGRÈS RÉELS
DE LA
MÉTAPHYSIQUE
EN ALLEMAGNE

DEPUIS LEIBNIZ ET WOLF

PUBLIÉ

PAR LE DOCTEUR FRÉD.-THÉOD. RINK

1804

L'occasion de cet écrit est dans l'anniversaire dont je puis par conséquent me dispenser de parler longuement. La question dont il s'agit ici, fit, comme de raison, quelque bruit, dès qu'elle fut mise au concours. Trois hommes de mérite, Messieurs *Schwab*, *Reinhold* et *Abicht*, se partagèrent le prix, et leurs mémoires sur ce sujet sont entre les mains du public, depuis 1796. Comme chacun d'eux suit généralement dans cet examen une marche qui lui est propre, Kant s'en est également frayé une à lui, et même la plus originale, la seule toutefois qui fasse pressentir que s'il eût dû prendre cette question pour objet de sa réponse, il l'eût choisie.

Il existe trois manuscrits de ce mémoire, mais aucun, chose regrettable, n'est complet. J'ai dû prendre dans l'un la première moitié de cet écrit jusqu'à la fin de la première période (*stadium*) ; un autre m'a donné la dernière moitié, depuis le commencement de la deuxième période jusqu'à la fin du mémoire. Chacun de ces manuscrits contenant un autre travail de la matière donnée, et même avec de légères divergences, on ne peut manquer d'apercevoir ici et là un certain défaut d'unité et d'ensemble dans le traité; mais il était impossible de l'éviter dans la situation. La troisième copie est à certains égards la plus complète, mais elle ne contient que le commencement du tout. Pour que l'inconvénient signalé ne fût pas encore aggravé par une fusion violente de plusieurs rédactions, je n'avais qu'à faire entrer le contenu de cette troisèime copie dans un supplément (*Beilage*) ou à le supprimer tout entier. Le dernier parti m'a semblé une façon d'agir trop arbitraire, trop contraire à l'attente de tous les amis de la philosophie critique. Je me suis donc décidé pour le premier. Le supplément contient encore quelques remarques de Kant qui se trouvent en marge des manuscrits, et le commencement de la deuxième période, tiré de ce que j'appelle le premier manuscrit.

Cependant, même dans ce que contiennent les deux manuscrits indiqués d'abord, il y a quelques lacunes que Kant avait bien pu combler, comme il le pratiquait bien souvent, par l'addition de fragments, mais qui auront été perdus : je les ai indiqués en quelques endroits par des étoiles.

Voilà tout ce que j'avais à dire de la mise en ordre de ces papiers, pour faire connaître le véritable état des choses à celui qui voudra apprécier la valeur de cet écrit. Je n'ai pas besoin de le recommander ou de mettre en lumière ce qu'il a de bon, même sous sa forme défectueuse. Mais Kant a terminé le grand rôle de sa vie, comme je l'apprends à l'instant même. Il faut attendre que l'opposition soulevée fort innocemment ici ou là par la supériorité de son esprit soit assoupie, et qu'une impartialité plus entière daigne apprécier les services essentiels qu'il a rendus à la science.

Pour l'anniversaire de 1804.

RINK.

L'Académie des sciences demande qu'on fasse connaître les progrès d'une partie de la philosophie, dans une partie de l'Europe savante, et pour une partie du siècle présent.

Le problème semble d'une solution facile, car ce n'est qu'une affaire d'histoire. Et de même que les progrès de l'astronomie et de la chimie, comme sciences empiriques, ont déjà trouvé leurs historiens, et que les progrès de l'analyse mathématique ou de la mécanique pure qui ont eu lieu dans le même pays et dans le même temps ne tarderont pas non plus, si l'on veut, à trouver les leurs; il semble qu'il n'y a pas plus de difficulté pour la science dont il s'agit ici.

Mais cette science est la métaphysique, ce qui change tout à fait la situation. C'est une mer sans rivages, où le progrès ne laisse aucune trace, et dont l'horizon n'a pas de terme sensible à l'aide duquel on puisse déterminer l'étendue du chemin qu'on a fait pour en approcher. — Par rapport à cette science, qui n'a presque jamais été qu'en Idée, la question proposée est très difficile; c'est presque à douter de la possibilité de la solution. Et, dût-on réussir, la difficulté se trouverait encore accrue par la condition prescrite de mettre sous les yeux les progrès de cette science, dans un discours de peu d'étendue. En effet, par son essence et par son but, la métaphysique est un tout complet ; on ne peut donc parler de rien partiellement, ou il faut parler de tout ce qui se rapporte à sa fin suprême. Il n'en est pas d'elle comme, par exemple, des mathématiques ou des sciences physiques qui progressent toujours sans s'arrêter. Essayons cependant.

La première et nécessaire question est bien : Ce qu'ont proprement de commun la raison et la métaphysique? quelle fin la raison se propose dans son travail? Car c'est la grande fin, peut-être la plus grande, la seule même que la raison puisse se proposer dans sa spéculation, parce que tous les hommes y prennent plus ou moins de part ; et l'on ne comprend pas pourquoi, malgré l'inutilité toujours visible de leurs efforts dans ce champ, il était néanmoins inutile de leur crier : Ne cesserez-vous pas enfin de rouler toujours cette pierre de Sisyphe, si l'intérêt qu'y prend la raison n'était pas le plus profond qui puisse être.

Cette fin, qui est l'objet de toute la métaphysique, est facile à découvrir, et peut à cet égard servir à en donner une définition : « La métaphysique est la science qui apprend à passer de la connaissance du sensible à celle du sursensible au moyen de la raison. »

Par sensible nous n'entendons pas simplement ce dont la représentation est considérée par rapport aux sens, mais encore ce qui est envisagé par rapport à l'entendement, pourvu que ses notions pures soient conçues dans leur application à des objets des sens; par conséquent en vue d'une *expérience* possible. Le non sensible, par exemple la notion de cause, qui a son siége et son origine dans l'entendement, mais qui concerne cependant la connaissance d'un objet par ce moyen, ne peut encore être convenablement rapporté au champ du sensible, c'est-à-dire aux objets des sens.

L'ontologie est la science (comme partie de la métaphysique) qui constitue un système de toutes les notions intellectuelles et de tous les principes, mais en tant seulement qu'ils se rapportent à des objets qui peuvent tomber sous les sens, et par conséquent prouvés par l'expérience. Elle ne concerne pas le sursensible, qui est cependant la fin suprême de la métaphysique; elle n'appartient par conséquent à la métaphysique qu'à titre de propédeutique, comme sa galerie ou son vestibule, et prend le nom de philosophie transcendantale, parce qu'elle renferme les conditions et les premiers éléments de toute connaissance *a priori*.

Elle n'a pas fait de grands progrès depuis Aristote. Car elle est, de même qu'une grammaire est la résolution d'une forme de langage en ses règles élémentaires, ou comme la logique est une décomposition de la forme de la pensée, une analyse de la connaissance en des notions qui se trouvent *a priori* dans l'entendement, et qui ont leur usage dans l'expérience. — C'est un système qu'on peut bien se dispenser d'élever péniblement, si l'on n'a en vue que les règles du légitime usage de ces notions et de ces principes dans l'intérêt d'une connaissance expérimentale, parce que l'expérience confirme ou rectifie toujours cet usage; ce qui n'a pas lieu, si l'on se propose de passer du sensible au sursensible. Ce dessein ne peut s'accomplir qu'en approfondissant avec soin et détail la portée de l'entendement et de ses principes, afin de savoir d'où la raison peut hasarder sa marche, avec quelle baguette magique elle peut tenter le passage des objets de l'expérience à ceux qui ne le sont pas.

Le célèbre Wolf a donc rendu un service incontestable à l'ontologie, par la clarté et la précision de son analyse de cette faculté, mais il n'en a pas étendu la connaissance, parce que la matière était épuisée.

Mais la définition ci- dessus, qui indique seulement ce qu'on *veut* dire *par* le mot métaphysique, et non ce qu'il y a à faire *en métaphysique*, ne la distinguerait des autres sciences que comme une instruction pour la philosophie, dans le sens propre du mot, c'est-à-dire pour la théorie de la sagesse, et donnerait à l'usage pratique absolument nécessaire de la raison ses principes; ce qui n'a qu'un rapport indirect à la métaphysique, par laquelle on entend une science scolastique et un système de certaines connaissances théoriques *a priori*, qu'on se donne immédiatement pour objet. La définition de la métaphysique d'après la notion scolastique sera donc : La métaphysique est le système de tous les principes de la connaissance rationnelle purement théoriques par notions ; ou plus brièvement : C'est le système de la philosophie théorique pure.

Elle ne contient donc pas de doctrines pratiques de la raison pure, mais seulement les doctrines théoriques qui servent de fondement à leur possibilité. Elle ne contient pas de propositions mathématiques, c'est-à-dire des propositions qui produisent une connaissance rationnelle par la construction des notions, mais bien les principes de la possibilité d'une mathématique en général. Mais dans cette définition, on entend par raison, seulement la faculté de la connaissance *a priori*, c'est-à-dire de la connaissance qui n'est pas empirique.

Pour avoir un moyen d'apprécier ce qui s'est fait *dernièrement* en métaphysique, il faut comparer ce qui avait été fait *auparavant*, et les deux choses avec ce qui aurait dû être fait dans ce genre. Mais nous pourrons compter le retour réfléchi, délibéré, aux maximes de la manière de penser, comme un progrès négatif, parce que, n'y eût-il là qu'une extirpation d'une erreur dont les conséquences vont loin, il aurait cependant quelque avantage pour la métaphysique. C'est ainsi qu'on félicite celui qui s'étant écarté du droit chemin, revient à l'endroit d'où il était parti, pour prendre sa boussole, de ce que du moins il n'a pas continué à suivre une mauvaise route, et qu'il n'est pas resté sur place, mais est revenu à son point de départ pour s'orienter.

Les premiers et plus anciens pas dans la métaphysique n'ont pas eu le caractère d'essais quelque peu réfléchis; ils ont été faits au contraire avec une entière assurance, sans qu'on eût fait préalablement des recherches soigneuses sur la possibilité de la connaissance *a priori*. Quelle a été la cause de cette confiance de la raison en elle-même? Le *succès* présumé. Car en mathématiques la raison parvient à connaître *a priori* la propriété des choses, bien au delà de ce que les philosophes peuvent attendre; pourquoi n'en devait-il pas être de même en philosophie? Les métaphysiciens n'ont pas eu la pensée de faire un problème important de cette différence capitale par rapport à la connaissance *a priori,* que les mathématiques opèrent sur le terrain du sensible, où la raison même peut construire des notions, c'est-à-dire les exposer en intuition *a priori*, et connaître ainsi *a priori* les objets, tandis que la philosophie entreprend d'étendre la connaissance de la raison par de simples notions, où l'on ne peut pas, comme là, se représenter son objet, mais qui flottent pour ainsi dire dans l'espace. L'accord de ces jugements et de ces principes *avec l'expérience*, prouve suffisamment l'extension de la connaissance *a priori,* en dehors même des mathématiques, par de simples notions.

Qoique le sursensible, qui est cependant la fin suprême de la raison en métaphysique, n'ait proprement pas de fonds, les métaphysiciens tout consolés se sont cependant mis en campagne, sur la foi de leurs principes ontologiques, qui sont bien d'origine *a priori*, c'est vrai, mais qui ne valent que pour des objets de l'expérience ; et si l'acquisition présumée de connaissances infinies sur cette voie ne pouvait être confirmée par aucune expérience, parce qu'elle concerne le sur-sensible, elle ne pouvait pas non plus en être infirmée; seulement on a dû faire attention de ne point se contredire dans ses jugements, ce qui peut très bien arriver, quoique ces jugements, et les notions qui s'y trouvent soumises, puissent être, du reste, absolument vides.

Cette marche des dogmatiques antérieurs à Platon et à Aristote, et qui comprend même l'époque d'un Leibniz et d'un Wolf, quoique pas bonne, est cependant la plus naturelle d'après le but de la raison et la persuasion illusoire que tout ce qu'entreprend la raison d'après l'analogie d'un procédé qui lui a réussi, doit lui succéder également.

Le second pas de la métaphysique, presque aussi ancien que l'autre, a été, au contraire, un pas en arrière, qui eût été sage et avantageux à la métaphysique, s'il n'eût pas dépassé le point de départ, mais non pas pour y rester avec la résolution de ne tenter aucun progrès à l'avenir, mais plutôt afin de se remettre en marche en prenant une autre direction.

Ce pas rétrogade, négation de tous projets ultérieurs, avait sa raison dans l'*insuccès* complet de toutes les tentatives faites en métaphysique. Mais à quoi pouvait-on reconnaître cet insuccès et ce qu'il y avait de malheureux dans ses grands projets? Serait-ce que l'expérience les contredisait? Point du tout; car ce que dit l'expérience comme extension *a priori* de sa connaissance des objets d'une expérience possible, en mathématiques comme en ontologie, ce sont des pas réels qui conduisent en avant, et qui font gagner du terrain à coup sûr. Non, ce sont de prétendues conquêtes entreprises dans le champ du sursensible, où il s'agit de la totalité absolue de la nature, qui n'est l'objet d'aucun sens, comme aussi de Dieu, de la liberté et de l'immortalité, principalement les trois derniers objets auxquels la raison attache un intérêt pratique, à l'égard desquels cependant toutes les tentatives d'extension restent impuissantes. Ce qu'on n'attribue sans doute pas à ce qu'une connaissance du sursensible plus profonde, comme métaphysique supérieure, enseigne peut-être le contraire de ces opinions, car nous ne pouvons comparer avec ce sursensible cette connaissance, parce qu'elle nous échappe dans son immensité (*als überschwænglich*); mais c'est parce qu'il y a dans notre raison des principes qui opposent à une proposition extensive sur ces objets une autre proposition en apparence aussi fondamentale, et qu'ainsi la raisondétruit elle-même ses tentatives.

Cette marche des sceptiques est naturellement quelque chose d'origine postérieure, mais cependant assez ancienne, et qui se rencontrera toujours dans de très bons esprits, quoiqu'un autre intérêt que celui de la raison pure force un grand nombre d'hommes à dissimuler en cela l'impuissance de la raison. On ne peut raisonnablement considérer comme une opinion sérieuse celle qui étend la doctrine du doute jusqu'aux principes de la connaissance du sensible, et à l'expérience même. Elle peut avoir eu lieu à quelque âge de la philosophie; mais elle a été peut-être une sommation faite aux dogmatiques de prouver ces principes *a priori* sur lesquels même repose la possibilité de l'expérience; et comme ils ne l'ont pas pu, l'expérience aussi leur aura été présentée comme douteuse.

Le troisième pas, le plus récent que la métaphysique ait fait, et qui doit décider de son sort, est la Critique de la raison pure même, par rapport à sa faculté d'étendre la connaissance humaine en général, à l'égard du sensible ou du sursensible. Si la Critique a tenu sa promesse, à savoir de déterminer la circonscription, la matière et les limites de cette faculté, si elle l'a fait en Allemagne, et même depuis Leibniz et Wolf, le problème de l'Académie des sciences serait résolu.

La philosophie avait donc à parcourir en métaphysique trois périodes : la première était celle du dogmatisme; la seconde, celle du scepticisme; la troisième, celle du Criticisme de la raison pure.

Cet ordre chronologique a sa raison dans la nature de l'intelligence humaine. Durant les deux premières périodes, l'état de la métaphysique peut chanceler pendant des siècles, passant d'une confiance illimitée de la raison en elle-même à une défiance sans bornes, et, à l'inverse, d'une défiance excessive à une confiance démesurée. Mais, par une critique de sa faculté même, la raison serait dans un état constant par rapport non seulement à l'externe, mais encore à l'interne, sans avoir besoin d'augmentation ni de diminution, et sans même en être capable.

TRAITÉ.

On peut réduire la solution du problème qui nous occupe à deux divisions, dont l'une a pour objet le *formel* du procédé de la raison, d'en faire comme une science théorique; l'autre concerne le *matériel*, la fin que la raison se propose par la métaphysique, qu'elle soit atteinte ou non.

La *première partie* ne s'occupera donc que des acheminements à la métaphysique; la *seconde*, des progrès de la métaphysique même dans le champ de la raison pure. La première contient le nouvel état de la philosophie transcendantale; la seconde, celui de la métaphysique elle-même.

PREMIÈRE DIVISION.

Histoire de la philosophie transcendantale à notre époque.

Le *premier pas* fait dans cette recherche rationnelle est la distinction des jugements analytiques et des synthétiques en général. — Si elle eût été connue clairement du temps de Leibniz et de Wolf, nous la trouverions non seulement touchée, mais aussi traitée avec l'importance qu'elle mérite, dans une logique ou une métaphysique publiée depuis. La première espèce de ces jugements est toujours un jugement *a priori*, et accompagné de la conscience de sa nécessité. La seconde peut être empirique, et la logique peut ne pas remplir la condition sous laquelle un jugement synthétique aurait lieu *a priori*.

Le *second pas* est d'avoir posé la question : Comment les jugements synthétiques *a priori* sont-ils possibles? Car qu'il y en ait de tels, c'est ce que prouvent un grand nombre d'exemples de la physique générale, mais surtout des mathématiques pures. *Hume* a déjà le mérite d'avoir indiqué un cas, celui de la loi de causalité, et d'avoir embarrassé par là tous les métaphysiciens. Que serait-il arrivé si lui ou quelque autre les eût indiqués en général! Toute la métaphysique eût été mise de côté jusqu'à ce que la question eût été résolue.

Le *troisième pas* est la question : « Comment une connaissance *a priori* est-elle possible par jugements synthétiques? » Une connaissance est un jugement dont sort une notion qui a une réalité objective, c'est-à-dire à laquelle un objet correspondant peut être donné dans l'expérience. Or toute expérience se compose de l'intuition d'un objet, c'est-à-dire d'une représentation immédiate et unique par laquelle l'objet est donné pour la connaissance, et d'une notion, c'est-à-dire d'une représentation immédiate par un caractère qui est commun à plusieurs objets, et qui par conséquent sert à penser l'objet. — L'une quelconque des deux espèces de représentations ne constitue par elle seule aucune connaissance, et il doit y avoir des connaissances synthétiques *a priori* : de sorte qu'il doit y avoir aussi des intuitions aussi bien que des notions *a priori* dont la possibilité doit d'abord être expliquée, et alors leur réalité objective doit être prouvée par leur usage nécessaire pour la possibilité de l'expérience.

Une intuition qui doit être possible *a priori* ne peut concerner que la forme sous laquelle l'objet est perçu, car percevoir quelque chose *a priori*, c'est s'en faire une représentation avant la perception, c'est-à-dire avant la conscience empirique, et indépendamment de cette conscience. Or l'empirique dans la perception, la sensation ou l'impression (*impressio*) est la matière de l'intuition, dans laquelle par conséquent l'intuition ne serait pas *a priori*. Une pareille intuition, qui ne regarde que la simple forme, prend le nom d'intuition pure, et, si d'ailleurs elle est possible, doit être indépendante de l'expérience.

Mais ce n'est pas la forme de l'objet, comme il est en soi, c'est, au contraire, celle du sujet, du sens, qui est capable de l'espèce de représentation qui rend possible l'intuition *a priori*. Car si cette forme devait être tirée des objets mêmes, il faudrait auparavant percevoir l'objet, et nous n'en pourrions avoir conscience que dans cette perception de sa qualité. Mais alors ce serait une intuition empirique *a priori*. Mais nous saurons bientôt si une pareille intuition est possible ou non, en examinant si le jugement qui attribue cette forme à l'objet emporte ou non avec soi une nécessité, car s'il n'est pas nécessaire, il est purement empirique.

La forme de l'objet, tel seulement qu'il peut être représenté dans une intuition *a priori*, ne se fonde donc pas sur la propriété de cet objet en soi, mais sur la propriété naturelle du sujet capable d'une représentation intuitive de l'objet, et cet élément subjectif dans la propriété formelle du sens, comme capacité de l'intuition d'un objet, est la seule chose qui, étant *a priori*, c'est-à-dire précédant toute perception, rend possible une intuition *a priori;* et alors se comprend très bien cette intuition et la possibilité des jugements synthétiques *a priori* par rapport à l'intuition.

On peut en effet savoir *a priori* comment et sous quelle forme les objets des sens seront perçus, à savoir comme le comporte la forme subjective de la sensibilité, c'est-à-dire de la capacité du sujet pour l'intuition de ces objets; et l'on devrait, pour parler avec précision, ne pas dire que la forme de l'objet est représentée par nous dans l'intuition pure, mais que c'est simplement la condition formelle et subjective de la sensibilité, condition sous laquelle nous percevons *a priori des objets donnés.*

C'est donc la qualité propre de notre intuition (humaine) en tant que la représentation des objets ne nous est possible que comme à des êtres sensibles. Nous pourrions bien concevoir une espèce de représentation immédiate (directe) d'un objet, qui ne percevrait pas les objets d'après des conditions sensibles, mais par l'entendement. Nous n'en avons toutefois aucune notion fixe. Il est cependant nécessaire de la concevoir, cette notion, pour ne pas soumettre à notre forme intuitive tous les êtres capables de connaître. Il peut se faire en effet que des créatures puissent percevoir sous une autre forme les mêmes objets. Il est possible encore que cette forme soit précisément la même dans toutes les créatures, et cela nécessairement; mais nous apercevons aussi peu cette nécessité que la possibilité d'un entendement suprême, qui dans sa connaissance, exempt de toute sensibilité, en même temps du besoin de connaître par des notions, connaît parfaitement les objets dans la simple intuition (intellectuelle).

Or la Critique de la raison pure prouve, par les représentations d'espace et de temps, que ce sont là des intuitions pures telles que nous avons demandé qu'elles fussent pour servir de fondement *a priori* à toute notre connaissance des choses, et je puis m'y rapporter avec confiance, sans me soucier des objections.

Seulement, je remarquerai encore que par rapport au sens interne, le double moi dans la conscience de moi-même, à savoir celui de l'intuition sensible interne et celui du sujet pensant, semble à beaucoup de gens supposer deux sujets dans une seule personne.

Telle est donc la théorie, que l'espace et le temps ne sont que des formes subjectives de notre intuition sensible, et nullement des déterminations et des objets en soi, mais que c'est précisément par cette raison que nous pouvons caractériser *a priori* ces intuitions par la conscience de la nécessité des jugements dans leur détermination, par exemple en géométrie. Or déterminer c'est juger synthétiquement.

Cette théorie peut s'appeler la doctrine de l'idéalité de l'espace et du temps, parce qu'ils sont représentés comme quelque chose qui ne tient point aux choses en soi. Cette doctrine n'est pas une pure hypothèse destinée à faciliter l'explication de la possibilité de la connaissance synthétique *a priori;* c'est une vérité démontrée, parce qu'il est absolument impossible d'étendre sa connaissance au-delà d'une notion donnée sans quelque intuition. Si cette extension doit avoir lieu *a priori*, sans la soumettre à une intuition *a priori*, c'est parce que une intuition *a priori* ne peut non plus se trouver que dans la qualité formelle du sujet, et non dans celle de l'objet, attendu que c'est sous la première de ces suppositions que tous les objets des sens sont représentés en intuition conformément à cette qualité, et doivent être connus *a priori*, et, suivant cette propriété, comme nécessaires; au lieu que, suivant la seconde manière, les jugements synthétiques *a priori* seraient empiriques et contingents, ce qui répugne.

Cette idéalité de l'espace et du temps est aussi une doctrine de leur réalité parfaite par rapport aux objets des sens (de l'externe et de l'interne) *comme phénomènes*, c'est-à-dire comme intuitions, en tant que leur *forme* dépend de la propriété subjective des sens, dont la connaissance, par cela qu'elle se fonde sur des principes *a priori* de l'intuition pure, permet une science pure et démontrable; tandis que l'élément subjectif, qui concerne la propriété de l'intuition sensible par rapport à sa matière, à savoir la sensation, par exemple celle d'un corps éclairé comme couleur, celle d'un corps sonore comme ton, d'un corps sapide comme amer, etc., restent purement subjectives, et ne donnent dans la représentation empirique aucune connaissance de l'objet, par conséquent aucune représentation valable pour chacun, et n'en peuvent donner aucun exemple, puisqu'elles ne contiennent pas, comme l'espace et le temps, des données pour les connaissances *a priori*, et ne peuvent pas même être regardées comme une connaissance des objets.

Il faut remarquer en outre qu'un phénomène, pris dans le sens transcendantal, quand on dit des choses qu'elles sont des *phénomènes* (*phænomena*), est une notion qui signifie tout autre chose que quand je dis : Cette chose m'apparaît ainsi ou ainsi, ce qui doit indiquer le phénomène physique, et s'appeler une *apparence* ou semblance (*Schein*). Car dans le langage de l'expérience ce sont des objets des sens, parce que je ne puis les comparer qu'avec d'autres objets des sens. Par exemple, le ciel avec toutes ses étoiles, quoiqu'il ne soit qu'un phénomène, est conçu comme une chose en soi, et quand on dit, lorsqu'on en parle, qu'il a l'apparence d'une voûte, la semblance indique ici l'élément subjectif dans la représentation d'une chose qui peut faire qu'on le tient faussement pour objectif dans un jugement.

Et ainsi la proposition que, toutes les représentations des sens ne donnent à connaître que des objets comme phénomènes, n'est point du tout identique avec le jugement qu'elles ne contiennent que l'apparence des objets, comme le dirait l'idéaliste.

Dans la théorie de tous les objets des sens, comme simples phénomènes, rien n'est plus étonnant que de pouvoir se comparer, soi comme objet du sens intime, c'est-à-dire comme âme, avec soi-même comme phénomène, non pas quant à ce qu'on est comme chose en soi. Et cependant la représentation du temps, comme intuition purement formelle *a priori*, qui sert de fondement à toute connaissance de moi-même, ne me fournit aucun moyen d'expliquer la possibilité de reconnaître cette forme comme condition de la conscience.

Le *subjectif* dans la forme de la sensibilité, le subjectif qui est la raison de toute intuition des objets, nous a rendu possible une connaissance *a priori* des objets, comme ils nous *apparaissent*. Maintenant nous rendrons cette expression encore plus précise, en expliquant ce subjectif comme le mode de représentation qui en est affecté, de la même manière que notre sens est affecté par les objets, par les externes ou par l'interne (c'est-à-dire par nous-mêmes), afin de pouvoir dire que nous ne les connaissons que comme des phénomènes.

J'ai conscience de moi-même est une pensée qui déjà comprend un double moi, le moi comme sujet et le moi comme objet. Il est absolument impossible d'expliquer, quoique le fait ne soit pas douteux, comment il est possible que je, le je qui pense, puisse être à moi-même un objet (de l'intuition), et me distinguer ainsi de moi-même ; mais cela indique une faculté si élevée au-dessus de toute intuition sensible, qu'elle a pour conséquence, comme principe de la possibilité d'un entendement, l'entière séparation de tout animal auquel nous n'avons pas de raison d'attribuer la faculté de se dire moi, et qui plonge par la pensée dans une infinité de représentations et de notions spontanées. Il n'y a cependant pas lieu pour cela d'admettre une double personnalité ; seulement le moi qui pense et perçoit est la personne; mais le moi de l'objet qui est perçu par moi est, comme d'autres objets hors de moi, la chose.

Tout ce que nous pouvons connaître du moi entendu dans le premier sens (du sujet de l'apperception), du moi logique, comme représentation *a priori*, c'est qu'il est un être, et quelle en est la nature; c'est en quelque sorte comme le principe substantiel qui reste quand j'en ai séparé tous les accidents qui y adhèrent, mais qui ne peut absolument pas être plus approfondi, parce que les accidents étaient précisément ce en quoi je pouvais connaître sa nature.

Mais le moi, dans la seconde acception du mot (comme sujet de la perception), le moi psychologique comme conscience empirique, est capable de connaissances très diverses, entre lesquelles la forme de l'intuition interne, le temps, est celle qui sert de fondement *a priori* à toutes les perceptions et à leur liaison. L'appréhension (*apprehensio*) de cette liaison est conforme à la manière dont le sujet est affecté par là, c'est-à-dire à la condition du temps, puisque le moi sensible est destiné par le moi intellectuel à participer au temps dans la conscience.

Qu'il en soit ainsi, c'est ce que peut prouver et montrer en forme d'exemple toute observation interne, reconnue comme psychologique ; car il faut pour cela que par l'attention nous affections le sens intime, au moins jusqu'au degré de la fatigue (car des pensées, comme déterminations factices de la faculté représentative, appartiennent également à la représentation empirique de notre état), pour avoir d'abord dans l'intuition de nous-mêmes une connaissance de ce que nous offre le sens intime, connaissance qui ne nous représente alors à nous-mêmes que comme nous nous apparaissons ; tandis que le moi logique montre le sujet tel qu'il est en soi à la vérité dans une conscience pure, non comme réceptivité, mais comme spontanéité pure, sans du reste être capable d'en connaître en aucune manière la nature.

Des notions à priori.

La forme subjective de la sensibilité, si elle est appliquée à des objets, comme à des formes de cette sensibilité, ainsi que cela doit être d'après la théorie des objets de cette capacité comme phénomènes, introduit dans sa détermination une représentation qui en est inséparable, à savoir celle du composé. Nous ne pouvons en effet nous représenter un espace déterminé qu'en l'étendant, c'est-à-dire en ajoutant un espace à un autre ; ce qui lui est commun avec le temps.

Or la représentation d'un composé, comme tel, n'est pas une simple intuition ; elle exige au contraire la notion d'une composition, en tant que cette notion s'applique à l'intuition dans l'espace et dans le temps. Cette notion est donc (ainsi que celle de son contraire, du simple) une notion qui n'est pas tirée des intuitions, comme une représentation partielle qui y serait contenue; c'est une notion fondamentale, et même *a priori*, enfin l'unique notion fondamentale *a priori* qui sert primitivement de base dans l'entendement à toutes les notions des objets des sens.

Il devrait donc y avoir dans l'entendement autant de notions *a priori*, sous lesquelles les objets sont donnés aux sens, qu'il y a d'espèces de composition (synthèse) avec conscience, c'est-à-dire qu'il y a d'espèces d'unité synthétique de l'apperception du divers donné en intuition.

Or ces notions sont les notions intellectuelles pures de tous les objets qui peuvent s'offrir à nos sens, et qui entremêlées par Aristote, sous le nom de catégories, et représentées avec les mêmes vices par les scolastiques sous le nom de prédicaments, auraient bien pu être réduites à une table systématiquement ordonnée, si ce que la Logique enseigne du divers dans la forme des jugements eût été auparavant présenté dans un enchaînement systématique.

L'entendement ne se montre comme faculté que dans les jugements qui ne sont autre chose que l'unité de la conscience dans le rapport des notions en général, sans décider si cette unité est analytique ou synthétique. — Or les notions intellectuelles pures des objets donnés en intuition en général, sont précisément les mêmes fonctions logiques, mais en tant seulement qu'elles représentent *a priori* l'unité synthétique de l'apperception du divers donné dans l'intuition en général. La table des catégories pouvait donc très bien être esquissée parallèlement à cette table logique ; ce qui n'a pourtant pas été fait avant l'apparition de la Critique de la raison pure.

Mais il faut bien remarquer que ces catégories, ou, comme on les appelle encore, ces prédicaments, ne supposent aucune espèce déterminée d'intuition (comme celle-là seule qui nous est possible, à nous autres humains), tels que l'espace et le temps, intuition qui est sensible ; elles ne sont que des formes de la pensée pour la notion d'un objet de l'intuition en général, quelle qu'en soit l'espèce, fût-elle une intuition sursensible, dont nous ne pouvons nous faire aucune notion spécifique. Car il faudrait toujours nous faire par l'entendement pur une notion d'un objet dont nous voulons juger quelque chose *a priori*, alors même que nous trouverions ensuite qu'il est transcendant (*ueberschwaenglich*), et qu'aucune réalité objective ne peut lui être fournie ; en sorte que la catégorie en soi ne dépend pas des formes de la sensibilité, l'espace et le temps, mais qu'elle peut avoir aussi pour base d'autres formes que nous ne concevons pas du tout, si elles ne regardent que le subjectif qui précède *a priori* toute expérience, et rend possibles des jugements synthétiques *a priori*.

Appartiennent encore aux catégories, comme notions intellectuelles primitives, les prédicables, en tant que notions résultant de la composition des catégories, et par conséquent comme notions *a priori* dérivées, qu'elles soient des notions intellectuelles pures, ou des notions sensiblement conditionnées. L'existence comme quantité, c'est-à-dire la durée ou le changement, ou l'existence avec déterminations opposées, est un exemple des premières; la notion du mouvement, comme changement de lieu dans l'espace est un exemple de l'autre espèce; toutes deux sont énumérées pleinement et représentées systématiquement dans une table.

La philosophie transcendantale, c'est-à-dire de la possibilité de toute connaissance *a priori* en général, qui est la critique de la raison pure, dont les éléments sont pleinement exposés aujourd'hui, a pour but le fondement d'une métaphysique qui, à son tour, a pour fin la fin dernière même de la raison pure, son extension des limites du sensible jusqu'au domaine du sursensible; ce qui est un enjambement qui, pour n'être pas un saut périlleux, sans être encore un progrès continuel dans le même ordre de principes, impose nécessairement un scrupule modérateur, lorsqu'on se trouve à la limite des deux domaines.

De là la division des stades de la raison pure, en théorie de la science comme marche assurée, — en théorie du doute, comme état de repos, — en théorie de la sagesse, comme enjambement à la fin de la métaphysique; en sorte que la première contiendra une doctrine théorico-dogmatique, la seconde une discipline sceptique, la troisième une discipline pratico-dogmatique.

SECONDE DIVISION.

De la circonscription de l'usage théorico-dogmatique de la raison pure.

La matière de cette section est la proposition suivante : La circonscription de la connaissance théorique de la raison pure ne s'étend pas au-delà des objets des sens.

Cette proposition, comme jugement exponible, en contient deux :

1° La raison, comme faculté de connaître les choses *a priori*, s'étend aux objets des sens ;

2° Mais dans son usage théorique des notions, elle ne peut jamais être capable de la connaissance théorique de quelque chose qui ne puisse être aucun objet des sens.

La preuve de la première proposition comprend aussi l'explication de la manière dont une connaissance *a priori* des objets des sens est possible, parce qu'autrement nous ne serions pas bien sûrs si les jugements portés sur ces objets sont aussi dans le fait des connaissances. Mais quant à leur qualité d'être des jugements *a priori*, elle est révélée par la conscience même de leur nécessité.

Pour qu'une représentation soit une connaissance (j'entends toujours par là une connaissance théorique), il faut une notion et une intuition d'un objet réunies dans la même représentation ; en sorte que la notion est représentée comme contenant sous elle l'intuition. Si donc une notion est prise de la représentation sensible, c'est-à-dire si elle est une notion empirique, elle contient comme caractère, ou comme représentation partielle, quelque chose qui était déjà contenu dans l'intuition sensible, et qui ne se distingue de l'intuition des sens que par la forme logique, c'est-à-dire par la commune valeur, par exemple la notion de quadrupède dans la représentation de cheval.

Mais si la notion est une catégorie, une notion intellectuelle pure, elle est alors complétement en dehors de toute intuition; et cependant l'intuition doit lui être subordonnée, lorsqu'elle (la notion) est employée à la connaissance. Et si cette connaissance doit être *a priori,* une intuition pure doit être subordonnée à la notion, et même, suivant l'unité synthétique de l'apperception du divers de l'intuition, conçue par les catégories. C'est-à-dire que la faculté représentative doit soumettre à la notion intellectuelle pure un schème *a priori,* sans qu'elle puisse avoir aucun objet, par conséquent sans pouvoir servir à une connaissance.

Or comme toute connaissance dont l'homme est capable, est sensible, et que son intuition *a priori* est l'espace ou le temps, mais que l'une et l'autre ne représentent les objets que comme objets des sens, et non comme des choses en général, notre connaissance théorique, quoiqu'elle puisse être une connaissance *a priori*, est cependant restreinte aux objets des sens, et peut sans doute procéder dogmati quement dans les limites de cette sphère par des lois qu'elle impose *a priori* à la nature comme ensemble des objets des sens, mais elle ne peut jamais dépasser ce cercle, pour s'éteindre théoriquement encore avec ses notions.

La connaissance des objets des sens, comme tels, c'est-à-dire par des représentations empiriques dont on a conscience (par des perceptions réunies) est une expérience. Notre connaissance théorique ne dépasse donc jamais le champ de l'expérience. Et comme toute connaissance théorique doit s'accorder avec l'expérience, elle ne sera possible qu'à l'une de ces deux conditions : ou que l'expérience soit le principe de notre connaissance, ou que la connaissance soit le principe de l'expérience. Si donc il y a une connaissance synthétique *a priori*, il faut qu'elle contienne des conditions *a priori* de la possibilité de l'expérience en général. Mais alors elle contient aussi les conditions de la possibilité des objets de l'expérience en général, car ce n'est que par l'expérience qu'ils peuvent être des objets susceptibles d'être connus de nous. Or les principes *a priori* d'après lesquels seuls une expérience est possible, sont les formes des objets, l'espace et le temps, et les catégories, qui contiennent l'unité synthétique de la conscience *a priori*, en tant que des représentations empiriques peuvent leur être subsumées.

Le problème le plus élevé de la philosophie transcendantale est donc celui-ci : Comment une expérience est-elle possible ?

Le principe que toute connaissance ne commence pas seulement par l'expérience, principe qui regarde une *question de fait*, n'a donc que faire ici, et le fait doit être reconnu sans hésiter. Mais la question de savoir si la connaissance doit aussi se tirer de l'expérience seule, comme principe suprême de la connaissance, est une question *de droit*, dont la réponse affirmative introduirait l'empirisme dans la philosophie transcendantale, et la négative, le réalisme.

L'empirisme implique contradiction, car si toute connaissance est d'origine empirique, alors, malgré la réflexion et son principe logique, d'après le principe de contradiction, réflexion qui peut être fondée *a priori* dans l'entendement, et qu'on peut toujours accorder, l'élément synthétique de la connaissance, élément qui constitue l'essentiel de l'expérience, et tout empirique, n'est possible que comme connaissance *a posteriori*, et la philosophie transcendantale elle-même est un non-être.

Cependant comme on ne peut disconvenir que les propositions qui prescrivent à l'expérience possible les règles *a priori*, comme, par exemple, *tout changement a sa cause*, n'aient leur universalité et leur nécessité strictes, et qu'elles ne soient néanmoins synthétiques malgré tout cela ; l'empirisme qui donne toute cette unité synthétique de nos représentations dans la connaissance pour une simple affaire d'habitude, est parfaitement insoutenable ; une philosophie transcendantale est fermement établie dans notre raison, quoiqu'en la concevant comme négative d'elle-même, ou comme un autre problème parfaitement insoluble. Si l'enchaînement convient aux objets des sens, ainsi que la régularité de leur coexistence, c'est qu'il est possible à l'entendement de les comprendre sous des lois universelles, d'en trouver d'après les principes l'unité, que le principe de contradiction seul n'explique pas, puisqu'alors le rationalisme doit inévitablement se présenter.

Si donc nous nous trouvons forcés de rechercher un principe *a priori* de la possibilité de l'expérience même, la question est alors celle-ci : qu'est-ce qu'un pareil principe ? Toutes les représentations qui constituent une expérience se rapportent à la sensibilité, à l'exception d'une seule, c'est-à-dire de celle du composé, comme tel.

La composition ne pouvant tomber sous les sens, mais devant être notre œuvre, elle n'appartient pas à la réceptivité de la sensibilité, mais bien à la spontanéité de l'entendement, comme notion *a priori*.

L'espace et le temps, considérés subjectivement, sont des formes de la sensibilité ; mais pour s'en faire une notion (sans laquelle nous n'en pourrions rien savoir), comme objets de l'intuition pure, il faut la notion *a priori* d'un composé, par conséquent de la composition (synthèse) du divers, et par conséquent aussi l'unité synthétique de l'apperception dans la liaison de cette diversité, unité de conscience qui exige, suivant la différence des représentations intuitives des objets dans l'espace et le temps, différentes fonctions pour les unir. Ces fonctions s'appellent catégories, et sont des notions intellectuelles *a priori*, qui par elles seules ne fondent encore aucune *connaissance* d'un objet (ce qui serait alors une experience), mais sont cependant la raison de la connaissance de l'objet qui est donné dans l'intuition empirique. Mais l'empirique, c'est-à-dire ce par quoi un objet est représenté quant à son existence comme donné, s'appelle sensation (*sensatio, impressio*), et constitue la matière de la connaissance. Si elle est liée à la conscience, c'est une perception. Si à la perception s'ajoute encore la forme, c'est-à-dire l'unité synthétique de son apperception dans l'entendement, si par conséquent elle est conçue *a priori*, alors est produite une expérience, comme connaissance empirique. Mais pour que cette connaissance ait lieu, et parce que nous ne percevons pas immédiatement l'espace et le temps mêmes, comme milieux où chaque objet de la perception doit avoir sa place assignée par des notions, il faut que des principes *a priori*, rendus nécessaires par les notions intellectuelles, établissent la réalité de ces notions par l'intuition sensible, et, par leur union avec elle suivant la même forme donnée *a priori*, rendent une *expérience* possible, qui est alors une connaissance *a posteriori* tout à fait certaine.

* * *

Contre cette certitude de notre expérience s'élève un doute important, celui de savoir non pas si la connaissance des objets par l'expérience ne serait pas incertaine, mais si l'objet que nous posons hors de nous ne serait pas toujours en nous, et s'il est absolument impossible de connaître quelque chose hors de nous, comme tel, avec certitude. De ce qu'on laisserait cette question tout à fait indécise, la métaphysique ne perdrait rien de ses progrès, attendu que les perceptions qui nous servent, ainsi que la forme de l'intuition qu'elles revêtent, à constituer l'expérience suivant des principes, par le moyen des catégories, peuvent néanmoins être toujours en nous, et que la question de savoir si quelque chose d'extérieur leur correspond ou ne leur correspond pas, n'apporte aucun changement dans l'extension de la connaissance, puisque, à cette fin, nous pouvons sans cela nous en tenir non pas aux objets, mais uniquement à notre perception qui est toujours en nous.

* * *

De là le principe de la division de toute la métaphysique : Du sursensible, qui est l'affaire de la fonction spéculative de la raison, point de connaissance possible (*Noumenorum non datur scientia*).

* * *

Voilà ce qu'a été et ce qu'a dû être de notre temps la philosophie transcendantale, avant que la raison ait pu faire un pas dans la métaphysique proprement dite, ni même vers elle, pendant que la philosophie leibnizo-wolfienne continuait tranquillement son chemin en Allemagne, dans une autre partie, croyant avoir donné aux philosophes en possession du vieux principe péripatéticien de la contradiction une nouvelle boussole pour se diriger : d'une part, le principe de la raison suffisante servant à distinguer l'existence des choses de leur simple possibilité suivant des notions, et, d'autre part, le principe de la différence des représentations obscures, claires en soi, mais encore confuses, d'avec des représentations lucides, principe servant à distinguer l'intuition d'avec la connaissance par notions. Toutefois, malgré ce travail, la philosophie dont nous parlons est toujours restée, sans qu'elle s'en soit doutée, dans le champ de la logique; elle n'a pas fait un pas vers la métaphysique, bien moins encore y a-t-elle conquis le moindre terrain. Elle a donc prouvé par là qu'elle n'avait absolument aucune connaissance claire de la différence des jugements synthétiques et des analytiques.

La proposition : « Tout a sa raison, » proposition qui tient à cette autre : « Tout est une conséquence, » ne peut donc appartenir qu'à la logique, et la distinction des jugements, suivant qu'ils sont problématiquement connus, ou qu'ils doivent valoir assertoriquement, est purement analytique, puisque, si elle devait valoir pour les choses, en ce sens que toutes choses ne devraient être regardées que comme une conséquence de l'existence d'une autre, le principe de la raison suffisante sur lequel cependant on se fondait ne se rencontrerait nulle part. Pour prévenir cette absurdité, on se réfugiait dans le principe qu'une seule chose (*ens a se*) a bien toujours un principe de son existence, mais qu'elle l'a en soi, c'est-à-dire qu'elle existe comme conséquence d'elle-même. Alors, pour que l'absurdité ne fût pas évidente, le principe ne pouvait valoir des choses, mais des jugements seuls, et même des simples jugements analytiques. Par exemple, la proposition : « Tout corps est divisible » a certainement une raison, et même en soi, c'est-à-dire qu'il peut être regardé comme une conséquence du prédicat déduit de la notion du sujet, suivant le principe de contradiction, par conséquent suivant le principe des jugements analytiques. Il est donc fondé uniquement sur un principe *a priori* de la logique, et n'avance en rien dans le champ de la métaphysique, où il s'agit de l'extension de la connaissance *a priori*, extension à laquelle ne contribuent point les jugements analytiques. Mais si le prétendu métaphysicien voulait introduire à côté du principe de contradiction le principe également logique de la raison suffisante, il n'aurait pas encore épuisé la modalité des jugements; car il devrait encore ajouter le principe de l'exclusion d'un moyen entre deux jugements opposés entre eux contradictoirement, puisqu'alors il aurait établi les principes logiques de la possibilité, de la vérité ou de la réalité logique, et de la nécessité des jugements, suivant qu'ils sont problématiques, assertoriques et apodictiques. Mais alors ils sont tous soumis à un principe unique, celui des jugements analytiques. Cet oubli prouve que le métaphysicien n'était même pas en règle avec la logique, en ce qui regarde l'intégralité de la division.

Mais tandis que le principe de Leibniz touchant la différence logique de l'obscurité et de la clarté des représentations affirme que cette première espèce de représentation, que nous appelons simplement intuition, n'est proprement que la notion confuse de son objet, par conséquent une intuition qui ne diffère des notions des choses que par le degré de conscience, et non spécifiquement, en telle sorte, par exemple, que l'intuition d'un corps, avec conscience universelle de toutes les représentations y contenues, en donnerait la notion comme d'un agrégat de monades, le philosophe critique remarquera, au contraire, que la proposition : « Les corps se composent de monades » pourrait résulter de l'expérience par la simple décomposition de la perception, si seulement nous avions la vue assez perçante (avec conscience suffisante des représentations partielles). Mais comme la coexistence de ces monades n'est représentée comme possible que dans l'espace, notre métaphysicien de la vieille roche doit considérer l'espace comme une représentation purement empirique et confuse de la juxtaposition du divers dont les éléments sont en dehors les uns des autres.

Mais comment est-il alors en mesure d'affirmer comme apodictique la proposition que l'espace a trois dimensions? car il n'aurait pu déduire aussi par la plus claire conscience de toutes les représentations partielles d'un corps qu'il doit être ainsi, mais tout au plus qu'il est comme l'enseigne la perception. Mais s'il regarde l'espace avec sa propriété des trois dimensions comme nécessaire, et qu'il le donne pour fondement de toute représentation des corps, comment s'expliquera-t-il cette nécessité qu'il ne peut cependant pas obtenir par le raisonnement, puisque cette espèce de représentation, en ce qui regarde son affirmation propre, n'a qu'une origine tout empirique qui ne produit aucune nécessité? Mais s'il veut passer sur cette exigence, et admettre l'espace avec sa propriété, malgré la prétendue obscurité de cette représentation, alors la géométrie, par conséquent la raison, lui prouve, non par des notions nébuleuses, mais par la construction des notions, que l'espace, et par conséquent ce qui le remplit, le corps, n'est absolument pas composé de parties simples, quoique, lorsqu'il s'agit de faire comprendre la possibilité des corps par de simples notions, nous commencions sans doute par des parties, et que nous allions de là aux composés, nous mettions en principe le simple; ce qui force enfin la raison de reconnaître qu'une intuition (telle que la représentation de l'espace) et une notion sont spécifiquement des modes de représentation tout différents, et que la première ne peut être transformée en la seconde en faisant seulement disparaître l'obscurité de la représentation. Même chose en ce qui regarde la représentation du temps.

De la manière de donner une réalité objective aux notions de l'entendement et de la raison.

Représenter une notion pure de l'entendement comme une expérience, comme concevable dans un objet d'une expérience possible, c'est lui donner une réalité objective, et, en général, l'exposer. Quand la chose n'est pas faisable, la notion est vide, c'est-à-dire qu'elle ne suffit à aucune connaissance. Cette opération, quand elle donne directement (*directe*) la réalité objective à la notion par l'intuition qui lui correspond, c'est-à-dire quand cette notion est immédiatement exposée, s'appelle schématisme. Mais la notion peut n'être pas immédiatement exposée ; elle peut ne l'être que dans ses conséquences (*indirecte*) ; alors l'opération peut prendre le nom de symbolisation de la notion. Le schématisme a lieu avec les notions du sensible ; la symbolisation est une nécessité pour des notions du sursensible, qui par conséquent ne peuvent pas être exposées, à proprement parler, et ne peuvent être données en aucune expérience possible, mais néanmoins appartiennent à une connaissance, ne fût-elle possible que d'une manière purement pratique.

Le symbole d'une Idée (ou d'une notion rationnelle) est une représentation de l'objet par analogie, c'est-à-dire suivant un rapport suffisant pour certaines conséquences, comme est celui qui est rapporté à l'objet en soi relativement à ses conséquences, quoique les objets soient d'une tout autre espèce, par exemple si je me représente certaines productions de la nature, telles que les choses organisées, animaux ou plantes, par rapport à leur cause, de la même manière que je me représente une horloge par rapport à l'homme comme horloger. Le rapport de la causalité en général, comme catégorie, est précisément le même dans les deux cas ; mais le sujet de ce rapport me reste inconnu quant à sa propriété interne. Le sujet peut donc seul être exposé, mais nullement la propriété.

De cette manière, je ne puis avoir, il est vrai, aucune connaissance théorique proprement dite du sur-sensible, par exemple de Dieu; mais je puis cependant en avoir une connaissance par analogie, et que la raison pense même nécessairement. Les catégories sont la base de cette conception, parce qu'elles font nécessairement partie de la forme de la pensée, que la pensée ait pour objet le sensible ou le sursensible, quoiqu'elles ne puissent, et justement parce qu'elles ne peuvent par elles-mêmes déterminer aucun objet, former aucune connaissance.

De la tentative illusoire de donner une réalité objective aux notions intellectuelles, sans la sensibilité.

D'après les pures notions de l'entendement, il y a contradiction à concevoir deux choses en dehors l'une de l'autre [distinctes], quand d'ailleurs elles sont parfaitement identiques par rapport à toutes leurs déterminations internes (la quantité et la qualité); ce n'est jamais qu'une seule et même chose conçue deux fois (une seule chose numériquement).

C'est la proposition leibnizienne de l'indiscernable, à laquelle il n'attache aucune importance, mais qui choque cependant très fort la raison, parce qu'on ne comprend pas pourquoi une goutte d'eau en un lieu devrait empêcher qu'une autre goutte parfaitement semblable se trouvât en un autre lieu. Mais cette contrariété prouve seulement que pour être connues, des choses dans l'espace ne doivent pas seulement être représentées par des notions intellectuelles comme des choses en soi, mais aussi quant à leur intuition comme des phénomènes; que l'espace n'est pas une qualité ou un rapport des choses en soi, comme Leibniz l'admettait, et que des notions purement intellectuelles ne donnent par elles seules aucune connaissance.

TROISIÈME DIVISION.

De ce qui a été fait depuis l'époque de Leibniz et Wolf, par rapport à l'objet de la Métaphysique, c'est-à-dire à sa fin suprême.

On peut diviser les progrès de la métaphysique, pendant cette période, en *trois stades : premièrement,* celui du *progrès* théorico-dogmatique; *deuxièmement*, celui du *repos* sceptique; *troisièmement*, celui de l'*achèvement* pratico-dogmatique, et du succès de la métaphysique. Le premier stade est exclusivement compris dans les limites de l'ontologie; le second dans celles de la cosmologie transcendantale ou pure, qui, comme théorie de la nature encore, c'est-à-dire comme cosmologie appliquée, a pour objet la métaphysique de la nature corporelle et celle de la nature pensante, la première comme objet des sens extérieurs, la seconde comme objet du sens intime (*physica et psychologia rationalis*), quant à ce qui peut se connaître en eux *a priori*. Le troisième stade est celui de la théologie, avec toutes les connaissances *a priori* qui s'y rapportent, et qui la rendent nécessaire. Une psychologie empirique qui, suivant l'usage de l'université, est épisodiquement introduite dans la métaphysique, est ici justement écartée.

PREMIER STADE DE LA MÉTAPHYSIQUE
dans le temps et le pays indiqués.

En ce qui regarde la décomposition des notions intellectuelles pures et des principes *a priori* employés dans la connaissance expérimentale, comme fonds de l'ontologie, on ne peut disconvenir que nos deux philosophes, surtout le célèbre Wolf, n'aient rendu le grand service d'avoir traité la métaphysique avec plus de clarté, de précision et de tendance à la profondeur démonstrative qu'on ne l'avait fait avant eux, même en dehors de l'Allemagne. Mais, sans parler du défaut d'intégralité, puisque aucune critique n'avait encore dressé une table des catégories suivant un principe fixe, le défaut de toute intuition *a priori*, intuition qu'on ne connaissait pas du tout comme principe, que Leibniz intellectualisait plutôt, c'est-à-dire convertissait en notions simplement confuses, devint cependant la cause que ce qu'il ne pouvait pas rendre représentable par de simples notions intellectuelles fut regardé par lui comme impossible, et qu'il établit ainsi des principes qui n'apportent aucune autorité à l'entendement humain, et ne lui donnent aucune fermeté. Ce qui suit donne des exemples de la marche erronée qui fut la conséquence de ces principes.

1° Le principe de l'identité de l'indiscernable (*principium identitatis indiscernibilium*) que si nous nous faisons de A et de B, qui sont tout à fait identiques par rapport à toutes leurs déterminations internes (de qualité et de quantité), une notion comme de deux choses, nous nous trompons, et que nous devons les regarder comme une seule et même chose (*numero eadem*). Il ne pouvait pas admettre que nous pouvons cependant les distinguer par les lieux dans l'espace, parce que des espaces tout à fait semblables et égaux peuvent être représentés en dehors les uns des autres sans qu'on puisse dire pour cela qu'il n'y a qu'un seul et même espace, attendu qu'autrement nous pourrions réduire l'espace infini à un pouce cube, et même à moins; car il n'accordait qu'une distinction par notion, et n'admettait pas de mode de représentation qui en fût spécifiquement distinct, à savoir une intuition, même *a priori*. Il croyait plutôt devoir la résoudre en pures notions de coexistence ou de succession, et donna par là un démenti à l'entendement humain, qui ne se laissera jamais persuader que si une goutte est en un lieu, elle soit un obstacle à ce qu'une autre goutte d'eau toute pareille soit en un autre lieu.

2° Son principe de la raison suffisante, auquel il ne crut pas pouvoir subordonner une intuition *a priori*, mais dont au contraire il ramena la représentation à de pures notions *a priori*, eut pour conséquences : de faire considérer toutes les choses, métaphysiquement conçues, comme composées de réalité et de négation, d'existence et de non-existence, de même que tout, suivant Démocrite, se composait, dans l'espace cosmique, d'atomes et de vide, et de donner pour raison d'une négation qu'il n'y a pas de raison de poser quelque chose, qu'il n'y a pas de réalité. De cette manière il tira de tout le mal appelé métaphysique, réuni au bien de cette espèce, un monde de lumière et d'ombres, sans songer que pour placer un espace dans les ténèbres, il faut qu'il y ait un corps, par conséquent quelque chose de réel qui empêche la lumière de pénétrer dans l'espace. Suivant lui la douleur ne serait que la privation du plaisir, le vice que l'absence de mobiles vertueux, et le repos d'un corps que le défaut de force motrice, parce que d'après les simples notions, une réalité $= a$ ne peut être opposée à la non-réalité $= b$, mais seulement à la privation $= o$, Il ne fait pas attention que dans l'intuition extérieure, par exemple *a priori*, c'est-à-dire dans l'espace, une opposition du réel (de la force motrice) contre un autre réel, à savoir une force motrice agissant en sens contraire, et de même par analogie dans l'intuition interne, des mobiles réels opposés entre eux peuvent se rencontrer dans un même sujet, et que la conséquence de ce conflit des réalités, susceptible d'être connue *a priori*, peut être une négation. Mais il eût certainement dû admettre, en conséquence, des directions respectivement contraires, qui ne sont représentables que dans l'intuition, non dans les simples notions; et alors disparaissait le principe qui choque le bon sens, et même la morale, à savoir que tout mal, comme cause $=$ o, c'est-à-dire est un simple phénomène, ou, comme disent les métaphysiciens, le formel des choses. Comme il plaçait son principe de la raison suffisante dans une simple notion, il n'en tira pas le moindre parti pour suppléer au principe des jugements analytiques, le principe de contradiction, et s'étendre synthétiquement *a priori* par la raison.

3° Son système de l'harmonie préétablie, quoiqu'il fût proprement destiné à expliquer le commerce entre l'âme et le corps, devait néanmoins avoir un but supérieur et général : l'explication de la possibilité du commerce entre différentes substances qui composent un tout ; et l'on y arrivait inévitablement, parce que des substances doivent déjà se concevoir comme parfaites, isolément prises, si rien autre d'ailleurs ne leur convient; car par le fait qu'aucun accident, qui a sa raison dans une autre substance, ne peut adhérer à chacune d'elles par sa propre substance, mais, au contraire, ne doit dépendre en rien d'autres substances, alors même qu'elles existeraient, et quoiqu'elles relevassent toutes d'une troisième (l'être primitif) comme effets de leur cause; il n'y a pas de raison pour que les accidents d'une substance doivent se fonder sur une autre substance extérieure de même espèce par rapport à leur état. Si donc elles doivent néanmoins, comme substances cosmiques, être en commerce, ce commerce ne peut qu'être idéal, et aucune influence réelle (physique) n'est possible, parce qu'elle suppose la possibilité de l'action mutuelle, comme si elle s'entendait de leur seule existence (ce qui n'est cependant pas). C'est-à-dire qu'il faut regarder l'auteur de l'existence comme un artiste qui a modifié ou arrangé dans le temps, ou même dès le commencement du monde, ces substances parfaitement isolées en soi, de telle façon qu'elles fussent entr'elles en parfaite harmonie, comme si, par suite du rapport de causalité, elles agissaient réellement les unes sur les autres. Le système des causes occasionnelles ne paraissant pas être aussi propre à l'explication par un principe unique que celui-ci, le *systema harmoniæ stabilitæ,* la plus merveilleuse fiction qu'ait imaginée jamais la philosophie, dut donc céder la place, par la raison que tout devait être expliqué et défini par des notions.

Si l'on admet, au contraire, l'intuition pure de l'espace, comme il est *a priori* au fondement de toutes les relations extérieures, et n'est qu'un seul espace, toutes les substances se trouvent par là reliées dans des rapports qui rendent possible l'influence physique et forment un tout; en sorte que tous les êtres, comme choses dans l'espace, ne constituent qu'un seul monde, et ne peuvent être plusieurs mondes en dehors les uns des autres. Cette proposition de l'unité du monde, lorsqu'elle ne se compose que de simples notions, sans une intuition qui en soit la base, ne peut absolument pas être prouvée.

4° Sa monadologie. Suivant les simples notions, toutes les substances du monde sont ou simples ou composées de simples, car la composition n'est qu'un rapport sans lequel elles conserveraient nécessairement encore leur existence comme substances. Or ce qui reste, après avoir supprimé la composition, c'est le simple. Tous les corps, si on les conçoit simplement comme agrégats de substances, se composent donc de substances simples. Or toutes les substances doivent avoir, outre leur rapport entre elles et les forces par lesquelles elles peuvent agir les unes sur les autres, certaines déterminations réelles qui s'attachent à elles; c'est-à-dire qu'il ne suffit pas de leur attribuer des accidents qui ne consistent que dans des rapports extérieurs, mais qu'on doit leur attribuer aussi des accidents qui se rapportent simplement aux sujets, c'est-à-dire qui sont internes.

Mais nous ne connaissons pas d'autres déterminations réelles de l'ordre interne qui puissent être rapportées à quelque chose de simple que des représentations, et ce qui en dépend. Et si l'on ne peut pas les rapporter aux corps, il faut bien les attribuer à leurs parties simples, si on ne veut pas les regarder comme des substances intrinsèques dépourvues de toute réalité. Or des substances qui possèdent la faculté des représentations sont appelées par Leibniz des monades. Les corps se composent donc de monades comme de miroirs de l'univers, c'est-à-dire douées de facultés représentatives qui ne se distinguent de celles des substances pensantes que par le défaut de conscience, et sont par cette raison appelées monades endormies, dont nous ignorons si le sort ne doit pas les réveiller un jour. Peut-être ont-elles déjà passé successivement une infinité de fois du sommeil à la veille, de la veille au sommeil, pour de nouveau s'éveiller et s'élever insensiblement sous forme d'animal à la condition d'âmes humaines, et de là plus haut encore; sorte de monde enchanté auquel cet homme illustre n'a pu être conduit que parce qu'il n'a pas admis des représentations sensibles comme phénomènes, ainsi qu'il aurait dû faire, comme un mode de représentation différent de toutes les notions, c'est-à-dire comme une intuition, mais, au contraire, seulement comme une connaissance par les notions qui ont leur siége dans l'entendement, et non dans la sensibilité.

La proposition de l'*Identité de l'indiscernable*, celle de la *Raison suffisante*, le système de l'*Harmonie préétablie*, enfin la *Monadologie* constituent la nouveauté que Leibniz et Wolf après lui, dont le mérite métaphysique dans la philosophie pratique a été bien supérieur, ont essayé d'introduire dans la métaphysique de la philosophie théorique. Ceux qui ne s'en laissent pas imposer par de grands noms pourront dire, à la fin de ce stade, si ces tentatives de Leibniz et de Wolf méritent le nom de progrès, bien qu'on ne puisse disconvenir qu'elles peuvent bien y avoir contribué.

La partie théoriquement dogmatique de la métaphysique comprend aussi la physique rationnelle, c'est-à-dire la philosophie pure sur des objets des sens, — des sens externes, c'est-à-dire la théorie rationnelle des corps et celle du sens intime, ou la théorie rationnelle de l'âme, — théories qui servent à l'application des principes de la possibilité d'une expérience en général à une double espèce de perception, sans, du reste, leur donner pour base quelque chose d'empirique, par exemple qu'il y a de tels objets. — Dans les deux cas, la science n'y peut être qu'une sorte de mathématique appliquée, c'est-à-dire une construction des notions; par conséquent l'étendue en espace des objets de la physique a plus de portée *a priori* que la forme du temps qui sert de base à l'intuition par le sens intime, intuition qui n'a qu'une seule dimension.

Les notions d'espace plein ou vide, de mouvement et de forces motrices, peuvent et doivent être ramenées, dans la physique rationnelle, à leurs principes *a priori*, tandis que la psychologie rationnelle ne comprend que la notion de l'immatérialité d'une substance pensante; la notion de son changement et celle de l'identité de la personne représentent, avec les changements seuls, des principes *a priori* : tout le reste n'est que de la psychologie empirique, ou plutôt de l'anthropologie seulement, parce qu'il peut être prouvé qu'il nous est impossible de savoir si et ce que le principe de vie dans l'homme (l'âme) peut penser sans le corps, et que tout ici n'est que connaissance empirique, c'est-à-dire une connaissance que nous pouvons acquérir dans la vie, par conséquent dans la liaison de l'âme et du corps, et ainsi n'est pas d'accord avec la fin suprême de la métaphysique, la tentative de passer du sensible au sursensible. Ce pas doit se rencontrer dans la deuxième époque de la tentative de la raison pure en philosophie, dont nous allons parler.

DEUXIÈME STADE DE LA MÉTAPHYSIQUE.

Dans le premier stade de la métaphysique, appelé stade de l'ontologie parce qu'il n'enseigne pas à rechercher l'essentiel de nos notions des choses en résolvant ces notions en leurs caractères, ce qui est l'affaire de la logique, mais parce qu'elle a pour objet d'examiner comment nous nous formons *a priori* des notions, et quelles notions nous nous faisons des choses, pour y subordonner ce qui peut nous être donné dans l'intuition en général; ce qui ne pouvait, à son tour, avoir lieu qu'autant que la forme de l'intuition *a priori* nous rend ces objets connaissables dans l'espace et dans le temps, simplement comme phénomènes, et non comme choses en soi. — Dans le stade précédent la raison se voit portée, dans une série de conditions subordonnées entre elles, qui sont constamment et sans fins conditionnées, à marcher sans relâche vers l'inconditionné, parce que chaque espace et chaque temps ne peut jamais être représenté autrement que comme une partie d'un espace ou d'un temps encore plus grand, dans lesquels néanmoins doivent être cherchées les conditions de ce qui nous est donné dans chaque intuition, pour parvenir à l'inconditionné.

Le second grand pas qui est à présent demandé à la métaphysique, est celui qui doit la conduire du conditionné dans des objets d'une expérience possible à l'inconditionné, et d'étendre sa connaissance jusqu'à l'intégralité de cette série par la raison (car ce qui était arrivé jusque-là avait eu lieu par l'entendement et le jugement); et le stade qu'elle doit maintenant parcourir pourra en conséquence s'appeler celui de la cosmologie transcendantale, parce que l'espace et le temps doivent être considérés dans toute leur étendue comme ensemble de toutes les conditions et représentés comme les réceptacles de toutes les réalités réunies, et le tout de ces réalités, en tant qu'il remplit l'espace et le temps être conçu sous la notion d'un monde.

Les conditions synthétiques (*principia*) de la possibilité des choses, c'est-à-dire leur principe de détermination (*principia essendi*), sont ici cherchées, — même dans la totalité de la série ascendante dans laquelle elles sont subordonnées les unes aux autres, — par rapport au conditionné (aux *principiatis*), pour parvenir à l'inconditionné (*principium quod non est principiatum*). Ce que demande la raison pour sa propre satisfaction. La série descendante de la condition au conditionné n'est pas nécessaire, car elle n'exige aucune totalité absolue, et cette totalité peut rester comme une suite toujours inachevée, parce que les conséquences sortent d'elles-mêmes, pourvu seulement que la raison suprême dont elles dépendent soit donnée.

Or il arrive que dans l'espace et le temps tout est conditionné, et que l'inconditionné dans la série ascendante des conditions est absolument inaccessible. Il y a contradiction à concevoir la notion d'un tout absolu de choses purement conditionnées, comme quelque chose d'inconditionné; l'inconditionné ne peut donc pas être considéré comme un membre de la série qui la termine, comme un principe qui n'est pas lui-même une conséquence d'aucun autre principe; et l'impénétrabilité qui échappe à toutes les classes de catégories, en tant qu'elles sont appliquées au rapport des conséquences à leurs principes, est ce qui jette la raison dans une contradiction sans fin avec elle-même, tant que les objets qui occupent l'espace et le temps sont pris pour des choses en soi, et non pour de simples phénomènes ; ce qui était inévitable avant l'ère de la critique rationnelle pure. En sorte que thèse et antithèse se détruisaient toujours réciproquement, et devaient précipiter la raison dans le scepticisme le plus désespéré, et funeste à la métaphysique, qui, ne pouvant pas même satisfaire ses exigences par rapport aux objets des sens, ne pouvait pas songer à passer au sursensible, qui est cependant sa fin dernière (1).

Si donc nous nous élevons dans la série ascendante du conditionné aux conditions dans un tout cosmique, pour arriver à l'inconditionné, alors se présentent les contradictions suivantes, contradictions vraies ou simplement apparentes de la raison avec elle-même dans la connaissance théoriquement dogmatique d'un tout cosmique donné : *d'abord* quant aux Idées mathématiques de la composition ou de la division de l'homogène; *secondement* quant aux Idées dynamiques du fondement de l'existence du conditionné sur l'existence inconditionnée.

(1) La proposition : L'ensemble de toutes les contradictions dans le temps et l'espace est inconditionné, est fausse. Car si tout est conditionné dans l'espace et le temps (intérieurement), aucun tout n'en est possible. Ceux-là donc qui admettent un tout absolu de conditions purement conditionnées, qu'elles soient limitées (finies) ou illimitées (infinies), se contredisent; et cependant l'espace doit être regardé comme un tout de cette nature, ainsi que le temps écoulé.

I. Par rapport à la *grandeur extensive* du monde dans sa mesure, c'est-à-dire par rapport à l'addition de l'unité homogène et égale, comme unité de mesure, pour avoir une notion déterminée,

a) de sa grandeur dans l'espace, et

b) de sa grandeur dans le temps,

en tant que l'une et l'autre sont données et dont la dernière par conséquent doit mesurer le temps écoulé de la durée du monde. La raison affirme de l'une et de l'autre avec une égale autorité qu'elle est infinie, et qu'elle n'est cependant pas infinie, par conséquent qu'elle est finie. Mais la preuve de ces deux propositions, chose remarquable, ne peut se faire directement; elle n'est possible qu'apagogiquement, c'est-à-dire par une réfutation du contraire. Donc :

a) *Thèse :* le monde est infini quant à son étendue dans l'espace ; car, s'il était fini, il serait limité par l'espace vide, qui est lui-même infini, mais qui n'est rien en soi d'existant, et qui suppose cependant l'existence de quelque chose comme objet d'une perception possible, à savoir l'espace d'un espace, qui ne renferme rien de réel, et qui cependant suppose l'existence de quelque chose comme objet de la perception possible, c'est-à-dire l'objet d'un espace qui ne contient rien de réel, et qui contient néanmoins, comme limites du réel, c'est-à-dire comme la dernière condition à remarquer de ce qui se limite réciproquement dans l'espace; ce qui est contradictoire, car l'espace vide ne peut être perçu, ni emporter avec soi une existence (qu'on puisse signaler).

b) *Antithèse* : le monde est aussi infini quant à la durée passée; car s'il avait un commencement, un temps vide se serait écoulé avant celui-là, temps qui néanmoins faisait l'objet d'une expérience possible, la naissance du monde, par conséquent de rien qui eût précédé. Ce qui est contradictoire.

II. Par rapport à la *quantité intensive*, c'est-à-dire au degré suivant lequel cette quantité remplit l'espace et le temps, se révèle l'antinomie suivante :

a) *Thèse* : les choses corporelles dans l'espace se composent de parties simples; car si l'on suppose le contraire, les parties seraient, à la vérité, des substances; mais si toute leur composition s'évanouissait, comme une simple relation, il ne resterait que le simple espace comme unique sujet de toutes les relations. Les corps ne seraient donc pas composés de substances. Ce qui contredit la supposition.

b) *Antithèse* : Les corps ne se composent pas de parties simples.

La première antinomie tient à ce que, dans la notion de la grandeur des choses du monde, tant dans l'espace que dans le temps, nous pouvons nous élever des parties données d'une manière absolument conditionnée au tout inconditionné dans la composition, ou descendre, par une division, du tout donné aux parties conçues sans condition. — Que l'on admette, en ce qui regarde la première sorte d'antinomie, que le monde est infini quant à l'espace et au temps, ou qu'il est fini, on tombe inévitablement dans des contradictions. Car si le monde, comme l'espace et le temps écoulé qu'il occupe, est considéré comme une quantité infinie donnée, c'est alors une quantité donnée, qui ne peut jamais être entièrement donnée; ce qui se contredit. — Si chaque corps ou chaque temps, dans le changement d'état des choses, se compose de parties simples, il faut, puisque l'espace et le temps sont divisibles à l'infini (ce que les mathématiques démontrent), qu'une multitude infinie soit donnée, quand cependant, d'après sa notion même, elle ne peut jamais être donnée. Ce qui est également contradictoire.

Il en est de même avec la seconde classe des Idées de l'inconditionné dynamique. Cela revient à dire, en effet, d'un côté, qu'il n'y a pas de liberté, et que tout dans le monde arrive suivant une nécessité physique. Car dans la série des effets par rapport aux causes, le mécanisme de la nature domine absolument; c'est-à-dire que tout changement est prédéterminé par l'état antérieur. D'un autre côté, à cette affirmation universelle s'oppose l'antithèse : quelques événements doivent être conçus comme possibles par liberté, et ils ne sauraient être soumis à la loi de la nécessité physique, parce qu'autrement tout n'arriverait que conditionné, et rien d'inconditionné ne se rencontrerait dans la série des causes. Mais admettre une totalité des conditions dans une série de choses purement conditionnées est une contradiction.

Enfin la proposition appartenant à la classe dynamique, qui est d'ailleurs suffisamment claire, à savoir que dans la série des causes tout n'est pas contingent, qu'au contraire il peut y avoir un être nécessairement existant, d'une nécessité absolue, se trouve justement contredite par l'antithèse qu'aucun être à nous toujours concevable ne peut être pensé comme cause absolument nécessaire d'autres êtres cosmiques, parce qu'alors il ferait partie, comme membre de la série ascendante des effets et des causes, des choses du monde, série qui ne comprend aucune causalité inconditionnée, mais qui doit cependant être admise ici comme inconditionnée. Ce qui est contradictoire.

Observation. Si la proposition : Le monde est infini en soi doit signifier qu'il est plus grand que tout nombre (en comparaison avec une mesure donnée), alors la proposition est fausse, car un nombre infini est une contradiction. Si cela signifie qu'il n'est pas infini, c'est bien vrai, mais on ne sait pas alors ce qu'il est. Si je dis : il est fini, cela est faux également, car sa limite n'est pas un objet d'expérience possible. Je dis donc, en ce qui concerne soit un espace donné, soit un temps écoulé, qu'il n'est exigé que par opposition. Les deux choses sont donc fausses parce qu'une expérience possible n'a pas de limite, sans cependant pouvoir être infinie, et que le monde, comme phénomène, n'est que l'objet d'une expérience possible.

* * *

Les observations qui suivent trouvent donc ici leur place.

Premièrement. La proposition que : A tout conditionné doit être donné un absolument inconditionné vaut comme principe de toutes choses, comme sa liaison par raison pure, c'est-à-dire comme liaison de pensée des choses en soi. D'où il arrive que cette proposition ne peut, sans contradiction, être appliquée aux objets dans l'espace et le temps, et qu'on ne peut échapper à cette contradiction qu'en admettant que les objets dans l'espace et le temps, comme objets d'une expérience possible, ne doivent pas être regardés comme des choses en soi, mais comme de simples phénomènes dont la forme repose sur la propriété subjective de notre manière de les percevoir.

L'antinomie de la raison pure revient donc inévitablement à cette limitation de notre connaissance, et ce qui a d'abord été prouvé dogmatiquement *a priori* dans l'analytique, se trouve également confirmé dans la dialectique par une expérimentation de la raison qu'elle institue dans sa propre faculté. L'inconditionné dont la raison a besoin ne peut se trouver dans l'espace et le temps, et cette faculté est réduite à espérer le progrès incessant dans les conditions, sans pouvoir l'achever.

Deuxièmement. Le conflit de ces propositions n'est pas purement logique, — celui d'une opposition analytique (*contradictorie oppositorum*), c'est-à-dire une simple contradiction, car il arriverait alors que si l'une d'elles était vraie l'autre devrait être fausse, et réciproquement; par exemple la proposition : *Le monde est infini quant à l'espace*, comparée avec la proposition : *Le monde n'est pas infini dans l'espace*, — mais il est transcendantal, c'est-à-dire celui d'une opposition synthétique (*contrarie oppositorum*), par exemple, *le monde est fini quant à l'espace*, proposition qui dit plus qu'il ne faut pour qu'il y ait opposition logique, puisqu'elle ne dit pas simplement que l'inconditionné n'est pas trouvé dans le progrès de conditions en conditions, mais encore que cette série des conditions subordonnées entre elles est cependant un tout absolu; deux propositions qui peuvent être également fausses, — comme en logique deux jugements qui sont opposés entre eux par des affirmations incompatibles (*contrarie opposita*), — et le sont en réalité, parce qu'il est parlé de phénomènes comme de choses en soi.

Troisièmement. La thèse et l'antithèse peuvent aussi contenir moins que ne l'exige l'opposition logique, et être ainsi toutes deux vraies, — comme en logique deux jugements opposés entre eux par la simple différence des sujets (*judicia subcontraria*), ainsi qu'il arrive dans l'antinomie des principes dynamiques, quand le sujet des jugements opposés est pris ici et là dans deux sens différents. C'est ainsi, par exemple, que la notion de cause, comme *causa phænomenon*, dans la proposition : *Toute causalité des phénomènes dans le monde sensible est soumise au mécanisme de la nature*, semble être en contradiction avec l'antithèse : *Quelques causalités de ces phénomènes ne sont pas soumises à cette loi;* mais la contradiction ne se rencontre pas ici nécessairement; car dans l'antithèse le sujet peut avoir un autre sens que dans la thèse, parce qu'il peut être conçu comme *causa noumenon;* et alors les deux propositions peuvent être vraies, et le même sujet peut, comme chose en soi, être affranchi de la nécessité physique, et par conséquent être libre par rapport à la même action. Même chose avec la notion d'un être nécessaire.

Quatrièmement. Cette antinomie de la raison pure, qui semble nécessairement aboutir au repos sceptique de la raison pure, finit par conduire, au moyen de la Critique, au progrès dogmatique de cette raison, s'il est prouvé que ce noumène, comme chose en soi, est réellement susceptible d'être connu, et même quant à ses lois, du moins dans le sens pratique du mot, quoiqu'il soit sursensible.

La liberté de l'arbitre est ce sursensible qui est déterminant par des lois morales, non seulement comme réelles dans un sujet donné, mais aussi au point de vue pratique, par rapport à l'objet, qui ne serait absolument pas susceptible d'être connu spéculativement, connaissance qui est cependant le but propre de la métaphysique.

La possibilité de ces progrès de la raison par les idées dynamiques se fonde sur ce qu'en elles la composition de la liaison propre de l'effet à la cause, ou du contingent avec le nécessaire, ne peut pas être une liaison de l'homogène, comme dans la synthèse mathématique, mais que principe et conséquence, la condition et le conditionné peuvent être d'espèce différente, et qu'ainsi dans la progression du conditionné à la condition, du sensible au sursensible, comme à la condition suprême, un enjambement peut s'accomplir suivant des principes.

* * *

Les deux antinomies dynamiques disent moins que ne l'exige l'opposition, par exemple comme deux propositions particulières. Elles peuvent donc être vraies toutes les deux.

Dans les antinomies dynamiques, quelque chose d'hétérogène peut être pris pour condition. — On a là encore quelque chose par quoi le sursensible (Dieu, fin par excellence) peut être connu, parce qu'une loi de la liberté est donnée comme sursensible.

La fin dernière va au sursensible dans le monde (la nature spirituelle de l'âme) et à ce qui est en dehors du monde (Dieu), par conséquent à l'immortalité et à la théologie.

TROISIÈME STADE DE LA MÉTAPHYSIQUE.

Passage pratico-dogmatique au sursensible.

Avant tout il ne faut pas perdre de vue que, dans ce traité, où l'on s'est conformé au programme de l'Académie, la métaphysique est uniquement envisagée comme une science théorique, ou, suivant une dénomination habituelle encore, comme une métaphysique de la nature. Sa marche vers le sursensible ne doit donc pas être entendue comme un acheminement à une science rationnelle, moralement pratique, qu'on peut appeler une *métaphysiqne des mœurs,* puisque ce serait confondre des choses d'ordres tout différents (μετάβασις εἰς ἄλλο γένος), quoique la dernière métaphysique ait aussi pour objet quelque chose de sursensible, la liberté, non quant à ce qu'elle a de naturel, mais par rapport à ce qui sert en elle de fondement pratique à l'action et à l'omission.

Or l'inconditionné, suivant toutes les investigations du deuxième stade, ne peut absolument pas se trouver dans le monde sensible, quoiqu'il doive nécessairement être admis. Mais il n'y a point de connaissance théorico-dogmatique du sursensible (*noumenorum non datur scientia*). Un progrès pratico-dogmatique de la métaphysique semble donc contradictoire, et ce troisième stade être impossible.

Mais parmi les notions relatives à la connaissance de la nature, quelle qu'en soit l'espèce, nous en trouvons une d'un caractère particulier : c'est que nous pouvons concevoir par la raison que quelque chose est dans l'objet, mais cela seulement que nous avons mis dans la notion, qui n'est pas à proprement dire une partie constitutive de la connaissance de l'objet, mais cependant un moyen ou fondement de connaissance donné par la raison. Ce moyen sert donc bien à la connaissance spéculative, à la condition seulement qu'elle ne soit pas dogmatique. Telle est la notion d'une *finalité* de la nature, qui peut être aussi un objet de l'expérience. C'est donc une notion immanente, et non une notion transcendante comme celle de la structure des yeux et des oreilles, mais dont, en ce qui regarde l'expérience, il n'y a pas de connaissance plus étendue que celle qui était reconnue par Epicure, à savoir que la nature ayant fait des yeux et des oreilles nous nous en servons pour voir et pour entendre, mais que ce n'est pas une preuve que la cause même qui les a produits ait eu le dessein de former cette structure d'après le but indiqué, dessein qu'en effet on ne perçoit pas, que nous ne supposons dès lors que par voie de raisonnement, afin seulement de reconnaître une finalité dans de tels objets.

Nous avons donc une notion d'une téléologie de la nature, et même *a priori*, parce que nous ne l'introduisons pas d'ailleurs dans notre représentation des objets naturels, mais parce que nous avons dû la tirer uniquement de cette intuition empirique. La possibilité *a priori* de ce mode de représentation, qui n'est cependant pas encore une connaissance, se fonde donc sur ce que nous constatons en nous-mêmes une faculté de liaison suivant des fins (*nexus finalis*).

Quoique les doctrines physico-théologiques (des fins naturelles) ne soient jamais dogmatiques, et puissent moins encore fournir la notion d'une fin suprême, c'est-à-dire de l'inconditionné dans la série des fins, reste cependant la notion de liberté, telle qu'elle se présente dans la cosmologie, comme causalité inconditionnée sensiblement même, notion qui a été attaquée par le scepticisme, mais pas réfutée cependant, et avec elle la notion d'une fin. Celle-ci a même une valeur moralement pratique inévitable, quoique sa réalité objective, comme en général celle de toute finalité d'objets donnés ou conçus, ne puisse pas être affirmée théoriquement d'une manière dogmatique.

Cette fin suprême est le souverain bien de la raison pratique, en tant qu'il est possible dans le monde. Mais il ne doit pas être cherché uniquement dans ce que la nature peut procurer, dans le bonheur (qui est la plus grande somme possible de jouissance), mais dans ce qui est le plus nécessaire, à savoir la condition sous laquelle seule la raison peut reconnaître le bonheur à des êtres raisonnables, c'est-à-dire aussi dans leur conduite la plus conforme à la morale.

Cet objet de la raison est sursensible ; c'est un devoir d'y marcher comme à une fin dernière. Il est indubitable qu'il doit y avoir un stade de la métaphysique pour ce passage, et dans ce passage un progrès. Cependant c'est chose impossible sans théorie, car la fin n'est pas entièrement en notre pouvoir ; nous devons donc nous faire une notion théorique de la source d'où elle peut provenir. Une théorie de ce genre ne peut cependant avoir lieu d'après ce que nous connaissons dans les objets, mais en tout cas d'après ce que nous y mettons, parce que l'objet est sursensible. — Cette théorie n'est donc possible qu'au point de vue pratico-dogmatique, et ne peut garantir à l'Idée de fin dernière qu'une réalité objective suffisante à cet égard.

Quant à la notion de fin elle est toujours de notre façon, et celle de fin dernière doit être donnée *a priori* par la raison.

Trois de ces notions factices, ou plutôt théoriques, sont des Idées transcendantes, quand on les traite par la méthode analytique, à savoir le sursensible *en* nous, *au-dessus* de nous, et *après* nous.

1°. La *liberté*, dont le commencement doit exister parce que nous ne connaissons (*a priori*, par conséquent dogmatiquement, mais seulement dans un but pratique, qui seul rend la fin dernière possible) de ce sursensible des êtres cosmiques, que les lois, sous le nom de lois morales, suivant lesquelles l'*antinomie* de la raison pratique pure doit être en même temps reconnue comme *autocratie*, c'est-à-dire comme faculté d'accomplir encore ici-bas ces lois (ce qui concerne la condition formelle de cette faculté, la moralité), malgré tous les obstacles que les influences de la nature peuvent exercer sur nous comme êtres sensibles, mais grâce à notre condition d'êtres intelligibles que nous sommes en même temps. Cette faculté est la *foi en la vertu* comme principe propre à nous conduire au souverain bien *en nous*.

2° *Dieu,* le principe universellement suffisant du souverain bien *au-dessus de nous,* qui, à titre d'auteur du monde moral, subvient aussi à notre impuissance par rapport à la condition matérielle de cette suprême fin d'une félicité d'accord avec la moralité dans le monde.

3° L'*immortalité,* c'est-à-dire la continuation de notre existence *après nous,* comme enfants de la terre, avec les conséquences physiques et morales à l'infini qui résultent de leur conduite morale.

Ces moments de la connaissance pratiquement dogmatique du sursensible, établis d'après une méthode synthétique, ont tout juste leur point de départ dans le possesseur illimité du souverain bien primitif; ils s'avancent (par liberté) au dérivé dans le monde sensible, et finissent avec les conséquences de cette fin objective dernière des hommes dans un futur monde intelligible, sont donc systématiquement liés dans cet ordre : Dieu, le libre arbitre et l'immortalité.

Quant à l'intérêt de la raison humaine dans la détermination de ces notions par rapport à une connaissance réelle, il n'a besoin d'aucune preuve, et la métaphysique qui n'est devenue une question nécessaire que pour y répondre n'a besoin d'aucune justification pour y avoir travaillé sans relâche. — Mais à l'égard de ce sursensible, dont la connaissance est sa fin dernière, a-t-elle fait, depuis Leibniz et Wolf, quelque chose, qu'est-ce qu'elle a fait, et que peut-elle faire en général ? Telle est la question à laquelle il s'agit de répondre, si elle a pour but l'accomplissement de la fin essentielle d'une métaphysique en général.

SOLUTION DU PROBLÈME ACADÉMIQUE.

I.

Quel progrès peut faire la Métaphysique par rapport au sursensible?

La Critique de la raison pure a suffisamment prouvé qu'en dehors des objets des sens il ne peut point y avoir de connaissance théorique; que tout devant être alors connu *a priori* par notions, il ne peut y avoir aucune connaissance théorico-dogmatique; et que, par la simple raison qu'une intuition doit pouvoir être soumise à toutes les notions, elle leur donne par le fait une réalité objective. Or toutes nos intuitions sont sensibles. En d'autres termes, nous ne pouvons absolument rien connaître de la nature d'objets sursensibles, de Dieu, de notre propre liberté, de notre âme (séparée du corps). Que pourrions-nous savoir de ce principe interne de tout ce qui fait partie de l'existence de ces choses, des conséquences et des effets par lesquels leurs phénomènes, leur principe, l'objet même, ne nous sont que très peu explicables!

Il ne s'agit donc plus que de savoir si, malgré cela, il ne peut y avoir de ces objets sursensibles une connaissance pratiquement dogmatique, qui serait le troisième stade de la métaphysique et en remplirait tout le but.

Dans ce cas nous pourrions admettre la chose sursensible, non comme elle est en soi, mais seulement comme nous la concevons avec ses propriétés, pour être d'accord avec l'objet pratiquement dogmatique du principe moral pur, à savoir la fin dernière, qui est notre souverain bien. Nous ne rechercherions pas alors quelle peut être la nature des choses que nous nous faisons à nous-mêmes, par pur intérêt pratique encore, et qui n'ont peut-être aucune existence en dehors de l'Idée, qui ne sont peut-être pas possibles (quoiqu'elles n'impliquent d'ailleurs aucune contradiction) parce que nous ne pourrions que nous égarer dans l'immensité. Nous nous contentons de savoir, ce qui est conforme à cette Idée que la raison conçoit nécessairement, que ces choses président aux principes moraux des actions. C'est une connaissance et un savoir pratiquement dogmatique de la qualité de l'objet, avec entier désistement de connaissance théorique (*suspensio judicii*). Il ne s'agit presque uniquement que du nom à donner à cette modalité de notre croyance, de manière qu'il ne dise pas moins (comme dans la simple opinion), ni pas plus (comme dans la vraisemblance), qu'il ne convient pour le but proposé, et ne donne gain de cause au scepticisme.

Mais une persuasion qui est une vraisemblance dont on ne peut décider en soi-même si elle repose sur des raisons purement subjectives, ou sur des raisons objectives, est opposée à la persuasion purement sentie, dans laquelle le sujet croit en avoir conscience et l'estime suffisante, quoi qu'il ne puisse pas la nommer ni par conséquent s'en expliquer clairement la liaison avec l'objet. Ni l'une ni l'autre ne peuvent être regardées comme appartenant à la modalité de la vraisemblance dans la connaissance dogmatique, que cette connaissance soit théorique ou pratique, parce que la connaissance dogmatiqe doit avoir lieu par principes, et par conséquent être susceptible d'une représentation claire, intelligible et communicable.

Le mot *foi* peut donc convenir pour rendre cette croyance de l'opiner et du savoir comme fondée sur un jugement critique dans un but théorique, si par foi l'on entend une supposition (*hypothesis*) qui n'est nécessaire que comme base d'une règle pratique, objective, de la conduite. Nous voyons la possibilité de l'exécution et de l'objet en soi qui en résulte; et quoique cette connaissance ne soit pas théorique, nous y reconnaissons subjectivement la seule manière d'approprier l'exécution à la fin dernière.

Cette foi est la croyance à une proposition théorique par la raison pratique, par exemple : *Il est un Dieu*. Et alors, comme la fin dernière est la tendance de nos forces au souverain bien, sous une règle pratique absolument nécessaire, la règle morale, dont nous ne pouvons concevoir l'effet possible que sous la supposition de l'existence d'un souverain bien primitif, nous sommes obligés *a priori* par la raison pratique pure d'admettre pratiquement ce bien.

Pour la partie du public qui n'a pas à s'occuper de la greneterie, la prévision d'une mauvaise récolte est une simple *opinion*, lorsque la sécheresse a régné tout le printemps ; mais la connaissance *certaine* de cette sécheresse est pour le marchand, qui a pour but et pour intérêt de s'enrichir par ce commerce, une *croyance* que la récolte sera mauvaise, qu'il doit par conséquent ménager ses provisions, parce qu'il doit conclure qu'il y a là quelque chose à faire. Mais son intérêt, ses affaires exigent que la nécessité d'une détermination prise d'après les règles de la prudence ne soit que conditionnelle, tandis que celle qui suppose une maxime morale repose nécessairement sur un principe qui est absolument nécessaire.

La foi, au point de vue moralement pratique, a donc une valeur morale encore, parce qu'elle renferme une libre adhésion, Le *Credo* des trois articles de foi de la raison pratique pure : Je crois en un seul Dieu, comme source de tout bien dans le monde, comme sa fin dernière; — je crois à la possibilité de l'accord de cette fin dernière avec le souverain bien dans le monde, autant qu'il est dans l'homme; — je crois à une vie future éternelle, comme à la condition d'une approximation incessante du monde à l'égard du souverain bien possible en lui; — ce *Credo,* dis-je, est une libre croyance sans laquelle il n'y aurait aucune valeur morale. Il ne permet donc aucun impératif (aucun *Credo*), et le fondement de sa justesse n'est pas une preuve de la vérité de ces propositions considérées comme théoriques. Ce n'est pas un enseignement objectif de la réalité de leurs objets, réalité impossible, en effet, par rapport au sursensible; ce n'est qu'un enseignement subjectif, d'une valeur pratique, il est vrai, et qui suffit à cet égard. Il apprend à agir comme si nous savions que ces objets sont réels. Mode de représentation qui ne doit pas non plus être ici considéré comme nécessaire au point de vue techniquement pratique, comme théorie de la prudence (d'admettre plutôt trop que trop peu), parce qu'autrement elle ne serait pas sincère; elle n'est nécessaire qu'au point de vue moral à l'égard de ce que nous sommes déjà obligés par nous-mêmes de pratiquer, à savoir de tendre à l'accomplissement progressif du souverain bien dans le monde, d'ajouter en tout cas par des idées toutes rationnelles un supplément à la théorie de la possibilité de ce bien, puisque nous ne nous donnons ces objets, Dieu, la liberté et l'immortalité, que comme une conséquence de l'exigence des lois morales en nous, et que nous leur accordons spontanément une réalité objective, avec l'assurance qu'il ne peut se rencontrer dans ces idées aucune contradiction. La réaction qui résulte de leur croyance sur les principes subjectifs de la moralité et sur leur autorité, par conséquent sur l'action et l'omission, est aussi morale par l'intention.

Mais ne doit-il pas aussi y avoir des preuves théoriques de la vérité de ces croyances, des preuves telles qu'on puisse dire en conséquence qu'il est *vraisemblable* qu'il y a un Dieu, qu'il y a dans le monde un rapport moral conforme à la volonté de ce Dieu, d'accord avec l'idée du souverain bien, et une vie future pour chaque homme? — La réponse est que l'expression de vraisemblable est parfaitement absurde dans l'espèce. Car est vraisemblable (*probabile*) ce qui a pour soi un motif de crédibilité plus grand que la moitié de la raison suffisante; ce qui a par conséquent une détermination mathématique de la moralité de la croyance, où ces moments doivent être pris comme uniformes, et où par conséquent il est possible d'approcher de la certitude. Le principe du plus ou moins apparent (*vero simile*) peut, au contraire, se composer aussi de motifs hétérogènes, et dont par conséquent le rapport à la raison suffisante ne peut être connu.

Or il faut distinguer, même quant à l'espèce (*toto genere*), le sursensible de ce qui peut être sensiblement connu, parce qu'il est au-dessus de toute connaissance possible. Il n'y a donc pas de voie qui y conduise par là, et sur laquelle nous puissions espérer d'arriver à la certitude dans le champ du sensible. Il n'y a donc aucune approximation de la certitude, aucune croyance qui puisse avoir une vraisemblance de quelque valeur logique.

Au point de vue théorique, nous ne pouvons pas le moins du monde arriver par les plus grands efforts de la raison à la persuasion de l'existence de Dieu, de l'existence du souverain bien, et d'une prochaine vie future, car il n'y a pour nous aucune connaissance possible dans la nature des objets sursensibles. Mais au point de vue pratique nous nous faisons ces objets mêmes, comme nous jugeons leurs idées, utiles à la fin dernière de notre raison pure. Cette fin, parce qu'elle est nécessairement morale, peut bien causer l'illusion de faire regarder ce qui a une réalité subjective, à savoir pour l'usage de la liberté de l'homme (parce qu'il lui est présenté dans des actions qui sont conformes à la loi morale) comme une connaissance de l'existence de l'objet qui correspond à cette forme.

Il s'agit maintenant d'esquisser le troisième stade de la métaphysique dans les progrès de la raison pure vers sa fin dernière. — Il forme un cercle dont la limite revient sur elle-même, et renferme un tout de connaissance sursensible en dehors duquel il n'y a plus rien de cette sorte, et qui comprend néanmoins tout ce qui peut satisfaire le besoin de cette raison. — Après donc s'être affranchie de tout ce qui est empirique, dont elle s'était toujours embarrassée dans les deux premiers stades, ainsi que des conditions de l'intuition sensible qui ne lui présentent les objets que dans le phénomène, et s'être placée au point de vue des idées d'où elles sont aperçues comme leurs objets en eux-mêmes, elle décrit son horizon qui, procédant d'une manière théorico-dogmatique, part de la liberté, comme sursensible, mais comme faculté connaissable par le canon de la morale, revient au point de vue qui a pour objet la fin dernière, le souverain bien à réaliser dans le monde, et dont la possibilité est complétée par les idées de Dieu et de l'immortalité, et finit par la confiance qu'inspire la moralité même d'y réussir. De cette manière cette notion reçoit une réalité objective, mais pratique.

Vouloir prouver théorico-dogmatiquement ces propositions : Il y a un Dieu; il y a dans la nature du monde une disposition primitive, quoique incompréhensible, à l'accord avec la finalité morale; il y a enfin dans l'âme humaine une disposition qui la rend capable d'un progrès constant dans cette voie; vouloir prouver ces propositions, disons-nous, c'est se jeter dans l'infini, quoiqu'en ce qui regarde la deuxième proposition, l'explication qu'on en donne par la finalité physique qui se rencontre dans le monde puisse être très favorable à une finalité morale. Il faut en dire autant de la modalité de la croyance, de la connaissance et du savoir présumé, en quoi l'on oublie que ces idées, œuvre arbitraire de nous-mêmes, et nullement dérivées des objets, n'aboutissent qu'à légitimer théoriquement la croyance (*Annehmen*) de la finalité rationnelle, et même à l'affermir au point de vue pratique.

De là aussi la conséquence remarquable que le progrès de la métaphysique dans son troisième stade, dans le champ de la théologie, est le plus facile de tous, par la raison qu'il tend au but final. Et quoiqu'ici la métaphysique s'occupe du sursensible, elle n'est cependant pas transcendante (*ueberschwaenglich*) ; elle est, au contraire, aussi accessible au sens commun qu'aux philosophes; à tel point que ceux-ci sont obligés de s'orienter sur celui-là, pour ne pas s'égarer dans le transcendant (*Ueberschwaengliche*). La philosophie a cet avantage, comme théorie de la sagesse, sur elle-même, comme science spéculative, de ne procéder que de la raison pratique pure, c'est-à-dire de la morale, en tant qu'elle part de la notion de liberté, comme d'un principe sursensible, il est vrai, mais pratique et connaissable *a priori*.

La vanité de toutes les tentatives de la métaphysique pour s'étendre théorico-dogmatiquement dans ce qui regarde sa fin suprême, le sursensible : *premièrement*, par rapport à la connaissance de la nature divine, comme souverain bien originaire; *secondement*, par rapport à la connaissance de la nature dans le monde, où et par lequel le souverain bien dérivé doit être possible; *troisièmement*, par rapport à la connaissance de la nature humaine, en tant qu'elle est naturellement appropriée à ce progrès d'accord avec la suprême fin : la vanité, dis-je, de toutes les tentatives de ce genre jusqu'à la fin de la période de Leibniz et de Wolf ; l'insuccès nécessaire de toutes les tentatives de ce genre qui pourraient être faites encore, doit prouver maintenant qu'il n'y a pas de salut pour la métaphysique par la méthode théorico-dogmatique; qu'elle n'atteindra pas ainsi sa fin suprême, et que toute connaissance soi-disant transcendante dans ce champ, est par conséquent tout à fait vaine.

Théorie transcendante.

La raison veut, en métaphysique, se faire une notion de l'origine de toutes choses, de l'être premier (*ens originarium*), et de ses qualités intrinsèques. Elle commence subjectivement par la notion primitive (*conceptus originarius*) de quelque chose en général (*realitatis*), c'est-à-dire de ce dont la notion en soi représente un être, à la différence de ce dont la notion réprésente un non-être. Seulement, pour concevoir objectivement aussi l'inconditionné dans cet être premier, elle se représente celui-ci comme contenant le tout (*omnitudo*) de la réalité (*ens realissimum*). Elle en détermine ainsi la notion universellement; ce que ne peut faire aucune autre notion. Quant à la possibilité d'un tel être, elle ne fait, ajoute Leibniz, aucune difficulté de la prouver, parce que des réalités, comme pures affirmations, ne peuvent se contredire, et que ce qui est concevable, c'est-à-dire tout ce dont on a la notion est aussi une chose possible, par le fait que la notion n'est pas contradictoire. Sur quoi cependant la raison, conduite par la Critique, pourrait bien hésiter.

La métaphysique a bien du bonheur si par hasard elle ne prend pas ici de simples notions pour des choses, et des choses, ou plutôt leurs noms, pour des notions, et si, par le fait, elle ne raisonne pas entièrement dans le vide.

A la vérité, quand nous voulons nous faire une notion *a priori* d'une chose en général, une notion ontologique par conséquent, nous mettons toujours en principe, dans notre pensée, comme notion première, celle d'un être universel, l'être le plus réel de tous; car une négation, comme détermination d'une chose, n'est jamais qu'une représentation dérivée, parce qu'on ne peut la concevoir comme retranchement (*remotio*) sans avoir auparavant conçu la réalité qui lui est contraire comme quelque chose qui est posé (*positio*, *seu reale*). Ainsi quand nous convertissons cette condition subjective de la pensée en condition objective de la possibilité des choses mêmes, toutes les négations doivent être considérées comme de simples limites de la notion universelle (*Allinbegriffes*) des réalités; toutes les choses, à l'exception de celle-là seule qui est la raison de leur possibilité, ne doivent donc être regardées que comme dérivées de cette dernière.

Celle-ci seule, dont on s'étonne que la métaphysique se soit ensorcelée à ce point, est le souverain bien métaphysique. Elle contient la matière propre à faire toutes les autres choses possibles, comme le bloc de marbre sert à faire des statues de toutes sortes, qui ne sont toutes possibles que par limitation (séparation de tout le reste d'avec une certaine partie du tout, par conséquent par négation). Ainsi le mal moral ne se distingue du bien dans le monde que comme l'élément formel des choses, de même que les ombres dans la lumière solaire qui inonde l'univers, et les êtres qui composent le monde ne sont mauvais que parce qu'ils ne sont que des parties et non le tout. Mais ils sont en partie réels, en partie négatifs. Par cette construction d'un monde, ce *Dieu métaphysique* (le *realissimum*) semble bien être identique avec le monde (malgré toutes les protestations contre le spinozisme) comme un être tout existant.

Mais passons sur toutes ces objections, et voyons les prétendues preuves de l'existence d'un tel être, qui par cette raison peuvent être appelées ontologiques.

Il n'y a que deux arguments; il ne peut y en avoir davantage. — Ou l'on conclut de la notion de l'être souverainement réel à son existence, ou de l'existence nécessaire de quelque chose à une notion déterminée que nous avons à nous en faire.

Le premier argument conclut ainsi : un être souverainement parfait métaphysiquement doit nécessairement exister, car s'il n'existait pas il lui manquerait une perfection, l'existence,

Le second argument conclut à l'inverse : un être qui existe comme être nécessaire doit avoir toute perfection, car s'il n'avait pas en soi toute perfection (réalité), il ne serait pas universellement déterminé *a priori* par sa notion, et, en conséquence, ne pourrait pas être conçu comme être nécessaire.

Le défaut de solidité de la première preuve, dans laquelle l'existence est conçue comme une détermination particulière en dehors de la notion d'une chose et ajoutée à cette chose, quand cependant la simple position de la chose avec toutes ses déterminations, en quoi cette notion n'est par conséquent pas étendue, —

ce défaut de solidité, dis-je, est si frappant que l'on ne peut se tenir à cette preuve, qui d'ailleurs semble déjà être abandonnée par les métaphysiciens comme insoutenable.

La conclusion de la seconde preuve est plus spécieuse en ce qu'elle essaie d'étendre la connaissance non par de simples notions *a priori*, mais par expérience, quoique par expérience en général seulement : il existe quelque chose. Et comme toute existence doit être ou nécessaire ou contingente, et que l'existence contingente suppose toujours une cause qui ne peut avoir sa pleine raison que dans un être non contingent, par conséquent dans un être nécessaire, il existe donc quelque être de cette dernière espèce.

Or comme nous ne pouvons connaître la nécessité de l'existence d'une chose, comme en général toute nécessité, qu'à la condition d'en dériver l'existence de notions *a priori*, et que la notion de quelque chose d'existant est celle d'une chose universellement déterminée, la notion d'un être nécessaire est celle qui contient en même temps l'universelle détermination de cette chose. Or nous n'avons qu'une seule notion de ce genre, celle de l'être souverainement réel (*allerrealesten*). Donc l'être nécessaire est celui qui contient toute réalité, que ce soit comme principe ou comme ensemble.

C'est un progrès de la métaphysique par la porte de derrière. Elle veut démontrer *a priori*, et cependant elle met en principe une donnée empirique, qu'elle emploie comme Archimède son point fixe en dehors de la terre (mais ici il est sur la terre) pour y appuyer son levier, et élever la connaissance jusqu'au sursensible.

Mais si l'on accorde la proposition qu'il existe quelque chose d'absolument nécessaire, quoiqu'il soit certain que nous ne nous faisons aucune notion d'une chose existant à ce titre, et qu'ainsi nous ne puissions point la déterminer comme telle par rapport à sa qualité naturelle (car les prédicats analytiques, c'est-à-dire ceux qui sont identiques à la notion de nécessité, par exemple l'immuabilité, l'éternité, et même la simplicité de la substance, ne sont pas des déterminations, et l'unité d'un tel être ne peut par conséquent pas être démontrée) ; — si, dis-je, l'on se tient mal à propos à la tentative de s'en faire une notion, la notion de ce Dieu métaphysique n'est toujours qu'une notion vide et vaine.

Or il est absolument impossible de donner une notion déterminée d'un être qui soit de telle nature qu'il y ait contradiction si je le fais disparaître par la pensée, encore bien que je le considère comme le tout de la réalité. Car une contradiction n'a lieu dans un jugement qu'autant que j'y retranche un prédicat, tout en maintenant dans la notion du sujet quelque chose qui est identique au prédicat retranché ; ce qui n'arrive jamais si je supprime la chose avec tous ses prédicats, et que je dise, par exemple : Il n'y a pas d'être souverainement réel.

Nous ne pouvons donc nous faire absolument aucune notion d'une chose rigoureusement nécessaire comme telle. (La raison en est que c'est une simple notion de modalité, qui ne contient pas le rapport à l'objet comme propriété de la chose, mais uniquement la liaison de sa représentation avec la faculté de connaître.) Nous ne pouvons donc pas du tout conclure de son existence supposée aux déterminations qui en étendent notre connaissance plus loin que la représentation de son existence nécessaire, et qui puissent par là fonder une espèce de théologie.

La preuve appelée cosmologique par quelques-uns, mais transcendantale en réalité (quoiqu'elle admette l'existence d'un monde), quoiqu'elle puisse être ramenée à l'ontologie, retombe dans le néant, comme la précédente, puisqu'elle ne veut rien conclure de la propriété d'un monde, mais seulement de la supposition de la notion d'un être nécessaire, par conséquent d'une notion rationnelle pure *a priori*.

Progrès de la Métaphysique vers le sursensible depuis le temps de Leibniz et de Wolf.

Le premier pas du progrès de la métaphysique vers le sursensible qui est le fondement de la nature, comme condition suprême de tout ce qui est conditionné en elle, est donc la base de la théorie. Il conduit à la théologie, c'est-à-dire à la connaissance de Dieu, quoique d'après l'analogie de la notion de Dieu avec celle d'un être intelligent comme principe premier de toutes choses essentiellement distinct du monde. Cette théorie procède de la raison, non pas dans le sens théorico-dogmatique, mais uniquement dans le sens purement pratico-dogmatique, c'est-à-dire subjectivement moral, ce qui veut dire qu'elle n'est pas destinée à servir de base aux lois de la moralité, ni même à donner un fondement à sa fin dernière, car la moralité subsiste par elle-même, mais qu'elle sert à concevoir l'idée du souverain bien possible dans un monde, bien qui, considéré objectivement et théoriquement, dépasse notre faculté d'atteindre une réalité à cet égard, par conséquent au point de vue pratique. En ce sens, la simple possibilité de concevoir un tel être suffit, et un progrès vers ce sursensible est une connaissance qu'on peut en avoir, mais au point de vue pratico-dogmatique.

C'est donc un argument qui suffit à prouver l'existence de Dieu, comme être moral, et pour le faire accepter par la raison humaine, en sa qualité de raison moralement pratique. Il peut fonder une théorie du sursensible, mais seulement comme acheminement pratico-dogmatique à ce terme. Ce n'est donc pas proprement une preuve de l'existence de Dieu dans le sens absolu du mot (*simpliciter*), mais seulement à certain égard (*secundum quid*), à savoir par rapport à la fin suprême de l'homme moral. Il est donc tout simplement raisonnable de l'*admettre* si l'homme, en conséquence d'une idée qu'il se fait à lui-même par suite de ses principes moraux, tout comme s'il la tirait d'un objet donné, a le droit d'avoir une influence sur ses résolutions.

Cette théologie n'est sans doute pas une *théosophie*, c'est-à-dire une connaissance de la nature divine, qui est inaccessible, mais c'est une connaissance d'un principe de détermination inscrutable de notre volonté, principe que nous ne trouvons pas suffisant en nous seuls pour sa fin suprême, et qu'en conséquence nous admettons dans un autre au-dessus de nous, l'être suprême, pour lui donner par l'idée d'une nature sursensible, en vue de l'accomplissement de ce qui lui est prescrit par la raison pratique, le complément de la théorie encore défectueuse.

L'argument moral pourrait donc s'appeler *argumentum* κατ' ἀνθρώπιαν valable pour des hommes, comme êtres raisonnables en général, et non à titre de façon de penser, éventuellement admis pour tel ou tel homme. Il doit donc se distinguer de l'argument théorico-dogmatique κατ' ἀλήθειαν qui affirme assurément plus, comme certain, qu'il n'est donné à l'homme de savoir.

II.

Prétendu progrès théorico-dogmatique en théologie morale pendant la période de Leibniz et de Wolf.

Aucune division particulière n'a été faite, il est vrai, pour ce degré du progrès de la métaphysique dans cette partie de la philosophie; il se rapporte tout entier à la théologie et au chapitre de la théologie qui traite de la fin dernière de la création, fin qui est, dans ce système, *la gloire de Dieu*. Or, on ne peut entendre par là qu'une liaison finale dans le monde réel, qui, prise dans son ensemble, est le plus grand bien possible dans un monde, la suprême condition téléologique de son existence, et qui le rend digne d'une divinité, comme auteur moral du monde.

Or la suprême, sinon l'entière condition de la perfection du monde, est la moralité des êtres raisonnables. Cette moralité tient à son tour à la notion de liberté dont ces êtres doivent avoir conscience, comme d'une spontanéité inconditionnée, pour qu'ils puissent être moralement bons. Or il est absolument impossible, sous cette condition, de les admettre théoriquement, d'après cette finalité, comme êtres créés, soumis par conséquent à la volonté d'un autre, comme on peut attribuer des êtres naturels privés de raison à une cause distincte du monde, et par conséquent concevoir cette cause comme douée d'une perfection physico-téléologique intimement diversifiée. Au contraire, la cause moralement téléologique, qui doit avoir originairement sa raison dans l'homme même, ne peut être l'effet, ni par conséquent la fin qu'un autre peut se proposer.

L'homme ne peut donc point s'expliquer théorico-dogmatiquement la possibilité de la fin dernière à laquelle il doit tendre, mais qu'il n'a pas entièrement à sa puissance, puisqu'en donnant la réalisation physique de cette fin pour base à cette théologie, il fait disparaître la moralité, qui est cependant la principale affaire dans cette fin dernière. Mais s'il donne une base morale à tout ce qui est fin dernière, ce qui fait que la liaison du physique avec le souverain bien, qui en est la fin suprême, ne peut être dissoute, il regrette ce qui pourrait subvenir à l'impuissance où il se trouve de réaliser cette fin. Il lui reste cependant un principe pratiquement dogmatique pour s'élever à cet idéal de la perfection cosmique; c'est, malgré l'objection tirée du cours du monde comme phénomène contre ce progrès, d'y admettre, comme objet en soi, une liaison moralement téléologique, qui tend à la fin dernière, comme au terme sursensible de sa raison pratique, le souverain bien conçu d'après un ordre naturel qu'il ne comprend pas.

Aucune théorie ne l'autorise à admettre que le monde, en somme, va toujours au meilleur. Il doit cette croyance à la raison pratique qui prescrit dogmatiquement d'agir suivant cette hypothèse, et qui se fait, en conséquence de ce principe, une théorie à laquelle il ne peut subordonner à cet égard que la pensée (*Denkbarkeit*). Ce qui ne suffit pas théoriquement pour prouver la réalité objective de cet idéal, tant s'en faut; mais au point de vue moralement pratique, la raison s'en contente.

Ce qui est impossible théoriquement, à savoir le progrès de la raison jusqu'au sursensible du monde où nous vivons (*mundus noumenon*), jusqu'au souverain bien dérivé, est donc réel au point de vue pratique pour donner à la conduite de l'homme ici-bas comme une direction vers le ciel, c'est-à-dire que le monde peut et doit être conçu par analogie d'accord avec la téléologie physique que la nature nous fait observer (indépendamment aussi de cette perception) *a priori*, comme déterminé; d'accord avec l'objet de la téléologie morale, à savoir la fin dernière de toutes choses suivant les lois de la liberté, pour s'élever à l'idée du souverain bien. Ce bien, comme produit moral, veut que l'homme même en soit l'auteur (dans les limites de son pouvoir). Sa possibilité ne s'explique pas théoriquement, comme le croyaient Leibniz et Wolf, ni par la création qui suppose un auteur extérieur, ni par une connaissance de la faculté qu'aurait l'homme de se conformer à cette fin; c'est une notion transcendantale (*ueberschwaenglicher*), mais réelle au point de vue pratico-dogmatique, et sanctionnée par la raison pratique pour notre devoir.

III.

Prétendu progrès théorico-dogmatique de la métaphysique en psychologie pendant la période Leibnizo-Wolfienne.

La psychologie n'est et ne peut être pour l'esprit humain que de l'anthropologie, c'est-à-dire qu'une connaissance de l'homme, restreinte à la condition qu'il soit un objet du sens intime. Mais il a également conscience d'être un objet des sens externes, c'est-à-dire d'avoir un corps auquel est uni l'objet du sens intime qu'on appelle l'âme de l'homme.

On prouve rigoureusement qu'il n'est pas tout entier corporel, si ce phénomène est considéré comme une chose en soi, parce que l'unité de la conscience qui doit nécessairement se rencontrer dans toute connaissance (par conséquent aussi en soi-même), ne permet pas que des représentations qui seraient distribuées entre plusieurs sujets constituent l'unité de la pensée. Le matérialisme ne peut donc jamais servir de principe pour expliquer la nature de notre âme.

Mais si nous ne considérons des corps et des âmes que comme des phénomènes, ce qui n'est pas impossible, puisque ce sont deux objets des sens, et que nous fassions attention que le noumène, qui sert de fondement à tout phénomène, c'est-à-dire l'objet extérieur comme chose en soi, peut être un être simple.... (1)

Mais si l'on passe sur cette difficulté, c'est-à-dire si âme et corps sont admis comme deux substances spécifiquement différentes, il est impossible à la philosophie, surtout à la métaphysique, de décider de la part et de l'étendue de cette part qui revient à l'âme ou au corps dans les représentations du sens intime; et même dans le cas où l'une de ces substances serait séparée de l'autre, l'âme ne perdrait pas absolument toute espèce de représentations (intuition, sensation et pensée).

Il est donc absolument impossible de savoir si, après la mort de l'homme, lorsque son corps est décomposé, l'âme, malgré la permanence de sa substance, peut continuer de vivre, c'est-à-dire de penser et de vouloir; c'est-à-dire encore si elle est un esprit (car on entend par ce mot un être capable d'avoir conscience de soi-même et de ses représentations sans un corps) ou si elle ne l'est pas.

(1) Place restée en blanc dans le manuscrit.

La métaphysique de *Leibniz* et de *Wolf* a prétendu sans doute nous démontrer là-dessus d'une manière théorico-dogmatique beaucoup de choses, c'est-à-dire non seulement la vie future de l'âme, mais jusqu'à l'impossibilité de la perdre par la mort de l'homme, c'est-à-dire encore son immortalité; mais elle n'a convaincu personne. On voit plutôt *a priori* qu'une telle preuve est impossible, parce que l'expérience interne est ce par quoi seul nous pouvons nous connaître nous-mêmes, et que toute expérience ne peut être conçue que dans la vie, c'est-à-dire si l'âme et le corps sont encore unis. Nous ignorons donc absolument ce que nous pourrons être et faire après la mort; nous ne pouvons point connaître la nature de l'âme séparée. Si donc on croyait pouvoir essayer de mettre par la pensée hors du corps l'âme qui l'anime encore, on ne ressemblerait pas mal à quelqu'un qui prétendait se voir dans une glace les yeux fermés, et qui répondit à un curieux qui lui demandait ce qu'il entendait faire par là : Je voulais seulement savoir comment je vois quand je dors.

Mais au point de vue moral, nous avons une raison suffisante d'admettre la vie de l'homme après la mort (la fin de la vie terrestre), même pour l'éternité, par conséquent l'immortalité de l'âme; et cette doctrine est un pas vers le sursensible, c'est-à-dire vers ce qui n'est qu'une simple idée, et qui ne peut être un objet de l'expérience, mais une idée objective, quoiqu'elle n'ait de réalité valable qu'au point de vue pratique. L'aspiration au souverain bien, comme fin dernière, porte à croire une durée proportionnée à cette infinité, et tient insensiblement lieu de ce qui manque à la preuve théorique; si bien que le métaphysicien ne s'aperçoit pas de l'insuffisance de sa théorie, parce que l'influence morale lui dissimule secrètement le défaut d'une connaissance qu'il croit tirée de la nature des choses, et qui est impossible dans ce cas.

Tels sont donc les trois degrés de la marche de la métaphysique vers le sursensible, qui en est la fin par excellence. Elle s'est donné jusqu'ici la peine inutile de vouloir l'atteindre par la voie de la spéculation et de la connaissance théorique, et cette science a été le tonneau sans fond des Danaïdes. Ce n'est qu'après que les lois morales ont eu dévoilé le sursensible dans l'homme, la liberté, dont aucune raison ne peut expliquer la possibilité, mais dont la réalité peut être prouvée dans les théories pratico-dogmatiques; ce n'est que depuis lors, dis-je, que la raison a pu justement prétendre à une connaissance du sursensible, mais dans les limites de l'usage indiqué par une certaine organisation de la raison pratique pure. Alors le sujet de la législation universelle, comme auteur du monde, *d'une part,* l'objet de la volonté des êtres cosmiques, comme fin dernière conforme à cette volonté, *d'autre part; en troisième lieu,* l'état de ces êtres, où seulement ils pourront atteindre ce souverain bien, sont des idées pratiquement spontanées, mais qu'il ne faut pas du tout établir théoriquement, parce qu'autrement elles font de la théologie une théosophie, de la téléologie morale une mystique, et de la psychologie une pneumatique, et qu'ainsi des choses dont nous pourrions cependant tirer quelque profit, au point de vue pratique, pour la connaissance, se perdent dans un indéfini (*Ueberschwaengliche*), où elles sont et restent complétement inaccessibles à notre raison.

La métaphysique n'est donc en cela même que l'idée d'une science comme système qui peut et doit être construit après l'exécution de la critique de la raison pure, dont on a maintenant les matériaux et le plan : c'est un tout qui, pareil à la logique pure, n'est susceptible d'aucun accroissement et n'en a pas besoin. C'est un lieu qui doit toujours être habité et tenu proprement, si des araignées et des sylvains, qui ne manquent jamais d'y chercher place, ne parviennent pas à s'y nicher, et à le rendre inhabitable à la raison.

Cet édifice n'est pas non plus très spacieux; mais on aurait besoin, pour l'élégance, qui consiste ici dans la précision, sans préjudice pour la clarté, de la réunion des efforts et du jugement de différents artistes, pour lui donner une forme éternelle et immuable. Ainsi se trouverait pleinement résolu le problème de l'Académie royale, non seulement d'énumérer les progrès de la métaphysique, mais d'en mesurer encore le stade parcouru dans la nouvelle époque critique.

APPENDICE

en guise de coup d'œil général.

Si un système est tel, *premièrement*, que chacun de ses principes y soit démontrable en soi; *secondement*, que, si l'on prend même soin de sa régularité, il conduise aussi, et inévitablement, comme simple hypothèse, à tous ses autres principes, comme conséquences, on ne peut rien désirer de plus pour en connaître la vérité.

Or c'est ce qui arrive réellement avec la métaphysique, quand la critique de la raison en observe soigneusement tous les pas, et qu'elle se demande où ils aboutissent. Il y a deux pivots autour desquels elle tourne : *premièrement*, la théorie de l'idéalité de l'espace et du temps, qui vise, par rapport à la théorie des principes, au sursensible, mais pour nous le montrer comme simplement en dehors de notre connaissance possible, tandis qu'elle est théorico-dogmatique en restant sur la voie qui la conduit au but, où il s'agit pour elle de la connaissance *a priori* des objets des sens; *secondement*, la théorie de la réalité de la notion de liberté, comme notion d'un sursensible susceptible d'être connu ; en quoi la métaphysique n'est cependant que pratiquement dogmatique. Mais ces deux pivots sont comme enfoncés dans le poteau de la notion rationnelle de l'inconditionné dans la totalité de toutes les conditions coordonnées entre elles, où doit s'évanouir l'apparence qui opère une antinomie de la raison pure par la confusion des apparences avec les choses en soi, et contient dans cette dialectique même une direction pour le passage du sensible au sursensible.

FRAGMENTS

N° 1.

Commencement de cet écrit d'après le troisième manuscrit.

INTRODUCTION.

Le problème de l'Académie royale des sciences en contient implicitement deux :

1° Si la métaphysique, jusqu'à la fin des temps de *Leibniz* et de *Wolf*, n'a fait en général qu'un pas dans ce qui constitue son but essentiel et le fondement de son existence ; car ce n'est qu'à cette condition qu'on peut s'enquérir d'un autre progrès, celui qu'elle pourrait avoir fait depuis un certain temps.

2° La seconde question est de savoir si ces prétendus progrès sont *réels*.

Ce qu'on appelle métaphysique (car je n'en ai pas encore une définition déterminée) doit certainement avoir été en possession (*Besitze*) de quelque chose, à quelque époque que ce soit, dès qu'on lui eut donné

26

un nom. Mais la possession qu'on lui destinait en la constituant, et qui ne regarde que son but, et non celle qui a pour objet les moyens de l'atteindre, est celle dont on demande compte aujourd'hui, lorsque l'Académie veut savoir : Si cette science a fait des progrès réels.

La métaphysique contient dans l'une de ses parties (l'ontologie) des éléments de la connaissance humaine *a priori* tant en fait de notions que de principes, et doit, d'après le but qu'elle se propose, les contenir. Mais sa partie de beaucoup la plus considérable trouve son application dans les objets d'une expérience possible ; telle est, par exemple, la notion d'une cause, et le principe du rapport de tout changement à cette cause. Mais jamais on n'entreprit dans l'intérêt de la connaissance de ces objets de l'expérience, une métaphysique où ces principes soient bien expliqués, quoique souvent ils soient si mal prouvés par des principes *a priori*, que si l'inévitable procédé de l'entendement d'après ces principes toutes les fois que nous jugeons en matière expérimentale, et si une expérience qui leur donne continuellement raison, ne faisaient pas mieux, on aurait mauvaise opinion de ce principe par preuves rationnelles. On se sert toujours de ces principes en physique (si l'on entend par là, en prenant le mot dans son acception la plus générale, la science de la connaissance rationnelle de tous les objets de l'expérience possible), comme s'ils rentraient dans la circonscription (de la physique), sans les en séparer, sous prétexte qu'ils sont des principes *a priori*, et sans en faire une science particulière, parce que le but qu'on se proposait en les étudiant ne se rattachait qu'aux objets de l'expérience, à l'égard desquels seulement ils pouvaient nous être expliqués; mais ce n'était pas là le but propre de la métaphysique. On n'aurait donc jamais songé, pour cet usage de la raison, à une métaphysique comme science distincte, si la raison n'y avait attaché un intérêt supérieur. A cet égard, la recherche et la liaison systématique de toutes les notions élémentaires qui servent de fondement à notre connaissance *a priori* des objets de l'expérience, n'était qu'une préparation.

Le vieux nom de cette science μετὰ τά φυσικά, est déjà un signalement du genre de connaissance auquel elle visait. On veut par son moyen s'élever au-dessus de tous les objets d'une expérience possible (*trans physicam*), pour connaître, si faire se peut, ce qui n'en peut absolument pas être un objet. La définition de la métaphysique, suivant le but proposé, qui contient la recherche et une science de cette nature serait donc : Une science de s'élever de la connaissance du sensible à celle du sursensible (je n'entends ici par sensible que ce qui peut être un objet de l'expérience). On fera voir plus tard que tout ce qui est sensible est pur phénomène, et non l'objet de la représentation en soi. Or comme le fait n'est possible que par des principes empiriques de connaissance, la métaphysique contiendra des principes *a priori*, quoique les mathématiques en aient également, mais qui ne se rapportent jamais qu'à des objets d'une intuition *sensible*, possible (ou réelle), qui ne peut pas servir à s'élever au sursensible. De sorte que la métaphysique diffère des mathématiques en ce qu'elle est considérée comme une science philosophique qui est un ensemble de la connaissance rationnelle *par notions a priori* (sans leur construction). Comme enfin, pour étendre la connaissance *au-delà* des limites du sensible, il faut avant tout une pleine connaissance de tous les principes *a priori* qui sont appliqués au sensible, la métaphysique, si l'on veut la caractériser, non pas tant par son but que par les moyens d'arriver à une connaissance en général par des principes *a priori*, c'est-à-dire d'après la simple forme de son procédé, doit être définie le : système de toute connaissance rationnelle pure des choses par des notions.

Or, on peut prouver avec une entière certitude que jusqu'à *Leibniz* et *Wolf* inclusivement, la métaphysique n'a pas fait la moindre acquisition par rapport à son but essentiel, pas même celle de la simple *notion* de quelque objet sensible, au point d'avoir pu prouver en même temps théoriquement la réalité de cette notion, ce qui eût été le plus petit progrès possible vers le sursensible, auquel cependant eût toujours manqué la *connaissance* de cet objet en dehors de toute expérience possible. Quoique la philosophie transcendantale, en ce qui regarde ses notions *a priori* (qui valent pour des objets d'expérience), eût reçu par-ci par-là quelque extension, comme cette extension n'est pas celle qu'ambitionne la métaphysique, on ne peut dire avec raison que cette science ait fait jusqu'à cette époque quelque progrès dans le sens de sa destination.

Nous savons donc de quels progrès de la métaphysique il s'agit dans la pensée de l'Académie, et nous pouvons distinguer la connaissance *a priori* dont l'examen n'est qu'un moyen, — celle, à savoir, qui, toute fondée qu'elle est *a priori*, peut cependant trouver dans l'expérience les objets de ses notions, qui dès lors ne comprend pas la fin de la métaphysique, — par opposition à celle qui constitue cette fin, ou dont l'objet dépasse toutes les bornes de l'expérience, et à laquelle la métaphysique, commençant par la première, *conduit* moins encore qu'elle ne la veut dépasser, puisqu'elle en est séparée par un abîme immense. *Aristote*, avec ses Catégories, se tient presque uniquement à la première, *Platon*, avec ses Idées, tend à la seconde. Mais, après cet examen préliminaire de la matière dont s'occupe la métaphysique, la forme qu'elle doit suivre doit aussi nous occuper.

La seconde chose demandée implicitement par la question de l'Académie royale, c'est de prouver que les progrès que la métaphysique peut se flatter d'avoir faits sont *réels*. Dure exigence, qui ne peut que mettre dans l'embarras les nombreux soi-disants conquérants dans cette région, s'ils veulent la comprendre et y réfléchir.

En ce qui concerne la réalité des notions élémentaires de toute connaissance *a priori* qui peuvent trouver leurs objets dans l'expérience, ainsi que les principes par lesquels ces objets peuvent être subsumés à ces notions, l'expérience même peut servir de preuve à leur réalité, quoiqu'on ne voie pas comment, sans être dérivées de l'expérience, elles peuvent avoir leur origine dans l'entendement pur, par conséquent *a priori;* par exemple, la notion d'une substance, et la proposition que dans tous les changements la substance reste, que les accidents seuls arrivent ou passent. Le physicien admet sans hésiter que ce pas de la métaphysique est réel, et non purement imaginé, car il en fait usage avec un entier succès dans toute contemplation de la nature, procédant par expérience, assuré qu'il est de n'être contredit par aucun fait, non point parce qu'une expérience ne lui a jamais donné de démenti jusqu'ici, quoiqu'il ne puisse pas prouver non plus comment ce principe doit se rencontrer *a priori* dans l'entendement, mais parce que c'est un fil conducteur dont l'entendement ne peut se passer pour établir une expérience.

Mais ce qui fait que le propre de la métaphysique est de trouver une pierre de touche pour éprouver la notion de ce qui sort du champ de l'expérience possible, de ce qui étend la connaissance par cette notion, quand cette connaissance est réelle ; cela, dis-je, pourrait presque désespérer le métaphysicien le plus résolu, pourvu seulement qu'il entendît ce qu'on lui demande. Car s'il s'élève au-dessus de la notion par laquelle il peut simplement concevoir des objets mais sans pouvoir les prouver par aucune expérience possible, et si cette pensée n'est possible que parce qu'elle saisit la notion de telle sorte qu'elle ne s'y contredit point ; alors il peut concevoir tout ce qu'il voudra, avec la certitude qu'il ne rencontrera aucune expérience qui le contredise, parce qu'il a imaginé un objet, par exemple un esprit, avec une détermination telle qu'il ne peut être absolument aucun objet de l'expérience. En effet, peu lui importe qu'aucune expérience particulière ne confirme son idée, puisqu'il a voulu concevoir une chose avec des déterminations qui s'élèvent au-dessus de toutes les bornes de l'expérience. De pareilles notions peuvent donc être tout à fait vaines, et par conséquent les propositions qui en admettent les objets comme réels entièrement erronées ; et il n'y a cependant aucune pierre de touche propre à découvrir cette erreur.

La notion même du sursensible, à laquelle la raison s'intéresse à tel point que la métaphysique n'existe en général, au moins comme tentative, qu'à cause d'elle, a toujours été et sera toujours. Cette notion est-elle une réalité objective, ou une simple fiction, c'est ce qui, par la même raison, ne peut se décider théoriquement par aucune épreuve ou critère. Car si, à la vérité, on n'y trouve pas de contradiction, mais si, d'un autre côté, tout ce qui est et qui peut être n'est pas non plus un objet de l'expérience possible, on ne saurait établir ou contredire par aucune preuve que cette notion du sursensible soit capable de fonder qu'elle ne soit pas en général parfaitement vide, et que le prétendu passage du sensible au sursensible n'en soit par conséquent pas trop éloigné pour qu'on puisse le réputer réel.

Mais avant que la métaphysique soit parvenue à faire cette distinction, elle confond des Idées qui peuvent avoir seulement pour objet le sursensible, avec des notions *a priori*, avec lesquelles cependant les objets de l'expérience sont d'accord, puisqu'elle n'a pas eu la pensée que l'origine de ces Idées pouvait être différente d'autres notions pures *a priori*. D'où il est arrivé une chose particulièrement remarquable dans l'histoire des aberrations de la raison humaine, c'est que cette raison s'étant reconnue capable d'acquérir une grande étendue de connaissances *a priori* de ce qui peut être un objet d'une expérience possible (non seulement en physique, mais aussi en mathématiques), et qu'ayant démontré par le fait la réalité de ces progrès, elle n'ait pu voir pourquoi elle ne peut pénétrer avec bonheur plus avant à l'aide de ses notions *a priori*, c'est-à-dire jusqu'aux choses ou à leurs propriétés.

Mais un autre phénomène remarquable a dû enfin tirer la raison du sommeil auquel elle se livrait sur l'oreiller d'un savoir qu'elle croyait étendre par des Idées en dehors de toutes les bornes d'une expérience possible; c'est la découverte que les propositions *a priori* qui se bornent à l'expérience, non seulement forment un tout d'un bel ensemble, mais constituent également un système de la connaissance de la nature *a priori*, tandis que celles qui dépassent les limites de l'expérience, quoiqu'à la vérité elles semblent être d'une origine semblable, sont en partie opposées entre elles, en partie contraires à celles qui se rapportent à la connaissance de la nature, et se détruisent les unes les autres; elles semblent ainsi enlever à la raison toute confiance en matière théorique, et introduire un scepticisme illimité.

A ce mal pas donc d'autre remède que de soumettre la raison pure elle-même, c'est-à-dire la faculté générale de connaître quelque chose *a priori*, à une critique précise et détaillée, de telle façon que la possibilité d'une véritable extension de la connaissance par cette faculté, en ce qui regarde le sensible, soit reconnue et qu'il en soit de même pour le sursensible; ou, si l'extension de la connaissance à cet égard ne devait pas être possible ici, que la limitation soit établie, et qu'en ce qui touche l'intelligible comme fin de la métaphysique, la possession dont elle est capable ne soit pas assurée par des preuves qui se sont trouvées si souvent trompeuses, mais par une déduction du droit de la raison à l'égard de ces déterminations. Les mathématiques et la physique, autant qu'elles contiennent une connaissance pure de la raison, n'ont besoin d'aucune critique de la raison humaine en général. En effet, l'épreuve de la vérité de leurs propositions est en elles-mêmes, parce que leurs notions ne vont pas au-delà des objets correspondants qui peuvent être donnés par l'expérience, au lieu qu'en métaphysique elles sont destinées à un usage qui doit dépasser ces limites, et s'étendre à des objets qui ne peuvent absolument pas, du moins dans la mesure de l'usage ambitionné pour la notion, être donnés en accord avec elle.

TRAITÉ.

La métaphysique se distingue nettement de toutes les autres sciences, en ce qu'elle est la seule qui puisse être exposée complétement, de manière à ne rien laisser à faire à la postérité, à ce qu'elle ne puisse être étendue quant à sa matière, et que même si de son Idée ne sort pas systématiquement le tout absolu, la notion qu'on s'en fait ne peut être regardée comme justement conçue. La cause en est à ce que sa possibilité suppose une critique de toute la faculté rationnelle dans laquelle cette faculté est pleinement épuisée *a priori* par rapport aux objets d'une expérience possible; ou ce qui revient au même (comme on le fera voir par la suite), dans laquelle ce qu'elle peut fournir par rapport aux principes *a priori* de la possibilité d'une expérience en général, par conséquent pour la connaissance du sensible, peut être entièrement déterminé. Mais ce qu'elle réclame impérieusement par la seule nature de la raison pure à l'égard du sursensible, n'est peut-être qu'une question, peut-être aussi est-il l'objet d'une connaissance possible. En tout cas, il peut et doit être donné nettement par la propriété et l'unité de cette faculté pure de connaître. De là, et de ce qu'on peut déterminer en même temps *a priori* par l'Idée d'une métaphysique, tout ce qui peut et doit y entrer, ce qui en constitue toute la matière possible; on peut savoir quel est à l'égard du tout l'acquis réel de cette science dans un temps, dans un pays, par rapport à son acquis dans un autre temps et dans un autre pays, ainsi que par rapport au défaut de la connaissance qu'on y cherche. Et comme il ne peut y avoir de différence nationale en ce qui regarde le besoin de la raison pure, on peut, par l'exemple de ce qui est arrivé, de ce qui a manqué ou réussi chez un peuple, juger d'une manière certaine du retard ou du progrès de la science en général pour chaque temps et chaque peuple, et résoudre ainsi le problème comme une question qui touche la raison humaine en général.

C'est donc la pauvreté de la science seulement, et les bornes étroites où elle se trouve renfermée qui font qu'on peut l'exposer tout entière dans une courte esquisse, et de manière cependant à pouvoir juger de tout son légitime acquis. Mais la diversité comparativement grande des conséquences par rapport au petit nombre de principes auxquels la critique conduit la raison pure, rend au contraire très difficile la tentative d'établir pleinement mais brièvement cet acquis, comme le demande l'Académie ; car l'examen partiel ne prouve rien en métaphysique, tandis que le rapport de chaque proposition au tout de l'usage rationnel pur est la seule chose qui puisse garantir la réalité de ces progrès. Une concision féconde et sans obscurité demandera donc presque plus de soin attentif dans le traité qui va suivre, que la difficulté de répondre à une question qui doit être maintenant résolue.

PREMIÈRE SECTION.

Du problème général de la raison qui se soumet elle-même à une Critique.

Ce problème se trouve compris dans la question : Comment des jugements synthétiques *a priori* sont-ils possibles.

Des jugements sont *analytiques* quand leur prédicat ne représente clairement (*explicite*) que ce qui était pensé, quoique obscurément (*implicite*) dans la notion du sujet. Si l'on voulait appeler identiques ces sortes de jugements, on n'arriverait qu'à la confusion, car des jugements identiques ne contribuent en rien à la lucidité de la notion, ce qui doit cependant être le but de tout jugement, et s'appellent en conséquence vides ; tel est, par exemple, le jugement : Tout corps est un être corporel (ou avec un autre mot, matériel). Des jugements analytiques se *fondent*, il est vrai, sur l'identité, et peuvent y être ramenés, mais ils ne sont pas identiques, car ils ont besoin d'une analyse, et servent ainsi à expliquer la notion, lorsqu'au contraire par les identiques on explique *idem per idem* ; ce qui veut dire qu'on n'explique pas du tout.

Des jugements synthétiques sont ceux qui par leur prédicat dépassent la notion du sujet, puisque le prédicat renferme quelque chose qui n'est pas pensé du tout dans la notion du sujet : par exemple, tous les corps sont pesants. Il ne s'agit point ici de savoir si le prédicat est ou n'est pas toujours *lié* à la notion du sujet, mais on dit seulement qu'il n'est pas pensé *dans* cette notion, quoiqu'il doive nécessairement lui convenir. Ainsi la proposition : Toute figure à trois côtés est triangulaire (*figura trilatera est triangula*), est une proposition synthétique. Car bien que, en concevant trois lignes droites comme renfermant un espace, il soit impossible qu'il n'y ait pas en même temps trois angles, je ne pense cependant pas du tout dans la notion de trois côtés l'inclinaison de ces trois côtés entr'eux; c'est-à-dire que la notion d'angle n'y est réellement pas conçue.

Tous les jugements analytiques sont des jugements *a priori*, et sont en conséquence d'une valeur universelle et d'une nécessité absolue, parce qu'ils se fondent entièrement sur le principe de contradiction. Mais des jugements synthétiques peuvent aussi être des jugements d'expérience, qui nous apprennent, il est vrai, comment sont faites certaines choses, mais jamais qu'elles doivent être nécessairement ainsi, qu'elles ne peuvent pas être autrement, par exemple, tous les corps sont pesants ; alors leur universalité n'est en effet que comparative : Tous les corps, tous ceux que nous connaissons, sont pesants. Nous pourrions appeler empirique cette universalité, pour la distinguer de l'universalité rationnelle qui est stricte, comme connue *a priori*. Si donc il y avait des propositions synthétiques *a priori*, elles ne reposeraient pas sur le principe de contradiction, et, en ce qui les regarde, la question ci-dessus : Comment les propositions synthétiques *a priori* sont-elles possibles, n'aurait pas encore été posée, et moins encore résolue. Le présent traité montrera surabondamment par la suite qu'il y a cependant des propositions synthétiques *a priori* et que la raison ne sert pas seulement à expliquer analytiquement des notions tout acquises (œuvre très nécessaire pour bien se comprendre soi-même tout d'abord), mais qu'elle est aussi capable d'étendre synthétiquement son acquis *a priori*, et que la métaphysique, en ce qui regarde les moyens dont elle se sert, repose sur les premières, mais qu'en ce qui regarde le but qu'elle se propose, elle se fonde entièrement sur cette dernière espèce d'opération. Mais comme les progrès que la métaphysique prétend avoir faits peuvent encore être l'objet d'un doute, alors s'offre la figure imposante des mathématiques pures pour prouver la réalité de connaissances étendues par la seule raison pure, malgré les attaques du douteur le plus résolu. Et quoiqu'elles n'aient nul besoin, pour garantir la légitimité de leurs décisions, d'une critique de la raison pure elle-même, et qu'elles se justifient par leurs propres œuvres, elles sont cependant un exemple certain qui prouve du moins la réalité du problème le plus élevé de la métaphysique : Comment des propositions synthétiques *a priori* sont-elles possibles?

Il prouve plus que tout autre comment l'esprit philosophique de Platon, mathématicien distingué, put être si émerveillé, en voyant la raison pure côtoyer l'entendement avec des principes supérieurs et inattendus en géométrie, qu'il alla jusqu'à cette pensée extravagante què toutes ces connaissances ne sont pas des acquisitions faites nouvellement pendant la vie terrestre, mais un simple souvenir d'idées antérieures dont la raison ne peut être que le commerce avec l'entendement divin. Ces produits de la raison auraient porté, dit-on, un pur mathématicien à sacrifier un hécatombe; mais leur possibilité ne le ravit point d'admiration, par la raison qu'il ne s'occupait que de son objet, et que le sujet, comme capable de le connaître à ce point de profondeur, ne donnait aucune occasion de méditer et de s'enthousiasmer sur ce point. Un simple philosophe tel qu'Aristote, au contraire, n'aurait pas assez remarqué la différence infinie de la raison *pure,* en tant qu'elle s'étend d'elle-même, s'avançant par raisonnements de ce qui est dérivé de principes empiriques à quelque chose de plus général, et n'aurait par conséquent pas éprouvé cette admiration. Ne regardant la métaphysique que comme une physique s'élevant à des degrés supérieurs, il n'aurait rien trouvé d'étonnant ni d'incompréhensible dans sa prétention de s'élever au sursensible; seulement la difficulté d'en trouver le secret devait présenter la difficulté qu'on rencontre en effet.

SECONDE SECTION.

Détermination du problème en question relativement aux facultés de connaître qui constituent la raison pure en nous.

Cette question ne peut se résoudre qu'à la condition de la considérer d'abord à l'égard de la faculté que l'homme possède d'étendre sa connaissance *a priori*, et quelle connaissance peut produire en *lui* ce qu'on appelle spécifiquement *sa* raison pure. Car si, par une raison pure d'un être en général, nous entendons la faculté de connaître les choses indépendamment de l'expérience, c'est-à-dire sans des représentations sensibles, on ne décidera point par là de quelle manière en général une semblable connaissance est possible en lui (par exemple en Dieu ou dans quelque autre esprit au-dessus de l'homme), et le problème reste alors indéterminé.

Au contraire, en ce qui regarde l'homme, toute sa connaissance a lieu par notions et intuitions. Chacune de ces deux choses est à la vérité une représentation, mais pas encore une connaissance. Se représenter quelque chose par des notions, c'est-à-dire en général, s'appelle *penser*, et la faculté de penser est l'entendement. La représentation immédiate du particulier est l'intuition. La connaissance par *notions* s'appelle *discursive*; par *intuition* elle est *intuitive*. En fait, une connaissance requiert ces deux choses réunies, mais elle prend son nom de ce qui provoque dans chaque cas davantage l'attention, comme son principe de détermination. La propriété spécifique de la faculté de connaître, faculté que nous étudierons bientôt plus spécialement, permet de dire si ces deux sortes de connaissances sont empiriques, ou si elles peuvent être aussi des modes de représentation pures. Car l'intuition conforme à une notion *donne* l'objet; sans elle l'objet est simplement *pensé*. Par cette simple intuition sans notion, l'objet est à la vérité donné, mais il n'est pas pensé ; par la notion sans intuition correspondante, il est pensé, mais il n'est pas donné; dans les deux cas il n'est donc pas connu. Si l'intuition *a priori* correspondant à une notion peut être donnée conjointement, on dit alors que cette notion est *construite;* si ce n'est qu'une intuition empirique, on l'appelle un simple exemple de notion. Le fait d'ajouter l'intuition à la notion s'appelle dans les deux cas exposition (*exhibitio*) de l'objet; sans elle (qu'elle soit médiate ou médiate) il ne peut y avoir de connaissance.

La possibilité d'une pensée ou d'une notion repose sur le principe de contradiction, par exemple la notion d'un être pensant incorporel (d'un esprit). La chose dont la simple pensée est impossible (c'est-à-dire la notion contradictoire), est elle-même impossible. Mais la chose dont la notion est possible n'est pas pour cela une chose possible. La première possibilité peut s'appeler logique; la seconde, réelle. La preuve de la dernière est la preuve de la réalité objective de la notion, preuve qu'on a toujours le droit d'exiger. Mais elle ne peut être donnée que par l'exposition de l'objet correspondant à la notion, car autrement il ne reste jamais qu'une pensée qui, si elle a un objet correspondant, ou si elle est vide, c'est-à-dire si elle ne peut servir à la connaissance en général, reste incertaine jusqu'à ce que cet objet soit montré en exemple (1).

(1) Un certain auteur voudrait échapper à cette exigence, par un cas qui, en fait, est unique dans son espèce, à savoir la notion d'un être né-

N° 2.

DEUXIÈME STADE DE LA MÉTAPHYSIQUE

Son repos dans le scepticisme de la raison pure.

Quoique l'immobilité ne soit pas un progrès, et qu'il ne puisse par conséquent pas s'appeler proprement non plus un stade accompli, cependant, si le progrès dans une certaine direction a pour suite inévitable une rétrogradation proportionnée, la conséquence de cela serait précisément la même que si l'on ne sortait pas de l'endroit.

L'espace et le temps contiennent des rapports du conditionné à ses conditions : par exemple la grandeur déterminée d'un espace n'est possible qu'à la condition qu'il renferme un autre espace. De même un temps déterminé n'est possible qu'autant qu'il est représenté comme la partie d'un temps encore plus grand. Il en est ainsi de toutes les choses données comme phénomènes. Mais la raison veut connaître l'inconditionné, et avec lui la totalité de toutes les conditions, car autrement elle ne cesserait de questionner, tout comme si l'on n'avait rien répondu.

cessaire, dont l'existence nous serait assurée parce que la cause dernière doit être absolument un être nécessaire, et qu'ainsi la réalité objective de cette notion peut être prouvée sans cependant que nous ayons besoin d'avoir eu quelque exemple d'une intuition qui lui corresponde. Mais la notion d'un être nécessaire n'est pas du tout encore la notion d'une chose déterminée d'une manière quelconque ; car l'existence n'est pas une détermination d'une chose, et l'on ne peut absolument pas connaître par sa simple existence, qu'elle soit admise nécessairement ou non, quels prédicats internes conviennent à une chose par la raison qu'on l'admet comme une chose dont l'existence est indépendante.

Or ceci, en soi seul, ne troublerait pas encore la raison ; que de fois en effet ne demande-t-on pas vainement en physique le pourquoi d'une chose, et ne se contente-t-on pas d'une excuse fondée sur l'ignorance, parce que cette réponse vaut mieux, après tout, qu'une erreur ! Mais la raison s'égare en ce que, conduite par les principes les plus sûrs, elle croit avoir trouvé l'inconditionné d'un côté, tandis qu'elle est portée par d'autres principes aussi certains à croire qu'il doit être cherché du côté opposé.

Cette antinomie de la raison non seulement la place dans un doute de défiance à l'égard de ses deux affirmations ; ce qui cependant permet encore l'espoir d'un jugement décisif dans un sens ou dans un autre ; mais le désespoir où se trouve la raison de donner à ses assertions une base certaine, est ce qu'on peut appeler l'état de scepticisme dogmatique.

Ce conflit de la raison avec elle-même a cela de particulier, qu'elle le conçoit comme un duel où elle est sûre de battre l'adversaire si elle attaque, mais où elle sera certainement battue si elle est obligée de se défendre. En d'autres termes : elle peut se déterminer moins à prouver ses assertions qu'à réfuter celles de l'adversaire ; ce qui n'est pas absolument sûr, puisque tous deux pourraient bien juger faussement, ou même avoir raison si seulement ils commençaient par s'entendre sur le sens de la question.

Cette antinomie partage les combattants en deux classes, dont l'une cherche l'inconditionné dans la composition de l'homogène, et l'autre dans la composition de cette diversité qui peut être aussi hétérogène. La première est mathématique, et va des parties d'une quantité homogène, par l'addition, au tout absolu, ou du tout aux parties, dont aucune n'est à son tour un tout. La seconde est dynamique, et va des conséquences au principe synthétique suprême, qui est par conséquent quelque chose de réellement différent de la conséquence, ou au principe déterminant suprême de la causalité, ou à celui de l'existence de cette chose même.

Or les oppositions de la première classe, comme on l'a dit, sont de deux sortes. Celle qui va des parties au tout : *Le monde a un commencement,* et celui-ci : *Le monde n'a pas de commencement*, sont toutes deux également fausses. Celle qui va des conséquences aux principes, et celle qui rétrograde synthétiquement, peuvent être toutes deux vraies, quoique opposées entre elles, parce qu'une conséquence peut avoir plusieurs principes, et même d'une différence transcendantale, suivant que le principe est ou un objet de la sensibilité ou un objet de la raison pure, objet dont la représentation dans ce dernier cas ne peut être donnée empiriquement; par exemple tout est nécessité naturelle, et, partant, pas de liberté; — proposition dont l'antithèse est qu'il y a une liberté, et que tout n'est pas une nécessité naturelle; — position sceptique qui produit une immobilité de la raison.

En effet, dans la première espèce d'antinomie, deux jugements opposés contrairement entre eux, parce que l'un dit plus qu'il n'est nécessaire pour qu'il y ait opposition, peuvent, exactement comme en logique, être faux tous les deux, en métaphysique également. Ainsi : si la proposition : Le monde n'a pas de commencement, a pour opposée : Le monde a un commencement, elles ne contiennent l'une et l'autre que tout juste ce qu'il faut pour que si l'une des deux devait être vraie, l'autre dût être fausse. Mais si je dis : Le monde n'a pas de commencement, il est de toute éternité, je dis plus qu'il ne faut pour qu'il y ait opposition. Car outre ce que n'est pas le monde, je dis encore ce qu'il est. Mais si le monde est considéré comme un tout absolu, il est conçu comme un noumène, et cependant comme un phénomène quant au commencement ou au temps infini. Si maintenant je proclame cette totalité intellectuelle du monde, ou que je lui assigne des limites comme phénomène, les deux propositions sont également fausses. En effet, avec la totalité absolue des conditions dans un monde sensible, c'est-à-dire dans le temps, je tombe en contradiction avec moi-même, de quelque manière que je puisse me le représenter en intuition, c'est-à-dire comme infini ou comme limité.

Au contraire, de même qu'en logique des jugements subcontraires entre eux peuvent être vrais l'un et l'autre, parce que chacun d'eux dit moins qu'il ne faut pour qu'il y ait opposition, ainsi, en métaphysique, deux jugements synthétiques, qui se rapportent à des objets des sens, mais qui ne concernent que le rapport de conséquence à principes, peuvent être vrais tous les deux, parce que la série des conditions est envisagée de deux manières différentes, à savoir comme un objet de la sensibilité ou comme un objet de la simple raison. En effet les conséquences conditionnées sont données dans le temps ; mais on leur conçoit des canses ou des conditions, et qui peuvent être de toutes sortes. Si donc je dis : Tous les événements du monde sensible arrivent par des causes naturelles, je donne des phénomènes pour conditions. Si l'adversaire dit : Tout n'arrive pas par des causes naturelles (*causa phœnomenon*), la première proposition devrait être fausse. Mais si je dis : Tout n'arrive pas par des causes simplement naturelles ; il peut arriver aussi quelque chose en même temps par des raisons sursensibles (*causa noumenon*), je dis alors moins qu'il ne faut pour qu'il y ait opposition à l'égard de la totalité des conditions dans le monde sensible, car j'admets une cause qui n'est pas limitée à la première espèce de conditions, ou à celle du monde sensible ; elle ne répugne donc pas aux conditions de cette espèce, puisque je me représente simplement le monde intelligible, dont la pensée est déjà dans la notion d'un *mundi phœnomenon*, où tout est conditionné ; la raison ne contredit donc pas ici la totalité des conditions.

Cet état de tranquillité sceptique, qui ne contient pas de scepticisme, c'est-à-dire aucune renonciation en la certitude à l'extension de notre connaissance rationnelle au-delà des limites d'une expérience possible, est donc très salutaire, puisque sans elle nous aurions dû ou renoncer à la plus grande affaire de l'homme, qui est la fin suprême de la métaphysique, et réduire l'usage de la raison au pur sensible, ou arrêter l'investigateur à des illusions de connaissances sans fondement, comme on l'a fait pendant si longtemps jusqu'à ce que la Critique de la raison pure fût intervenue, et, par la division de la métaphysique législative en deux chambres, ait remédié et au despotisme de l'empirisme, et à l'anarchie d'une philodoxie sans limites.

Nº 3.

NOTES MARGINALES.

La possibilité aussi bien que l'impossibilité conditionnée de la non-existence d'une chose sont des représentations transcendantales qui ne peuvent se concevoir, parce que nous n'avons pas de raison de poser ni d'exclure quelque chose sans condition. La proposition qu'une chose existe d'une manière absolument contingente, ou qu'elle est absolument nécessaire est donc toujours sans raison d'un côté comme de l'autre. La proposition disjonctive n'a donc pas d'objet. C'est tout comme si je disais : Chaque chose est ou x ou *non*-x, et que je ne connusse pas cet x.

Tout le monde a quelque métaphysique pour fin de la raison, et cette métaphysique, jointe à la morale, constitue la philosophie proprement dite.

Les notions de nécessité et de contingence ne semblent pas aboutir à la substance. Aussi ne demande-t-on pas la cause de l'existence d'une substance, parce qu'elle est ce qu'elle a toujours été, ce qu'elle doit toujours être, et sur quoi, comme substratum, ce qui change établit ses rapports. A la notion de substance s'arrête la notion de cause. Elle est même une cause, mais pas un effet. Comment donc quelque chose peut-il être cause d'une substance hors de soi, de telle sorte que cette substance, en vertu de cette cause, continue sa force? Car alors les conséquences de la substance ne seraient que de purs effets de la cause, et cette substance ne serait pas même un sujet dernier.

La proposition : Tout ce qui est contingent a une cause, devrait donc s'énoncer ainsi : Tout ce qui ne peut exister que d'une manière conditionnée a une cause.

Pareillement la nécessité de l'*entis originarii* n'est que la représentation de son existence inconditionnée. — Mais nécessité indique de plus que l'on ne peut connaître, et même par sa notion, qu'il existe.

Le besoin de la raison de s'élever du conditionné à l'inconditionné, concerne aussi les notions elles-mêmes; car toutes les choses contiennent une réalité, et même un degré de réalité. Ce degré n'est jamais regardé que comme conditionnellement possible, à savoir si je suppose une notion du *realissimo* dont ce degré ne contient qu'une limitation.

Tout conditionné est contingent, et réciproquement.

L'être primitif, comme être suprême (*realissimum*), peut être conçu comme contenant en soi toute réalité à titre de détermination. — Si cet être n'est pas réel pour nous, puisque nous ne connaissons pas toute la réalité pure, au moins ne pouvons-nous pas apercevoir qu'avec sa grande différence elle ne puisse se rencontrer que dans un seul être. Nous admettrons donc qu'il y a un *ens realissimum* comme principe, et qu'il ne peut par conséquent pas être représenté comme un être qui est tout à fait inconnaissable par rapport à ce qu'il contient.

L'illusion capitale en cela, c'est que, parce qu'en théologie transcendantale on désire connaître l'objet inconditionnellement existant, par la raison qu'il peut seul être nécessaire, on pose tout d'abord en principe la notion inconditionnée d'un objet. Ce qui fait que toutes les notions d'objets limités, comme tels, sont dérivées, c'est-à-dire formées par négations inhérentes ou défauts, et que la notion du *realissimi*, c'est-à-dire de l'être en ce que tous les prédicats sont réels, est simplement un *conceptus logice originarius* (inconditionné). On tient cela pour une preuve qu'il ne saurait nécessairement y avoir qu'un seul *ens realissimum*, ou, réciproquement, que l'absolument nécessaire est *ens realissimum*.

On veut éviter la preuve que l'*ens realissimum*

existe nécessairement, et l'on prouve plus volontiers que si un tel être existe, ce doit être un *ens realissimum* (il faudrait donc prouver maintenant qu'un seul être entre tout ce qui est existe d'une existence absolument nécessaire, et cela se peut également). Mais la preuve n'aboutit qu'à ceci, c'est que nous n'avons absolument aucune notion de ce qui peut convenir comme propriétés à un être nécessaire comme tel, si ce n'est que son existence est inconditionnée. Mais que faut-il lui attribuer en outre, nous ne le savons pas. Au nombre de nos notions de choses est la notion logiquement inconditionnée, mais cependant universellement indéterminée, celle du *realissimi*. Si donc nous pouvions aussi donner à cette notion un objet correspondant, ce serait l'*ens realissimum*. Mais nous n'avons pas le droit d'admettre aussi pour notre simple notion un pareil objet.

A l'hypothèse que quelque chose existe se trouve soumise la conséquence que quelque chose aussi existe nécessairement; mais on ne peut cependant savoir simplement et sans condition que quelque chose existe nécessairement. La notion d'une chose, quant à ses prédicats internes, peut encore être admise à volonté, mais il peut être prouvé que cette chose est absolument impossible. J'ai donc conclu à la notion d'un être de la possibilité duquel personne ne peut se faire une notion.

Mais pourquoi conclus-je à l'inconditionné? Parce qu'il doit contenir le principe suprême du conditionné. Le raisonnement est donc : 1° si quelque chose existe, il existe aussi quelque chose d'inconditionné; 2° ce qui existe d'une manière inconditionnée, existe comme être absolument nécessaire. Ce dernier point n'est pas une conséquence nécessaire, car l'inconditionné peut être nécessaire pour une série, mais lui-même et la série peuvent toujours être contingents. Ceci n'est pas un prédicat des choses (à savoir si elles sont conditionnées ou si elles ne le sont pas); il regarde l'existence des choses avec tous leurs prédicats, à savoir si elle est nécessaire en soi ou si elle ne l'est pas. C'est donc un simple rapport de l'objet à notre notion.

Toute proposition concernant l'existence est synthétique, par conséquent aussi la proposition : Dieu existe. Pour qu'elle fût analytique, il faudrait que l'existence pût être tirée de la simple notion d'un tel être possible. Or on l'a tenté de deux manières : 1° Dans la notion de l'être souverainement réel se trouve comprise son existence, car l'existence est une réalité. 2° La notion d'un être nécessairement existant comprend celle de réalité suprême, comme unique manière dont l'absolue nécessité d'une chose (nécessité qui doit être admise si quelque chose existe) peut être conçue. Si donc un être nécessaire devait renfermer déjà dans sa notion la suprême réalité, mais que cette réalité (comme le dit le n° 1) ne dût pas renfermer la notion d'une nécessité absolue, les notions ne seraient pas réciproques; la notion du *realissimi* serait un *conceptus latior* par rapport à la notion du *necessarii,* c'est-à-dire que d'autres choses encore que le *realissimum* pourraient être des *entia necessaria.* Or cette preuve est arrivée à ce point, que l'*ens necessarium* ne peut être établi que d'une seule manière, etc.

Le πρῶτον ψεῦδος consiste proprement à dire : le *necessarium* contient dans sa notion l'existence (par conséquent d'une chose), comme *omnimoda determinatio*. Par conséquent cette *omnimoda determinatio* peut se dériver (non simplement conclure) de la notion du *necessarium ;* ce qui est faux, car il est seulement prouvé que si cette notion devait être dérivée d'une autre, ce serait de celle du *realissimi* (la seule qui contienne en même temps la détermination universelle (1). Ce qui veut dire par conséquent que si nous devions reconnaître l'existence d'un être nécessaire comme tel, c'est que nous serions obligés de dériver de quelque notion l'existence d'une chose, c'est-à-dire l'*omnimodam determinationem*. Mais c'est ici la notion d'un *realissimi*. Nous devrions donc pouvoir dériver l'existence d'un *necessarii* de la notion du *realissimi* ; ce qui est faux. Nous ne pouvons pas dire qu'un être possède les propriétés sans lesquelles je connaîtrais pas par notions son existence comme nécessaire, quoique ces propriétés ne soient pas admises comme produits constitutifs de la première de ces notions, mais seulement comme *conditio sine qua non*.

---

(1) Ce passage nous semble littéralement inadmissible, inintelligible même. Nous en forçons donc un peu le sens. — T.

Le principe de la connaissance synthétique *a priori* veut que la composition soit l'unique chose *a priori* qui soit à faire pour nous, si elle a lieu en général suivant l'espace et le temps. Or la connaissance expérimentale contient le schématisme, qui est ou réel (transcendantal), ou par analogie (symbolique). — La réalité objective des catégories est théorique, celle de l'idée n'est que pratique : nature et libre arbitre.

DE

LA PHILOSOPHIE

EN GÉNÉRAL

1794

DE

LA PHILOSOPHIE EN GÉNÉRAL [1]

Il y a trop de désaccord sur la question de savoir ce qu'il convient d'entendre par le mot *pratique*, et ce désaccord est en même temps trop préjudiciable à la constitution de la science, pour que ce mot puisse être introduit dans une *philosophie pratique*. On a cru pouvoir ranger dans cette philosophie la science du gou-

(1) En donnant ici ce dernier fragment, j'aurai réuni dans ce volume tous les écrits de Kant qui se rapportent directement à la Critique de la raison pure, et qui furent composés par l'auteur depuis la première édition de cet ouvrage. M. Rosenkranz en fait cet historique : « Le professeur Sigism. *Beck*, qui enseigna en dernier lieu à Rostock, donna de 1793 à 1794, à Riga, un abrégé explicatif de la philosophie critique de Kant en deux volumes in-8°. (De 1794 à 1796 il fit paraître deux autres volumes, destinés à justifier le criticisme contre les objections de Reinhold). Kant lui avait adressé pour cette publication une introduction, mais si longue que Beck dut la remanier pour l'abréger. C'est ce travail que nous reproduisons sous le titre ci-dessus. Il avait déjà été recueilli par *Starke* dans ses Mélanges, p. 223-262 ; nous ne pouvions donc pas l'omettre. La marche du traité est, à quelques modifications près, la même dans Starke que dans la préface à la Critique du Jugement, qui parut en 1790 ; mais l'exécution présente naturellement de grandes différences, et il est intéressant de voir comment Kant savait varier un seul et même sujet. » Nous n'avons qu'un mot à ajouter à cela ; c'est que le remaniement de Beck n'a pas dû contribuer à rendre la pensée de Kant plus lucide, et que cette retouche serait encore regrettable à ce point de vue, alors même que la doctrine du maître n'en aurait pas souffert. — T.

vernement et l'économie politique, les règles de l'économie domestique et celles de la conversation, les préceptes de l'hygiène et du régime à suivre tant pour l'âme que pour le corps (pourquoi pas aussi tous les métiers et tous les arts?) ; et cela parce que tous ces arts contiennent une certaine quantité de propositions pratiques. Mais si des propositions pratiques diffèrent des théoriques par le mode de représentation, elles n'en diffèrent pas par la matière. Les propositions théoriques contiennent la possibilité des choses et leurs déterminations, mais celles-là seulement qui concernent la liberté soumise à des lois. Toutes les autres ensemble ne sont rien de plus que la théorie de ce qui appartient à la nature des choses, appliquée seulement à la manière dont elles peuvent êtres produites par nous suivant un principe ; c'est-à-dire à leur possibilité conçue par le moyen d'un acte libre (qui, à d'autres égards, est du domaine de la physique). Ainsi la solution de ce problème de mécanique : Etant donnée une puissance qui doit faire équilibre à un poids donné, trouver en conséquence le rapport des bras de levier, — est exprimée, à la vérité, comme formule pratique, mais elle ne contient rien que cette proposition théorique : que la longueur des bras de levier est dans un rapport inverse à la puissance quand il y a équilibre. Seulement, ce rapport, quant à sa réalisation possible, est conçu relativement à une cause dont le principe de détermination est la *représentation* de ce rapport (notre libre arbitre). Il en est absolument de même pour toutes les propositions pratiques qui concernent simplement la production des objets. Si des préceptes nous sont donnés pour nous procurer le bonheur, et que, par exemple, il ne soit question que de ce qu'il y a à faire à l'égard de notre propre personne pour être capable de bonheur, alors il n'y a de représenté que les conditions internes de la possibilité de ce bonheur en tant qu'elles dépendent de la nature du sujet (comme de modérer les penchants pour qu'ils ne deviennent point des passions, etc.), et en même temps la manière de produire cet équilibre comme effet possible de la part de nous-mêmes ; toutes choses qui sont conçues comme des conséquences immédiates de la connaissance théorique de l'objet par rapport à la connaissance théorique de notre propre nature (nous-mêmes comme cause). Si donc le précepte pratique diffère du précepte théorique pour la forme, il n'en diffère pas pour la matière. On n'a donc pas besoin d'une espèce particulière de philosophie pour saisir cette liaison des principes avec leurs conséquences. En un mot, toutes les propositions pratiques qui font dériver de la volonté comme cause ce que la nature peut contenir, appartiennent toutes à la philosophie théorique comme connaissance de la nature ; celles-là seules qui prescrivent une loi à la liberté en diffèrent spécifiquement par leur matière. On peut dire des premières qu'elles forment la partie pratique d'une *philosophie de la nature*, et des autres qu'elles fondent seule une *philosophie pratique* particulière.

Il est très important de déterminer exactement la philosophie d'après ses parties, et de ne pas faire entrer comme membre de division dans cette science considérée comme un tout systématique, ce qui n'est qu'une conséquence ou une application de ces parties à un cas donné, sans qu'on ait besoin à cet effet de principes particuliers. Des propositions pratiques sont différentes des propositions théoriques, ou par rapport aux principes ou par rapport aux conséquences. Dans le dernier cas elles ne constituent point une partie spéciale de la science; elles appartiennent au contraire à la partie théorique, en ce sens qu'elles en sont une espèce particulière de conséquences. Or la possibilité des choses suivant des lois physiques est essentiellement différente de la possibilité suivant des lois de la liberté réglée par ses propres principes. Mais cette différence ne se fonde pas sur ce que, dans la dernière, la cause réside dans une volonté, et que dans la première elle tient aux choses mêmes et se trouve en dehors de la volonté. En effet si la volonté ne suit d'autres principes que ceux qui servent à faire voir à l'entendement que l'objet est possible suivant ces principes et suivant de simples lois physiques, alors la proposition qui contient la possibilité de l'objet par le fait de la volonté peut toujours s'appeler une proposition pratique; mais elle n'est pourtant, quant au principe, nullement différente des propositions théoriques qui concernent la nature des choses; elle doit au contraire emprunter de cette nature le principe qui lui sert à exposer en réalité la représentation d'un objet.

Ainsi les propositions pratiques qui, par rapport à

leur contenu, ne concernent que la possibilité d'un objet représenté (par un acte libre) ne sont que des applications d'une connaissance théorique complète, et ne peuvent former aucune partie spéciale d'une science. Une géométrie pratique, comme science distincte, est une chimère, quoique la géométrie pure contienne encore beaucoup de propositions pratiques dont la plupart, comme problèmes, ne peuvent être résolues qu'à l'aide d'une instruction spéciale. Le problème : Étant donnés une ligne et un angle droit, construire un carré, est une proposition pratique, mais une pure conséquence de la théorie. Aussi l'arpentage (*agrimensoria*) ne peut-il en aucune façon s'arroger le nom de géométrie pratique, et s'appeler une partie distincte de la géométrie en général. Il appartient aux scolies de la géométrie, à savoir, à l'usage de cette science dans les affaires (1).

Dans une science de la nature même, en tant qu'elle repose sur des principes empiriques, c'est-à-dire dans la physique proprement dite, les opérations pratiques par lesquelles on essaie de découvrir les lois cachées de la nature, sous le nom de physique expérimentale,

(1) Cette science pure, et par conséquent sublime, paraît ignorer quelque chose de sa dignité, quand elle avoue que, comme géométrie élémentaire, elle se sert pour la construction de ses notions d'*instruments*, quoique de deux seulement, du compas et de la règle. Cette construction s'appelle seulement géométrique, par oposition à la construction mécanique, qui est celle de la géométrie supérieure, et qui exige pour la construction des notions de cette géométrie, des machines compliquées. Il est vrai qu'on entend aussi par règle et compas, non pas les instruments réels, qui ne pourraient tracer ces figures avec une précision mathématique, mais les modes les plus simples des représentations de l'imagination *a priori* qu'aucun instrument ne peut réaliser.

ne peuvent nullement autoriser à reconnaître une physique pratique (qui est également une chimère) comme formant une partie de la philosophie de la nature; car les principes d'après lesquels nous faisons des expériences doivent toujours être dérivés de la connaissance de la nature, par conséquent de la théorie. Il en est absolument de même des préceptes pratiques qui concernent la production volontaire d'un certain état de l'âme (v.g., celui du mouvement désordonné ou de la retenue de l'imagination, celui de la satisfaction ou de la modération des désirs). Il n'y a point de *psychologie* pratique comme partie spéciale de la philosophie sur la nature humaine; car les principes de la possibilité d'un état interne au moyen de l'art, doivent être dérivés de ceux de la possibilité de notre détermination en partant de la nature humaine; et quoique les premiers consistent dans des propositions pratiques, ils ne constituent cependant pas une partie pratique de la psychologie empirique, parce qu'ils n'ont pas de principes particuliers, mais qu'ils sont de simples scolies de cette psychologie.

En général, les propositions pratiques (qu'elles soient purement *a priori*, ou qu'elles soient empiriques), si elles expriment immédiatement la possibilité d'un objet par notre volonté, appartiennent toujours à la connaissance de la nature et à la partie théorique de la philosophie. Celles-là seules qui présentent directement comme nécessaire la détermination d'une action par la représentation de sa forme (d'après des lois en général), sans égard au moyen de l'objet à réaliser par là, celles-là seules, disons-nous, peuvent et doivent avoir leurs principes propres (dans l'Idée de la liberté). Et quoiqu'elles fondent sur ces mêmes principes la notion d'un objet de la volonté (le souverain bien), ce n'est cependant que d'une manière indirecte, et par suite de l'injonction pratique (qui s'appelle plutôt morale). Aussi la possibilité de cet objet ne peut-elle être aperçue par la connaissance de la nature (par la théorie). Ces propositions seules forment donc une partie spéciale d'un système de la connaissance rationnelle, sous le nom de philosophie pratique.

Afin d'éviter toute équivoque, on peut appeler les autres propositions de la pratique, quelle que soit la science à laquelle on puisse toujours les rapporter, non pas : propositions pratiques, mais : propositions *techniques ;* car elles appartiennent à l'art de produire ce qu'on désire réaliser, art qui, dans une théorie, est toujours un simple corollaire, et non une partie réelle, spéciale, et indépendante de quelque espèce d'enseignement. De cette manière tous les préceptes de l'habileté appartiennent à la technique, et par conséquent à la connaissance théorique de la nature, comme autant de conséquences. Mais à l'avenir nous nous servirons aussi de l'expression de : technique, pour les cas où les objets de la nature sont simplement *jugés comme si* leur possibilité se fondait sur l'art. Dans ces sortes de cas les jugements ne sont ni théoriques ni pratiques (dans le sens indiqué en dernier lieu), puisqu'ils ne décident rien sur la qualité de l'objet, ni sur la manière de le produire, mais qu'ils prononcent au contraire sur la nature elle-même, simplement par analogie avec un art, et même au point de vue subjectif sur notre faculté de connaître, mais non au point de vue objectif sur les objets. Ce ne sont pas, il est vrai, les jugements mêmes que nous nommerons techniques, mais bien plutôt la faculté de juger dont les lois sont la base des jugements, ainsi que la nature qui se trouve d'accord avec elle. Mais cette technique ne renfermant pas de propositions objectivement déterminantes, ne constitue pas non plus une partie de la philosophie dogmatique, elle n'est qu'une partie de la critique de notre faculté de connaître.

Du système de toutes les facultés de l'âme humaine.

Nous pouvons réduire toutes les facultés de l'âme humaine, sans exception, à trois : *la faculté de connaître*, *le sentiment du plaisir et de la peine*, *et la faculté appétitive*. A la vérité, des philosophes, dignes d'ailleurs, par la profondeur de leurs pensées, de toutes sortes d'éloges, ont tenté de démontrer que la différence de ces facultés n'était qu'apparente, et de les ramener toutes à la seule faculté de connaître. Mais il est très facile de prouver, et depuis quelque temps on l'a déjà remarqué, que cette tentative, quoique entreprise dans l'esprit vraiment philosophique de mettre de l'unité dans la diversité des facultés, est vaine, car il y a toujours une grande différence entre des représentations considérées comme faisant partie d'une connaissance rapportée simplement à l'objet, et à l'unité de conscience, comme aussi entre le rapport objectif de ces représentations (lorsque, considérées en même temps comme causes de la réalisation de l'objet, elles sont comptées parmi les facultés appétitives) et leur rapport purement subjectif (lorsqu'elles sont pour elles-mêmes de simples raisons d'y maintenir leur propre existence), et des représentations considérées par rapport au sentiment du plaisir, sentiment qui n'est pas du tout une connaissance et n'en produit aucune, quoiqu'il puisse du reste présupposer un principe de détermination.

La liaison entre la connaissance d'un objet et le sentiment de plaisir et de peine dépendant de son existence, ou la détermination de l'appétit à le produire, est sans doute assez connaissable empiriquement ; mais comme cette connexion n'est fondée sur aucun principe *a priori*, les facultés de l'âme ne forment sous ce rapport qu'un *agrégat* et pas de système. On parvient bien à établir *a priori* une liaison entre le sentiment de plaisir et les deux autres facultés, en rattachant une connaissance *a priori*, c'est-à-dire la notion rationnelle de liberté, à l'appétit comme à son principe de détermination, afin de trouver subjectivement aussi, dans cette détermination objective, un sentiment de plaisir contenu dans la détermination de la volonté. Mais la faculté de connaître n'est point liée de cette manière, *à l'aide* du plaisir ou de la peine, à la faculté appétitive. En effet, le plaisir et la peine ne précèdent pas l'appétit; au contraire, ou ils en suivent immédiatement la détermination, ou ils ne sont peut-être pas autre chose que le sentiment de cette détermination possible de la volonté par la raison même, et par conséquent ne sont point un sentiment spécial, une susceptibilité particulière qui exige, dans un traité des facultés de l'âme, une section séparée, Mais comme, dans l'analyse des facultés de l'âme en général, se trouve incontestablement un sentiment de plaisir qui, loin de dépendre de l'appétit, peut au contraire en donner un principe de détermination, et comme il est nécessaire pour l'union de l'appétit avec les deux autres facultés en un même système, qu'il repose, comme les deux autres facultés, non pas simplement sur des principes purement empiriques, mais aussi sur des principes *a priori*, *une critique* (quoique pas une doctrine) *des sentiments de plaisir et de peine*, en tant que cette critique n'a pas de raisons empiriques, est donc nécessaire à l'idée de la philosophie comme système.

Or, la *faculté de connaître* par notions ayant ses principes *a priori* dans l'entendement pur (dans sa notion de la nature), et l'*appétit* ayant les siens dans la raison pure (dans sa notion de la liberté), il y a de plus, parmi les aptitudes de l'âme en général, une faculté ou capacité intermédiaire, à savoir, *le sentiment de plaisir et de peine*, qui occupe comme le milieu entre les facultés supérieures de connaître; c'est le jugement. Quoi donc de plus naturel que de conjecturer que le jugement contiendra pour la faculté de sentir des principes *a priori?*

Sans rien prononcer encore sur la possibilité de cette liaison, déjà cependant se présente ici une certaine conformité du jugement avec le sentiment de plaisir, conformité qui peut servir de principe de détermination au sentiment, ou aider à le trouver en ce point : c'est qu'il est impossible de méconnaître que si, dans *la division des facultés de connaître par notions*, l'entendement et la raison rapportent leurs représentations à des objets pour en avoir des notions, le jugement se rapporte uniquement au sujet et ne produit par lui seul aucune notion des objets. De même, si, dans la *division des facultés de l'âme en général*, les facultés de connaître, aussi bien que celles de l'appétit, contiennent un rapport objectif des représentations, le sentiment de plaisir et de peine n'est au contraire que la susceptibilité d'une détermination du sujet, en sorte que si le jugement doit partout déterminer quelque chose par lui seul, ce ne peut être autre chose que le sentiment de plaisir, et que si, réciproquement, le sentiment doit avoir partout un principe *a priori*, ce principe ne se rencontrera que dans le jugement.

De l'expérience, comme un système pour le jugement.

Le jugement, qui a pour objet de ramener les lois particulières mêmes, en ce qu'elles ont de différent, à des lois naturelles plus élevées, quoique toujours empiriques, doit avoir pour base de son procédé un principe transcendantal ; car le tâtonnement à travers des formes naturelles pour arriver par leur accord à des lois empiriques communes mais supérieures, — accord que le jugement regarderait néanmoins comme tout à fait contingent, — serait encore plus fortuit si des *perceptions particulières* étaient tout à coup converties (*sich qualificirten*) heureusement en une loi empirique. Il faut au contraire que des lois empiriques diverses forment, *dans leur complet enchaînement*, une unité systématique de la connaissance de la nature dans une expérience possible, sans présupposer par un principe *a priori* une telle forme dans la nature.

Du jugement réflexif.

Le jugement peut être considéré : ou comme simple faculté de *réfléchir* suivant un principe déterminé, sur une détermination donnée, en considération d'une notion devenue par là possible, ou comme une faculté de *déterminer* par une représentation *empirique* donnée une notion fondamentale. Dans le premier cas, le jugement est *réflexif*, dans le second il est *déterminatif*. Mais réfléchir c'est rapprocher et mettre en rapport des représentations données, soit avec d'autres représentations soit avec la faculté de connaître par rapport à une notion possible par cette opération. Le jugement réflexif est celui que l'on nomme encore critique (*facultas dijudicandi*).

L'acte de réflexion (qui se retrouve même chez les animaux, quoiqu'à l'état de pur instinct, c'est-à-dire non par rapport à une notion à obtenir par cette réflexion, mais qui précède sans doute un penchant à déterminer par là), a tout aussi besoin pour nous-mêmes d'un principe que l'acte de détermination dans lequel la notion de l'objet mise en principe prescrit la règle du jugement, et tient par conséquent lieu du principe.

Le principe de la réflexion sur des objets donnés de la nature, consiste en ce que des notions empiriquement déterminées soient trouvées pour toutes les choses physiques (1) ; ce qui revient à dire qu'on peut toujours

(1) Ce principe n'a pas, au premier aspect, l'air d'une proposition synthétique et transcendantale ; il paraît plutôt tautologique et appartenir exclusivement à la logique. La logique, en effet, apprend la manière de comparer une représentation donnée avec une autre ; elle enseigne par conséquent que l'on peut se faire une notion de ce que telle représentation a de commun avec d'autres représentations diverses, comme d'un caractère d'un usage général. Mais, quant à la question de savoir si la nature offre encore beaucoup d'autres termes de comparaison pour chaque objet, ayant avec lui plusieurs points communs dans la forme, la logique n'apprend rien là-dessus. Cette condition de la possibilité de l'application de la logique à la nature est plutôt un principe de jugement servant à la représentation de la nature comme système, où la diversité divisée par genres et par espèces, permet de ramener, au moyen de la comparaison, toutes les formes physiques à des notions (d'une généralité plus ou moins étendue). Or l'entendement pur apprend déjà (mais par des propositions synthétiques) à concevoir toutes les choses de la nature comme formant un *système* transcendantal suivant des notions *a priori* (les catégories). Mais le jugement (réflexif) qui cherche aussi des notions pour des représentations empiriques, comme telles, doit encore admettre à cet effet que la nature, dans sa diversité sans borne, a atteint une telle division de cette diversité en genres et en espèces, qu'il devient possible à notre jugement de rencontrer l'harmonie des formes de la nature dans leur comparaison, et d'arriver à des notions empiriques et à la subordination des uns aux autres pour s'élever ainsi aux notions empiriques les plus générales. C'est-à-dire que le jugement présuppose aussi un système de la nature selon des lois empiriques, et qu'il le fait *a priori*, par conséquent en vertu d'un principe transcendantal.

présupposer aux productions de la nature une forme possible d'après des lois universelles susceptibles d'être connues par nous; car si nous ne pouvions pas faire cette supposition, et que notre manière de traiter les représentations empiriques n'eût point ce principe pour base, toute notre réflexion serait faite à l'aventure et aveuglément, par conséquent sans attente fondée de l'accord de cette réflexion avec la nature.

Par rapport aux notions physiques universelles, parmi lesquelles une notion expérimentale en général (sans détermination empirique particulière) est d'abord possible, la réflexion a déjà son indication dans la notion d'une nature en général, c'est-à-dire dans l'entendement; et le jugement ne requiert aucun principe spécial de la réflexion; il la *schématise* au contraire *a priori*, et en applique les schèmes à toute synthèse empirique, sans laquelle il n'y a point de jugement expérimental possible. La faculté de juger est ici en même temps déterminante dans sa réflexion même, et son schématisme transcendantal lui sert aussi d'une règle sous laquelle elle subsume les intuitions empiriques données.

Mais pour les notions qui doivent servir tout d'abord à des intuitions empiriques données, et qui présupposent une loi physique particulière d'après laquelle seulement une expérience *particulière* est possible, le jugement a besoin pour sa réflexion d'un principe propre, et en quelque façon transcendantal, et l'on ne peut pas le renvoyer encore à des lois empiriques déjà connues, et convertir la réflexion en une simple comparaison avec des formes empiriques pour lesquelles on a déjà des notions; car il s'agit de savoir comment on peut espérer parvenir par la comparaison des observations à des notions empiriques de ce qui est commun aux différentes formes physiques, si la nature (comme on peut pourtant l'imaginer) avait mis dans ses formes, à cause de la grande diversité de ses lois empiriques, une si grande hétérogénéité que toutes les comparaisons, ou du moins le plus grand nombre fussent inutiles pour produire entre elles unité et subordination de genres et d'espèces. Toute comparaison de représentations empiriques, pour connaître dans les choses de la nature des lois empiriques, et des formes *spécifiques* qui soient d'accord avec ces lois, puis, par la comparaison de ces formes spécifiques avec d'autres, des formes qui *s'accordent génériquement*, suppose cependant que la nature aussi, par rapport à ses lois empiriques, a observé une certaine économie conforme à notre jugement et une uniformité saisissable par nous; et cette supposition doit précéder, comme principe du jugement *a priori*, toute comparaison.

Le jugement réflexif procède donc, à l'égard des phénomènes donnés, pour les soumettre à des notions empiriques de choses naturelles déterminées, non point schématiquement mais *techniquement*, non pas pour ainsi dire tout mécaniquement, comme un instrument sous la conduite de l'entendement et des sens, mais *artiellement*, suivant le principe, général sans doute mais indéterminé, d'un arrangement final et systématique de la nature. Cet ordre est comme établi en faveur de notre jugement, par la conformité de ses lois particulières (sur lesquelles l'entendement ne dit rien) à la possibilité de l'expérience comme système. Sans cette supposition nous ne pouvons pas espérer de nous retrouver dans le labyrinthe de la diversité des lois particulières possibles. Ainsi, le jugement se donne lui-même *a priori* pour principe de sa réflexion, *la technique de la nature,* sans cependant pouvoir définir cette nature ni la mieux déterminer, c'est-à-dire sans avoir pour cela un principe objectif de détermination des notions physiques générales (prises d'une connaissance des choses en elles-mêmes), mais seulement pour pouvoir réfléchir d'après sa propre loi subjective suivant ces besoins, quoique cependant de manière à se trouver en harmonie avec les lois physiques.

Mais le principe du jugement réflexif, par lequel la nature est conçue comme système suivant des lois empiriques, est simplement un principe de l'*usage logique du jugement*, principe transcendantal quant à son origine, il est vrai, mais propre seulement à montrer *a priori* que la nature se prête à un *système logique* de sa diversité sous des lois empiriques.

La forme logique d'un système consiste uniquement dans la division de notions générales données (telle, ici, que la notion d'une nature en général) en concevant suivant un principe déterminé le particulier (ici, l'empirique) avec sa diversité, comme contenu sous le général. C'est ce qui arrive quand on procède empiriquement, et qu'on va du particulier au général; on obtient une classification du divers, c'est-à-dire, une comparaison de plusieurs classes dont chacune est soumise à une notion déterminée; et si les classes sont complètes quant au caractère commun, leur subsomption à des classes plus élevées (genres) s'élève à la notion qui contient en soi le principe de la classification entière (et qui constitue le genre le plus élevé). Si l'on commence, au contraire, par la notion générale pour descendre à la notion particulière par une division complète, ce procédé s'appelle la *spécification* du multiple sous une notion donnée, puisqu'on va du genre suprême aux genres inférieurs (sous-genres ou espèces), et des espèces aux sous-espèces. On s'exprimerait plus justement si, au lieu de dire, comme dans le langage vulgaire, qu'il faut spécifier le particulier soumis au général, on disait plutôt qu'il faut *spécifier la notion générale*, puisqu'on lui soumet le divers; car le genre (logiquement considéré) est pour ainsi dire la matière ou le substratum brut que la nature, au moyen de plusieurs déterminations, convertit en espèces et en sous-espèces particulières; en sorte qu'on peut dire que *la nature se spécifie elle-même*, d'après une certaine notion (ou d'après l'idée d'un système), suivant l'analogie de l'usage de ce mot chez les jurisconsultes lorsqu'ils parlent de la spécification de certaines matières brutes.

Il est clair maintenant que le jugement réflexif ne peut entreprendre de classer toute la nature d'après ses différences, qu'autant qu'il suppose que la nature elle-même spécifie ses lois transcendantales, suivant quelque principe. Mais ce principe ne peut être que celui de la conformité à la faculté même de juger, afin de rencontrer dans l'immense multiplicité des choses, selon les lois empiriques possibles, une suffisante affinité entre elles, et de les ranger sous des notions empiriques (classes), et celles-ci sous des lois plus générales (genres plus élevés), et arriver ainsi à un système empirique de la nature. — Mais de même qu'une telle classification n'est pas une commune connaissance expérimentale, mais bien une connaissance artielle, de même la nature, en tant qu'elle est conçue se spécifiant, d'après un pareil principe, est aussi considérée comme un *art*, et de cette manière le jugement emporte nécessairement *a priori* un principe de la *technique* de la nature, technique qui est différente de la *nomothétique* de la nature, d'après les lois transcendantales de l'entendement, en ce que la nomothétique peut faire valoir son principe comme loi, tandis que celle-là ne peut faire passer le sien que pour une présomption nécessaire.

Le principe caractéristique du jugement est ainsi conçu : *La nature a spécifié ses lois universelles en les rendant expérimentales, suivant la forme d'un système logique en faveur du jugement.*

De là l'origine de la notion d'une *finalité* de la nature, comme notion propre du jugement réflexif, et non de la raison, attendu que la fin n'est pas placée dans l'objet, mais seulement dans le sujet, et même dans la seule faculté de réfléchir du sujet ; car nous nommons final ce dont l'existence paraît supposer une représentation de la même chose. Or, des lois physiques qui sont faites et enchaînées l'une à l'autre, comme si le jugement les avait soumises à son propre usage, ont une ressemblance avec la possibilité des choses, ressemblance qui présuppose une représentation de ces choses comme leur principe. Le jugement conçoit donc par son principe une finalité de la nature dans la spécification de ses formes par des lois empiriques.

Mais ce ne sont pas les formes mêmes qui sont regardées par là comme finales, c'est seulement leur rapport respectif, et la convenance de leur grande diversité à un système logique des notions empiriques. — Si donc la nature ne nous montrait rien de plus que cette finalité logique, nous aurions déjà une raison d'en être étonnés, puisque nous ne pourrions l'expliquer par les lois générales de l'entendement; mais il serait difficile qu'un autre qu'un philosophe transcendantal fût capable de cet étonnement; et encore ne pourrait-il pas indiquer un seul cas particulier où cette finalité se démontre *in concreto*; il ne pourrait la concevoir qu'en général.

De l'esthétique du jugement.

L'expression de mode de *représentation* esthétique est sans équivoque, si l'on entend par là le rapport de la représentation à un objet comme phénomène, pour la connaissance de son objet ; car alors l'expression d'*esthétique* signifie que la forme de la sensibilité (la manière dont le sujet est affecté) tient nécessairement à une telle représentation, et que cette forme est inévitablement transportée à l'objet (mais seulement comme phénomène). Il pourrait donc y avoir une esthétique transcendantale comme science appartenant à la faculté de connaître. Mais depuis longtemps on a pris l'habitude d'appeler une certaine représentation : esthétique, c'est-à-dire sensible, dans le sens aussi de : rapport d'une représentation non à la faculté de connaître, mais au sentiment de plaisir ou de peine. Quoique nous ayons coutume d'appeler encore cette manière d'être affecté (en conséquence de cette dénomination) un sentiment (une modification de notre état), parce qu'une autre expression nous manque, ce n'est pourtant point un sentiment objectif, destiné à contribuer à la *connaissance* d'un objet (car voir, ou autrement connaître quelque chose, avec plaisir, n'est point un pur rapport de la représentation à l'objet, c'est une susceptibilité du sujet) ; il n'y aide en rien. C'est précisément parce que toutes les déterminations du sentiment n'ont qu'une valeur subjective, qu'il ne peut y avoir une esthétique du sentiment comme science, à peu près comme il y a une esthétique de la faculté de connaître. Il reste donc toujours une équivoque inévitable dans l'expression de mode de représentation esthétique, si l'on entend par là, tantôt la représentation qui excite le sentiment de plaisir et de peine, tantôt celle qui concerne seulement la faculté de connaître, en tant qu'elle contient l'intuition sensible qui nous fait connaître les objets seulement comme phénomènes.

Cependant cette équivoque peut être levée si l'on n'emploie pas l'expression : esthétique pour signifier l'intuition et encore moins des représentations de l'entendement, et qu'elle ne serve qu'à indiquer les actes du jugement. Un jugement *esthétique,* si on voulait lui donner un caractère objectif, serait si évidemment contradictoire qu'on est suffisamment prémuni contre la fausse interprétation de cette expression ; car des intuitions peuvent bien être sensibles, mais le jugement n'appartient absolument qu'à l'entendement (pris dans le sens large), et *juger* esthétiquement ou sensiblement, en tant que le jugement doit être une *connaissance* d'un objet, est même alors une contradiction si la sensibilité s'immisce dans l'affaire de l'entendement, et (par un *vitium subreptionis*) donne à cette faculté une fausse direction. Le jugement objectif au contraire n'est jamais porté que par l'entendement, et peut, comme tel, s'appeler esthétique. Par conséquent notre esthétique transcendantale de la faculté de connaître peut bien traiter des intuitions sensibles, mais jamais des jugements esthétiques, parce que, comme elle n'a affaire qu'aux jugements de connaissance qui déterminent l'objet, les jugements doivent tous être logiques. Par la dénomination de jugement esthétique sur un objet, il est donc démontré qu'une représentation donnée a bien rapport à un objet, mais la détermination du sujet et de son sentiment, et non celle de l'objet, ne sera pas comprise dans le jugement; car dans la faculté de juger, l'entendement et l'imagination sont considérés l'un par rapport à l'autre, et ce rapport peut bien être pris en considération, objectivement d'abord comme appartenant à la connaissance (c'est ce qui a lieu dans le schématisme transcendantal du jugement), mais on peut aussi considérer ce rapport des deux facultés de connaître d'une manière purement subjective, en ce que l'une favorise ou entrave l'autre dans la même représentation, et affecte ainsi *l'état de l'âme*. Ce rapport est par conséquent sensible (ce qui n'a jamais lieu dans l'usage isolé d'aucune autre faculté de connaître). Mais quoique cette sensation ne soit point une représentation sensible d'un objet, elle peut pourtant (puisqu'elle est subjectivement liée à l'acte de rendre sensibles les notions de l'entendement par le jugement, comme représentation sensible de l'état du sujet affecté par un acte de cette faculté) être rapportée à la sensibilité, et être appelée un jugement esthétique, c'est-à-dire sensible (quant à l'effet subjectif et non quant au principe de détermination), quoique le jugement (objectif, s'entend), ou un acte de l'entendement (comme faculté supérieure en général) et non de la sensibilité.

Tout jugement *déterminatif* est *logique* parce que son prédicat est une notion objective donnée. Mais un simple jugement *réflexif* sur un objet particulier donné *peut être esthétique* si (avant toute comparaison de cet objet avec d'autres) le jugement qui n'a pas de notion toute prête pour l'intuition donnée, compare l'imagination (dans la simple action de saisir l'objet) avec l'entendement (dans l'exposition d'une notion en général), et aperçoit un rapport des deux facultés, lequel constitue en général la condition subjective purement sensible de l'usage objectif du jugement (c'est-à-dire de l'accord réciproque de ces deux facultés). Mais un jugement esthétique des sens (*Sinnenurtheil*) est possible aussi, lorsque le prédicat du jugement ne *peut être* une notion d'un objet, puisqu'il n'appartient à aucune faculté de connaître, v. g., le vin est agréble; car alors le prédicat exprime le rapport immédiat d'une représentation au sentiment de plaisir et non à fa faculté de connaître.

Un jugement esthétique en général peut donc être défini : un jugement dont le prédicat ne peut jamais être une connaissance (notion d'un objet), quoiqu'il puisse contenir les conditions subjectives d'une connaissance en général. Dans un pareil jugement le principe de détermination est la sensation. Or il n'y a qu'une sensation particulière, comme telle, qui ne puisse jamais être notion d'un objet, et cette sensation est le sentiment de plaisir et de peine. Elle est purement subjective, à l'inverse de toute autre sensation qui peut servir pour la connaissance. Par conséquent un jugement esthétique est celui dont le principe de détermination consiste dans une sensation qui est immédiatement unie au sentiment de plaisir ou de peine. Dans le jugement esthétique de sentiment, la sensation est immédiatement produite par l'intuition empirique de l'objet; mais dans le jugement esthétique de réflexion elle est le produit du jeu harmonique des deux facultés de connaître du jugement dans le sujet, l'imagination et l'entendement, puisque, dans la représentation donnée, la faculté de compréhension de l'une et la faculté d'exposition de l'autre sont réciproquement nécessaires. Ce rapport produit alors, par cette simple forme, une sensation qui est le principe de détermination d'un jugement qui, par cette raison, s'appelle esthétique, et qui, comme finalité subjective (sans notion) est lié avec le sentiment de plaisir.

Le jugement esthétique de sentiment contient une finalité matérielle, et le jugement esthétique de réflexion contient une finalité formelle. Et comme le premier ne se rapporte pas à la faculté de connaître, mais immédiatement par le sens au sentiment de plaisir, ce dernier seul doit être considéré comme fondé sur des principes propres du jugement. En effet lorsque la réflexion sur une représentation donnée précède le sentiment de plaisir (comme principe de détermination du jugement), la finalité subjective est conçue avant qu'elle soit *sentie* dans son effet, et le jugement esthétique appartient, à ce titre, c'est-à-dire quant à ses principes, aux facultés supérieures de connaître, et même au jugement, sous les conditions subjectives et cependant générales duquel la représentation de l'objet est subsumée. Mais comme une condition purement subjective d'un jugement n'occasionne aucune notion déterminée du principe de détermination de ce jugement, ce principe ne peut être donné que dans le sentiment de plaisir, de telle sorte cependant que le jugement esthétique soit toujours un jugement de réflexion, tandis qu'un jugement qui ne suppose aucune comparaison de la représentation avec les facultés de connaître qui agissent simultanément dans le jugement, est un jugement esthétique de sensibilité, qui rapporte aussi une représentation donnée (mais pas au moyen du jugement et de son principe) au sentiment du plaisir. Mais le caractère ou signe qui sert à prononcer sur cette différence ne peut être donné que dans un traité, et consiste dans la prétention du jugement à une totalité et à une nécessité universelles : car si le jugement esthétique emporte avec soi l'un et l'autre caractères, il prétend aussi à ce que son principe de détermination soit placé non seulement dans le *sentiment* de plaisir et de peine pour soi seul, mais *en même temps* dans *une règle* de la faculté supérieure de connaître, et ici particulièrement dans celle du jugement qui est par conséquent législatrice *a priori* par rapport aux conditions de la réflexion, et prouve l'*autonomie*. Mais cette autonomie n'est pas (comme celle de l'entendement par rapport aux lois théoriques de la nature ou de la raison dans des lois pratiques de la liberté) objective, c'est-à-dire qu'elle n'a pas lieu par des notions de choses ou d'actes possibles, mais qu'elle est simplement subjective, valable pour le jugement de sentiment, qui, s'il peut prétendre à une valeur universelle, prouve que son origine est fondée sur des principes *a priori*. On devrait nommer proprement *heautonomie* cette législation, puisque le jugement donne des lois non à la nature ni à la liberté, mais à lui-même, et qu'il n'est point une faculté de produire des notions d'objets, mais seulement de comparer avec ceux qui lui sont donnés ultérieurement les cas qui se présentent, et d'établir *a priori* les conditions subjectives de la possibilité de cette liaison.

On comprend aussi par là pourquoi l'autonomie dans une action qu'elle pratique pour elle-même (sans avoir pour fondement une notion de l'objet) comme jugement purement réflexif, au lieu d'un rapport de la représentation donnée à sa propre règle avec conscience de cette représentation, ne rapporte (ce qui n'arrive pour aucune autre faculté supérieure de connaître) immédiatement la réflexion qu'à la sensation qui, comme toutes les sensations, est toujours accompagnée de plaisir et de peine ; la raison en est que la règle même n'est que subjective, et que l'accord avec la règle ne peut être connu que par ce qui exprime également le simple rapport au sujet, à savoir la sensation, comme caractère et principe de détermination du jugement. Ce jugement s'appelle donc aussi esthétique, et tous nos jugements d'après l'ordre des facultés supérieures de connaître, peuvent en conséquence être divisés en *théoriques*, *esthétiques* et *pratiques*. Par jugements esthétiques il ne faut entendre que les jugements de réflexion qui ne se rapportent qu'à un principe de la faculté de juger, comme faculté supérieure de connaître, tandis que les jugements esthétiques de sensibilité n'ont immédiatement affaire qu'au rapport des représentations avec le sens interne, en tant que sentiment.

Mais c'est ici qu'il est surtout nécessaire d'expliquer la définition du plaisir comme représentation sensible de la *perfection* d'un objet. D'après cette définition, un jugement esthétique de sens ou de réflexion serait toujours un jugement de connaissance d'un objet ; car la perfection est une détermination qui suppose une notion de l'objet ; en quoi par conséquent le jugement qui attribue la perfection à l'objet n'est pas différent des autres jugements logiques, ainsi qu'on le prétend sous prétexte qu'une certaine confusion s'attache à la notion (confusion qu'on est convenu d'appeler sensibilité, mais qui ne peut constituer absolument aucune différence spécifique des jugements ; car autrement une foule innombrable non seulement de jugements d'entendement, mais encore de jugements de raison, devraient aussi être appelés esthétiques parce qu'ils portent sur un objet déterminé par une notion qui est confuse : tel est, par exemple, le jugement sur le juste et l'injuste. Combien peu d'hommes en effet ont une notion claire de ce qui est juste ! La représentation sensible de la perfection est une contradiction formelle, et si la réduction du divers à l'unité doit être appelée perfection, elle doit être représentée par une notion, autrement elle ne peut porter le nom de perfection. Si l'on soutient que le plaisir et la peine ne doivent être que de simples connaissances des choses par l'entendement (qui seulement n'aurait pas conscience de sa notion) et qu'ils nous semblent seulement n'être que de pures sensations, on devrait alors appeler le jugement des choses par le plaisir et la peine, non pas esthétique (sensible), mais plutôt intellectuel, et les sens ne seraient au fond qu'un entendement qui jugerait (quoique sans conscience suffisante de ses propres actes). Le mode esthétique de représentation ne serait pas distingué spécifiquement du mode logique. Et, comme on ne peut tracer nettement les limites de l'une et de l'autre, cette différence de détermination serait ainsi tout à fait inutile. Quant à cette représentation mystique des choses du monde, qui n'admet aucune intuition sensible distincte des notions en général, en conséquence de laquelle il ne resterait alors comme mode de représentation qu'un entendement intuitif, ce n'est pas ici le lieu d'en parler.

On pourrait encore demander si notre notion de la finalité de la nature n'est pas la même chose que la notion de la *perfection*, et si par conséquent la conscience empirique de la finalité subjective, ou le sentiment de plaisir à l'occasion de certains objets, n'est pas l'intuition sensible d'une perfection? C'est ainsi du moins que quelques-uns prétendent expliquer le plaisir en général.

Je réponds : la *perfection* comme simple plénitude, intégralité du multiple, en tant qu'il constitue quelque chose dans l'ensemble de ses parties, est une notion ontologique, identique à celle de la totalité d'un composé (par la coordination du divers en un seul agrégat, ou dans sa subordination comme principes et conséquences dans une série), et qui n'a rien de commun avec le sentiment de plaisir et de peine. La perfection d'une chose dans le rapport de sa diversité à une notion de cette chose, est purement formelle. Mais si je parle d'une seule perfection (il peut y en avoir plusieurs dans une chose sous la même notion), la notion de quelque chose comme fin est toujours comme un fondement auquel la notion ontologique de l'accord du divers en une seule chose est appliquée. Mais cette fin ne peut pas toujours être une fin pratique qui suppose ou renferme un plaisir à l'occasion de l'existence de l'objet; elle peut aussi appartenir à la technique, et alors elle concerne la simple possibilité des choses. En ce cas elle est *la légitimité d'une liaison en soi contingente du divers* dans le divers même. On peut prendre pour exemple la finalité que l'on croit nécessaire à la possibilité d'un hexagone régulier, puisqu'il est tout à fait contingent que six lignes égales forment sur un plan des angles parfaitement égaux; car cette liaison régulière suppose à titre de principe une notion qui le rend possible. Une telle finalité objective, considérée dans les choses de la nature (surtout dans les êtres organisés), est donc conçue comme objective et matérielle, et emporte nécessairement avec elle la notion d'une fin de la nature (d'une fin réelle ou fictive) par laquelle nous attribuons encore aux choses la perfection. Cette espèce de jugement s'appelle téléologique et n'emporte en soi aucun sentiment de plaisir, de même que ce plaisir en général ne peut être recherché dans le jugement sur la simple liaison de causalité.

La notion de perfection comme finalité objective n'a donc rien à démêler avec le sentiment de plaisir, et ce sentiment rien avec cette notion. Le jugement de la perfection comprend nécessairement une notion d'objet, notion dont il n'a pas besoin lorsqu'il est porté par le plaisir, une simple intuition empirique pouvant l'occasionner. Au contraire, la représentation d'une finalité subjective d'un objet ne fait qu'un avec le sentiment de plaisir (mais sans notion abstraite d'un rapport final), et entre cette représentation et ce plaisir est un abîme immense; car pour savoir si ce qui est subjectivement conforme à une fin l'est aussi objectivement, il faut une connaissance fort étendue, non seulement de la philosophie pratique, mais encore de la technique, que cette technique soit celle de la nature ou celle de l'art. En d'autres termes : pour trouver la perfection en une chose, il faut la raison pour y reconnaître l'admissibilité (*Annemlichkeit*), le simple sens, pour y reconnaître la beauté, la simple réflexion (sans aucune notion), appliquée à une représentation donnée y suffit.

La réflexion esthétique ne juge donc que de la finalité subjective (non de la perfection) de l'objet; et l'on se demande si c'est seulement *au moyen* (*vermittelst*) du plaisir et de la peine que fait éprouver cet objet, ou bien encore *sur* (*über*) ce plaisir et cette peine, de telle façon que le jugement décide en même temps que le plaisir ou la peine *doit* être liée à la représentation de l'objet?

Cette question, comme il a déjà été dit plus haut, ne peut pas encore être ici résolue d'une manière décisive. Il faut décider avant tout, d'après l'exposition de cette espèce de jugements dans un traité spécial qui fait partie de la Critique du jugement, s'ils contiennent en soi une universalité et une nécessité qui les rendent propres à la dérivation d'un principe de détermination *a priori*. Dans ce cas, le jugement determinerait sans doute quelque chose *a priori* par la faculté de connaître (surtout par celle de juger) au moyen de la sensation de plaisir et de peine, mais en même temps aussi sur la généralité de la règle pour la rattacher à une représentation donnée. Si au contraire le jugement ne devait contenir que le rapport de la sensation au sentiment (sans l'intermédiaire d'un principe de connaissance) comme il arrive dans le cas des jugements esthétiques de sentiment (ce qui n'est ni un jugement de connaissance ni un jugement de réflexion), tous les jugements esthétiques seraient alors purement empiriques.

Il faut remarquer encore préalablement que de la connaissance au sentiment de plaisir et de peine il n'y a aucun passage possible *par des notions* d'objets (en tant que ces notions doivent être en rapport avec ce sentiment), et que l'on ne peut par conséquent pas espérer de déterminer *a priori* l'influence qu'une représentation donnée exerce sur l'âme. C'est ainsi que nous avons précédemment remarqué, dans la Critique de la raison pratique, que la représentation d'une égalité universelle de vouloir, qui est en même temps déterminante de la volonté, et qui doit sans doute exciter aussi par là le sentiment du respect, comme une loi contenue, même *a priori*, dans notre jugement moral, mais que nous n'avons cependant pas pu dériver ce sentiment de notions. De même le jugement de la réflexion esthétique nous montrera par son analyse la notion y contenue de la finalité formelle mais subjective des objets, reposant sur un principe *a priori*, notion qui est identique au fond avec le sentiment de plaisir, mais qui ne peut être dérivé d'aucunes notions, à la possibilité desquelles en général la faculté représentative a néanmoins rapport lorsqu'elle affecte l'âme dans la réflexion sur un objet.

Une définition de ce sentiment, considéré en général, *sans distinguer s'il accompagne l'impression du sens ou la réflexion, ou la détermination de la volonté*, doit être transcendantale. Elle peut s'énoncer ainsi : le *plaisir* est un *état* dans lequel une représentation s'accorde avec elle-même, comme principe, ou pour le conserver (ce principe) purement et simplement (car l'état de facultés de l'âme qui se supposent les unes les autres et celui d'une représentation, se conserve lui-même), ou pour produire son objet. Dans le premier cas, le jugement sur une représentation donnée est un jugement esthétique de réflexion. Mais dans le second, c'est un jugement esthético-pathologique, ou esthétiquement pratique. On voit facilement ici que le plaisir ou la peine, n'étant point des espèces de connaissances, ne peuvent être définis en eux-mêmes, qu'ils veulent être sentis et non perçus ; qu'on ne les peut par conséquent définir imparfaitement que par l'influence qu'une représentation exerce au moyen de ce sentiment sur l'activité des facultés de l'âme.

De la recherche d'un principe du jugement technique.

S'il s'agit seulement de trouver le principe d'explication de ce qui arrive, ce principe peut être ou un principe empirique, ou un principe *a priori*, ou même un principe qui participe de tous deux, comme on peut le voir dans les explications physico-mécaniques des événements dans le monde corporel, lesquels trouvent leurs principes en partie dans la science générale de la nature (matérielle), en partie dans celle des lois empiriques du mouvement. Quand on recherche des principes psychologiques de définition de ce qui se passe dans notre âme, c'est encore la même chose, à cette différence près, que les principes de tout ce dont j'ai conscience sont tous empiriques, un seul excepté, à savoir, celui de la *continuité* (*Staetigkeit*) de tous les changements (parce que le temps, qui n'a qu'une dimension, est la condition formelle de l'intuition interne), lequel sert de fondement *a priori* à ces perceptions ; mais on n'en peut à peu près rien tirer pour l'explication, parce que la théorie générale du temps, à la différence de celle de l'espace (géométrie), ne fournit pas une matière suffisante pour une science entière.

Si donc il s'agissait d'expliquer comment ce que nous appelons le goût a originellement pris naissance parmi les hommes, d'où vient que certains objets ont beaucoup plus occupé que d'autres ; comment il a provoqué le jugement en matière de beauté dans telles ou telles circonstances locales ou sociales; par quelle cause il a pu s'élever jusqu'au luxe, etc.: les principes d'une telle explication devraient être cherchés en grande partie dans la psychologie (et par psychologie on entend toujours en pareil cas la psychologie expérimentale seulement). C'est ainsi que les moralistes désirent expliquer avec le secours des psychologues l'étrange phénomène de l'avarice, qui met un prix absolu dans la simple possession des moyens de réaliser le bien-être (ou tout autre dessein) avec l'intention cependant de n'en jamais faire usage, ou le désir d'un honneur qu'on croit trouver dans la simple renommée sans autre but, afin de pouvoir établir en conséquence des règles, non de la loi morale, mais de l'aplanissement des obstacles qui s'opposent à son influence. Explications psychologiques misérables, il faut l'avouer, si on les compare aux explications physiques, parce qu'elles consistent dans des hypothèses sans fin, et qu'on peut ajouter très facilement aux trois différents principes d'explication un quatrième tout aussi vraisemblable. Aussi une foule de ces prétendus psychologues qui savent mettre en scène, par des représentations pratiques, les causes de chaque passion ou mouvement de l'âme, excité par des objets de la nature, appellent aussi philosophie l'esprit qu'ils déploient dans ce genre de travail. Pour définir scientifiquement le phénomène le plus ordinaire de la nature dans le monde corporel, il n'est pas nécessaire d'avoir quelque connaissance, ni peut-être même la capacité d'en acquérir. Observer psychologiquement (comme *Burke* dans son écrit sur le beau et le sublime), par conséquent réunir les matériaux pour établir ultérieurement et d'une manière systématique des règles de l'expérience, sans vouloir pourtant les comprendre, est bien la seule fonction véritable de la psychologie empirique, qui ne peut prétendre que bien difficilement au rang d'une science philosophique.

Mais si un jugement se donne pour universellement valable, et élève par conséquent des prétentions à la *nécessité* dans son affirmation, que cette prétendue nécessité repose sur des notions d'un objet *a priori*, ou sur des conditions subjectives de notions qui servent de principes *a priori*, il serait absurde, si l'on reconnaissait la prétention d'un tel jugement, de la justifier en expliquant psychologiquement l'origine du jugement, car on agirait contrairement à ses vues; et si l'explication tentée réussissait parfaitement, elle prouverait que le jugement ne peut élever absolument aucune prétention à la nécessité, par la raison précisément qu'on en peut démontrer l'origine empirique.

Or les jugements esthétiques de réflexion (que nous analyserons plus tard sous le nom de jugements de goût) sont précisément de cette espèce. Ils ont des prétentions à la nécessité ; et ne disent pas que chacun juge de telle manière, parce qu'ils deviendraient alors une question à résoudre pour la psychologie empirique ; mais ils disent qu'on *doit* juger ainsi, ce qui revient à dire qu'ils ont pour eux un principe *a priori;* si le rapport à un principe de cette nature n'était pas contenu dans de semblables jugements, il faudrait, puisqu'ils prétendent à la nécessité, admettre la possibilité d'affirmer d'un jugement qu'il doit réellement valoir universellement, parce que l'observation prouve que telle est en effet sa valeur, et réciproquement que, de ce que chacun juge d'une certaine façon, il suit que chacun *doit* effectivement juger ainsi ; ce qui est une manifeste absurdité.

Les jugements esthétiques de réflexion renferment à la vérité la difficulté de n'être absolument pas fondés sur des notions, et de ne pouvoir être déduits d'aucun principe déterminé, parce que autrement ils seraient des jugements logiques. Mais la représentation subjective de finalité ne doit pas être du tout une notion de quelque fin. Cependant le *rapport* à un principe *a priori* peut et doit toujours avoir lieu encore lorsque le jugement prétend à la nécessité. Ce n'est que d'un semblable jugement et de la possibilité d'un tel droit qu'il est ici question. Cette prétention occasionne néanmoins une critique rationnelle qui consiste à rechercher le principe fondamental même quoiqu'indéterminé. Elle peut parvenir à le trouver et à le reconnaître comme un principe qui est subjectivement et *a priori* la base du jugement, quoiqu'il ne puisse jamais créer une notion déterminée de l'objet.

Il faut avouer aussi que le jugement téléologique se fonde sur un principe *a priori* et qu'il est impossible sans lui, quoique nous trouvions seulement par l'expérience la fin de la nature dans ces sortes de jugements, et que nous ne puissions pas reconnaître, sans l'expérience encore que les choses de cette espèce sont seulement possibles. Car le jugement téléologique, quoiqu'il rattache une notion déterminée d'une fin qu'il donne pour fondement à la possibilité de certains produits de la nature, à la représentation de l'objet (ce qui n'a pas lieu dans le jugement esthétique), n'est pourtant toujours qu'un jugement de réflexion, ainsi que le précédent. Il ne prétend pas affirmer que dans cette finalité objective, la nature (ou un autre être par elle) procède en fait avec *intention*, ou qu'en elle ou dans sa cause, la pensée d'une fin détermine la causalité, mais bien que nous ne devons faire usage que d'après cette analogie (les rapports des causes aux effets) des lois mécaniques de la nature pour reconnaître la possibilité de tels objets, et en acquérir une notion capable de leur donner un enchaînement dans une expérience à établir systématiquement.

Un jugement téléologique compare la notion d'un produit de la nature, en le considérant comme il est par rapport à ce qu'il *doit être*. Le jugement critique de sa possibilité est alors une notion (de fin) mise en principe, et qui précède *a priori*. La possibilité des produits de l'art peut très bien se représenter ainsi : mais penser d'un produit de la nature qu'il a *dû être* telle chose, et juger en conséquence s'il est réellement ainsi, c'est déjà supposer un principe qui n'a pu être tiré de l'expérience (laquelle n'apprend que ce que sont les choses).

Nous constatons immédiatement que nous pouvons voir par l'œil, comme nous observons la structure extérieure et intérieure de cet organe, deux choses qui sont les conditions de son usage possible, et par conséquent la causalité suivant des lois mécaniques. Mais je puis me servir aussi d'une pierre pour rompre quelque chose dessus ou pour y édifier, etc.; et ces effets peuvent aussi être rapportés comme fin à leurs causes; mais je ne puis pas dire pour cela que la pierre a dû servir à bâtir. Je juge de mon œil seulement qu'il a *dû* être organisé pour voir; et quoique la figure de cet organe, la propriété et l'arrangement de toutes ses parties soient jugées suivant des lois purement mécaniques, ce qui est tout à fait contingent pour mon jugement, je conçois pourtant par rapport à sa forme et à sa construction, la nécessité qu'il ait été fait d'une certaine manière, c'est-à-dire qu'il a dû être fait d'après une notion antérieure aux causes formatrices de cet organe, sans lesquelles la possibilité de ce produit de la nature n'est compréhensible pour moi selon aucune loi naturelle mécanique (ce qui n'est point le cas d'une pierre). Cette obligation contient donc une nécessité qui se distingue clairement des lois physico-mécaniques suivant lesquelles une chose est possible d'après les simples lois des causes actives ou efficientes (sans idée préalable de cette chose) et ne peut pas plus être déterminée par des lois purement physiques (empiriques) que la nécessité du jugement esthétique ne peut l'être par des lois psychologiques. Elle exige au contraire un principe propre *a priori* dans le jugement réflexif, principe auquel le jugement téléologique est soumis, et d'après lequel la valeur et la sphère de ce jugement doivent être déterminées.

Ainsi, tous les jugements sur la finalité de la nature qu'ils soient esthétiques ou téléologiques, sont soumis à des principes *a priori* qui appartiennent proprement et exclusivement au jugement, parce qu'ils sont des jugements simplement réflexifs et non déterminatifs. Aussi se rapportent-ils à la critique de la raison pure (prise dans son acception la plus générale), dont les derniers ont besoin plus que les premiers, puisque, laissés à eux-mêmes, ils poussent la raison à des conclusions qui se peuvent perdre dans le chimérique (*Ueberschwangliche*), au lieu que les premiers exigent une recherche pénible, pour empêcher seulement qu'ils ne se restreignent eux-mêmes, d'après leur principe, uniquement à ce qui est empirique, et ne détruisent ainsi leurs prétentions à une valeur nécessaire pour tout le monde.

Introduction encyclopédique à la critique du jugement dans le système de la critique de la raison pure.

Toute introduction d'un traité consiste ou dans une théorie préliminaire, ou dans l'introduction à la théorie même, réduite en un système dont elle fait partie. La première espèce d'introduction précède la doctrine, la seconde n'en doit être que la conclusion, pour lui assigner, suivant des principes fondamentaux, sa place dans l'ensemble des théories auxquelles elle se rapporte en vertu des principes communs. La première est une introduction *propédeutique*, la seconde une introduction *encyclopédique*.

Les introductions propédeutiques sont les introductions ordinaires ; elle préparent à une théorie qu'on doit exposer, en tirant d'autres théories ou des sciences déjà exposées, la connaissance préalable nécessaire à l'intelligence de l'exposition de la nouvelle théorie pour rendre la transition possible. Mais si l'on destine les introductions à distinguer soigneusement les principes propres (*domestica*) d'une science nouvellement introduite, de ceux qui appartiennent à une autre (*peregrinis*), elles servent à la détermination des limites des sciences ; précaution qui ne saurait être trop recommandée, parce que sans elle point de fondamentalité, surtout en matière de philosophie.

Mais une introduction encyclopédique ne suppose point une théorie analogue et qui prépare à la théorie nouvelle ; elle suppose l'idée d'un système à la perfection duquel elle est nécessaire. Or, comme un tel système ne consiste pas à rassembler et à coordonner les divers matériaux que l'on a rencontrés, chemin faisant, dans l'investigation de la nature, mais qu'il n'est possible au contraire qu'autant que l'on est en mesure d'exposer pleinement les sources subjectives et objectives d'une certaine espèce de connaissances au moyen de la notion formelle d'un tout qui contient en soi et *a priori* le principe d'une division complète, alors on comprend facilement pourquoi les introductions encyclopédiques, si utiles qu'elles soient, sont si peu communes.

Comme la faculté dont le principe propre doit être ici recherché et expliqué (le jugement), est d'une espèce si particulière qu'elle ne produit d'elle-même aucune connaissance (ni théoritique ni pratique) et que, malgré son principe *a priori*, elle ne constitue pourtant pas une partie de la philosophie transcendantale comme science objective, mais forme seulement le lien entre deux autres facultés de connaître (l'entendement et la raison); il m'est permis alors, dans la détermination des principes d'une faculté qui, comme celle-ci, n'est point susceptible d'une théorie, mais seulement d'une critique, de m'écarter de l'ordre partout ailleurs nécessaire, et de la faire précéder d'une courte introduction encyclopédique, non pas au point de vue du système des *sciences* de la raison, mais seulement pour la *critique* de toutes les facultés de l'âme déterminables *a priori*, en tant qu'elles forment dans leur ensemble un système dans l'esprit, et d'unir de cette façon l'introduction propédeutique à l'introduction encyclopédique.

L'introduction du jugement dans le système des facultés pures de connaître par notions repose tout entière sur son principe transcendantal propre, à savoir, que la nature, dans la spécification des lois transcendantales de l'entendement (dans les principes de sa possibilité comme nature en général), c'est-à-dire dans la diversité de ces lois empiriques, procède suivant l'idée d'un système de la division de ses lois, dans l'intérêt de la possibilité de l'expérience comme système empirique. — Ce procédé fournit d'abord la notion d'une légalité objectivement contingente, mais subjectivement nécessaire (pour notre faculté de connaître), c'est-à-dire la notion d'une finalité de la nature, et même *a priori*. Or quoique ce principe ne décide rien par rapport aux formes physiques particulières, et que la finalité de ces formes doive toujours être donnée empiriquement, le jugement acquiert cependant sur ces formes un droit à l'universalité et à la nécessité, comme jugement purement réflexif, par le rapport de la finalité subjective de sa représentation donnée au jugement avec ce principe *a priori* du jugement touchant la finalité de la nature dans sa légalité empirique en général. De cette manière un jugement réflexif esthétique pourra sembler reposer sur un principe *a priori* (quoique ce principe ne soit pas déterminant), et la faculté de juger alors aura droit à une place dans la critique des facultés pures de connaître. dont il a été parlé plus haut.

Mais comme la notion d'une finalité de la nature (en tant que finalité technique, qui se distingue essentiellement de la finalité pratique, s'il n'est pas une pure substitution de *ce que nous faisons cette finalité* à ce qu'*elle est*, est une notion abstraite de toute la philosophie dogmatique (théorique et pratique), notion qui se fonde uniquement sur le principe du jugement qui précède les lois empiriques et rend seul possible leur réduction à l'unité de système; il est clair par conséquent que des deux espèces de jugements réflexifs (le jugement esthétique et le jugement téléologique) celle qui précède toute notion d'objet, par conséquent le jugement réflexif esthétique, a seul son principe de détermination dans le jugement, sans mélange d'aucune autre faculté de connaître ; qu'au contraire le jugement téléologique, quoique la notion d'une fin de la nature ne serve dans le jugement même que comme principe du jugement réflexif et non du jugement déterminatif, ne peut cependant pas être porté autrement que par l'union de la raison avec des notions empiriques. La possibilité d'un jugement téléologique sur la nature est facile à montrer d'après cela, sans qu'il soit nécessaire de donner pour base à ce jugement un principe particulier de la faculté de juger : car cette faculté suit simplement le principe de la raison. Au contraire la possibilité d'un jugement esthétique de pure réflexion, et cependant fondé sur un principe *a priori*, c'est-à-dire, d'un jugement de goût, s'il est possible de démontrer qu'un pareil jugement peut réellement prétendre à une valeur universelle, ne peut se passer à cet effet d'une critique du jugement comme faculté de principes transcendantaux particuliers (comme l'entendement et la raison) ; et ce n'est même que par là qu'il est susceptible d'entrer dans le système des facultés cognitives pures. La raison en est que le jugement esthétique, sans supposer une notion de son objet, lui attribue pourtant une finalité et même une valeur universelle. Il doit donc avoir sa raison dans la faculté même de juger, quand au contraire le jugement téléologique suppose une notion de l'objet, notion que la raison soumet au principe de la liaison des fins seulement; cette notion d'une fin de la nature n'est employée par la faculté de juger que dans le jugement réflexif, et non dans le jugement déterminatif.

Il n'y a donc proprement que le goût, et même par rapport aux objets de la nature, dans lequel la faculté de juger se montre comme une faculté qui a son principe propre, et par cette raison élève une prétention fondée à une place dans la critique générale des facultés supérieures de connaître, prétention dont on lui a peut-être contesté la légitimité. Mais si la faculté qu'a le jugement de se poser des principes *a priori* est une fois reconnue, il est aussi nécessaire d'en déterminer l'étendue; et il faut, pour cette intégralité de la critique, que la faculté esthétique soit reconnue avec la faculté téléologique comme contenue dans une seule faculté, et reposant sur un même principe. Car le jugement téléologique, même en matière de choses naturelles, n'appartient pas moins que le jugement esthétique au jugement réflexif (non au jugement déterminatif).

Or la critique du goût, qui ne sert d'ailleurs qu'à l'amélioration et à l'affermissement du goût lui-même, ouvre, si on la traite sous un point de vue transcendantal parce qu'elle remplit une lacune dans le système de nos facultés cognitives, une perspective frappante et féconde, à ce qu'il me semble, dans le système complet de toutes les facultés de l'âme, en tant qu'elles se rapportent dans leur destination, non seulement au sensible mais encore au sursensible, sans pourtant renverser les bornes qu'une critique sans quartier à posées à ce dernier usage (sursensible) des facultés intellectuelles. Peut-être sera-t-il utile au lecteur, pour saisir plus facilement la liaison des recherches suivantes, que je donne dès maintenant de cette liaison systématique un aperçu qui ne devait proprement, comme tout cet article, avoir sa place qu'à la fin du traité.

Toutes les facultés de l'âme se rapportent aux trois suivantes :

Faculté de connaître,

Sentiment de plaisir et de peine,

Appétit.

Mais l'exercice de chacune de ces facultés suppose toujours la faculté de connaître, quoiqu'il n'y ait pas toujours connaissance (car une représentation appartenant à la faculté de connaître peut aussi être une intuition pure ou empirique, sans notion). Les facultés supérieures suivantes, s'il s'agit de facultés de connaître d'après des principes, doivent avoir leur place auprès des facultés de l'âme en général.

Faculté de connaître. — Entendement.

Sentiment de plaisir et de peine. — Jugement.

Appétit. — Raison.

Il se trouve que l'entendement contient des principes propres *a priori* pour la faculté de connaître, que le jugement n'en contient que pour le sentiment de plaisir et de peine, et la raison pour l'appétit seulement. Ces principes formels établissent une nécessité en partie objective, en partie subjective, et qui, d'un autre côté, parce qu'elle est subjective, est en même temps d'une valeur objective, puisqu'ils déterminent au moyen des facultés supérieures qui s'y rapportent les facultés correspondantes de l'âme qui suivent :

Faculté de connaître. — Entendement. — Légitimité.

Sentiment de plaisir et de peine. — Jugement. — Finalité.

Appétit. — Raison. — Finalité qui est en même temps une loi. (Obligation).

Enfin s'associent aux principes *a priori* précédents de la possibilité des formes, les suivants qui en sont les produits :

Facultés de l'âme :
- Faculté de connaître.
- Sentiment de plaisir et de peine.
- Appétit.

Facultés supérieuresde connaître :
- Entendement.
- Jugement.
- Raison.

Principes à priori :
- Légitimité.
- Finalité.
- Obligation.

Produits :
- Nature.
- Art.
- Mœurs.

La nature fonde donc sa légitimité sur des principes *a priori* de l'entendement comme faculté de connaître. L'art se dirige dans sa *finalité a priori* d'après le jugement par rapport au sentiment du plaisir et de la peine. Enfin les *mœurs* (comme produit de la liberté) sont soumises à l'idée d'une forme de la *finalité* qui se qualifie de loi universelle, comme principe de détermination de la raison par rapport à l'*appétit*. Les jugements qui résultent ainsi de principes *a priori* propres aux facultés fondamentales de l'âme, sont des jugements *théoriques, esthétiques* et *pratiques*.

Tel est le système des facultés de l'âme dans ses rapports avec la nature et la liberté, deux choses dont chacune a ses principes *a priori déterminants* propres, et qui réunies constituent par cette raison les deux parties de la philosophie (la partie théorique et la partie pratique) comme parties d'un système doctrinal : telle est en même temps la transition ménagée par le jugement, qui lie par un principe propre deux parties en passant du substratum *sensible* de la première philosophie au substratum *intelligible* de la seconde, par la critique d'une faculté (le jugement) qui sert uniquement de lien et ne peut par conséquent produire d'elle-même aucune connaissance, ni fournir matière à la doctrine, mais dont les jugements que l'on nomme jugements *esthétiques* (dont les principes sont purement subjectifs), en se distinguant de tous ceux dont les principes sont objectifs (qu'ils soient du reste théoriques ou pratiques) et qu'on a appelés jugements *logiques*, sont d'une espèce si particulière qu'ils rapportent les intuitions sensibles à une idée de la nature, dont la finalité ne peut être comprise indépendamment de leur rapport à un substratum sursensible. Ce qui sera prouvé dans le traité même (1).

(1) Dans la *Critique du jugement*. — T.

FIN.

TABLE

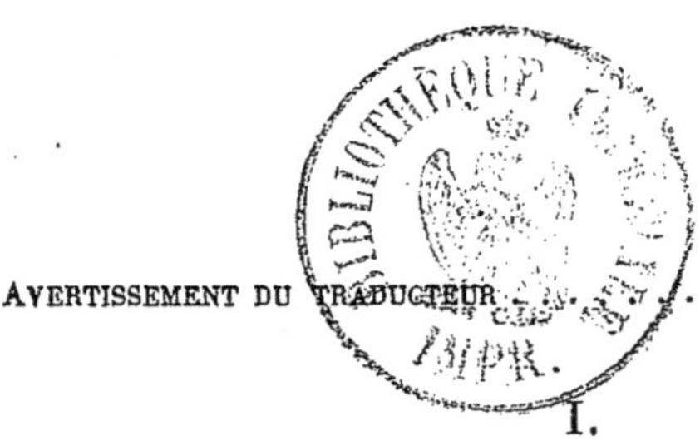

I.

Prolégomènes à toute métaphysique future.

II.

D'une découverte d'après laquelle toute nouvelle Critique de la raison pure doit être rendue inutile par une plus ancienne.

III.

Sur la question proposée par l'Académie des Sciences de Berlin : Quels sont les progrès réels de la métaphysique en Allemagne depuis Leibniz et Wolf.

IV.

De la Philosophie en général.

(1) C'est la première en d'autres termes : aussi l'éditeur répète-t-il ici PREMIÈRE DIVISION. Mais ces deux manières de traiter le même sujet nous ont semblé assez diverses pour mériter un titre de division à part.

(2) L'original porte : SECONDE DIVISION, par la raison indiquée ci-dessus, note 1.

FIN DE LA TABLE.

DIJON, IMPRIMERIE J.-E. RABUTÔT.

www.ingramcontent.com/pod-product-compliance
Lightning Source LLC
Chambersburg PA
CBHW031619210326
41599CB00021B/3224
* 9 7 8 2 0 1 1 8 6 2 8 7 7 *